TRAITÉ

DE

L'ART DE FORMULER,

OU

NOTIONS DE PHARMACOLOGIE

APPLIQUÉE A LA MÉDECINE.

IMPRIMERIE DE BOURGOGNE ET MARTINET, RUE JACOB , 30.

TRAITÉ

DE

L'ART DE FORMULER

OU

NOTIONS DE PHARMACOLOGIE

APPLIQUÉE A LA MÉDECINE,

PAR

Le Docteur MIALHE,

Pharmacien, professeur agrégé à la Faculté de médecine, ex-pharmacien en chef de l'hôpital St-Antoine, etc.

> Songez, songez bien qu'en matière de science l'autorité de mille ne vaut pas le plus humble raisonnement d'un seul.
>
> GALILÉE.

PARIS,

LIBRAIRIE DE FORTIN, MASSON ET Cⁱᵉ,

PLACE DE L'ÉCOLE-DE-MÉDECINE, 1;

Même maison, chez L. Michelsen, à Leipzig.

1845.

A

Monsieur Dumas,

MEMBRE DE L'INSTITUT,

DOYEN DE LA FACULTÉ DES SCIENCES,

PROFESSEUR DE CHIMIE GÉNÉRALE A LA FACULTÉ DES SCIENCES,

PROFESSEUR DE CHIMIE ORGANIQUE

ET DE PHARMACOLOGIE A LA FACULTÉ DE MÉDECINE, ETC.

———

MONSIEUR ,

Vous avez daigné le premier encourager mes efforts en annonçant dans vos cours que mes travaux sur les mercuriaux étaient propres à servir de point de départ à toute une thérapeutique nouvelle; par ce suffrage public vous m'avez donné l'impulsion pour

1*

de nouvelles recherches, de nouvelles expérimentations. Si les préceptes thérapeutiques tout nouveaux
qui en découlent, peuvent couduire à d'heureux résultats, ils devront être rapportés à votre bien-
veillante protection.

Veuillez donc, monsieur, accepter la dédicace de
ce livre et agréer la reconnaissance de votre respec-
tueux et bien dévoué serviteur.

                              MIALHE.

AVIS AU LECTEUR.

Des circonstances particulières ont hâté, contre ma volonté, l'impression de ce livre. En raison du peu de temps qui m'est resté pour rassembler et mettre en ordre mes matériaux, je réclame une entière indulgence pour les nombreuses imperfections, répétitions, fautes de tous genres qui se rencontrent à chaque page.

Je n'ai pas eu la prétention de faire un traité complet. Mon seul but a été de présenter quelques idées nouvelles dont la connaissance me paraît aussi utile aux thérapeutistes que profitable aux malades.

Les théories que je soumets aux chimistes et aux médecins sont le résultat :

1° D'une étude constante des réactions des corps les uns sur les autres ;

2° De l'observation clinique de l'effet des médicaments ;

3° De recherches, d'expériences faites avec conscience.

Mes théories sont soutenues avec conviction.

Qu'on veuille donc bien ne considérer que le fond des choses, et me pardonner la forme : encouragé par un peu de bienveillance, je pourrai les reproduire un jour d'une manière plus convenable et plus complète.

TRAITÉ

DE

L'ART DE FORMULER,

OU

NOTIONS DE PHARMACOLOGIE

APPLIQUÉES A LA MÉDECINE.

CONSIDÉRATIONS GÉNÉRALES

SUR LES

PHÉNOMÈNES CHIMIQUES DE LA VIE.

I. Les êtres organisés sont placés, dans la nature, en présence d'un grand nombre d'éléments qui exercent sur eux des actions très diverses et souvent très compliquées, dont les unes leur sont salutaires et les autres nuisibles. Ils profitent, pour leur vie propre, de toutes les circonstances favorables que leur présentent les premières, et ils luttent sans cesse, de toute la puissance de leur organisation, contre les influences fâcheuses des secondes, ce qui a fait dire à Burdach que *l'essence de la vie consiste en une activité permanente.*

Mais si, laissant de côté l'influence des agents extérieurs sur les êtres organisés, on cherche à dévoiler le mystère de l'existence de ces êtres organisés, on ne tarde pas à se convaincre que toutes les fonctions de l'économie vivante s'exécutent à l'aide d'opérations purement chimiques. Examinée sous un pareil jour, *l'essence de la vie consiste en une suite non interrompue de réactions chimiques.*

Que l'on ne pense pas toutefois que je veuille donner à entendre par là que tous les phénomènes de la vie peuvent être expliqués par la seule connaissance des lois qui régissent la nature morte, car telle n'est pas ma pensée! Sur ce point de doctrine, je partage à tous égards la manière de voir du célèbre chimiste de Stockholm : « Bien, dit Berzélius, » que nos recherches nous conduisent tous les jours » à de nouvelles connaissances sur la construction » admirable des corps organiques, il sera toujours » plus honorable pour nous d'admirer la sagesse » que nous ne pouvons suivre que de vouloir nous » élever à une connaissance supposée de choses qui » seront probablement à jamais hors de la portée de » otre entendement. »

Mais il y a loin de cette philosophie arrogante et bornée, qui veut tout expliquer et qui n'explique

rien, à cette philosophie plus modeste et plus sage,
« qui cherche seulement, comme le dit M. Dumas,
» le rôle de la matière dans la production et l'ac-
» croissement des êtres organisés, la part qu'elle
» prend à l'accomplissement des phénomènes de
» leur existence journalière, et les altérations qu'elle
» éprouve après la mort. »

II. Il y a, suivant M. Chevreul, deux manières
fort différentes d'étudier les phénomènes de la vie.
Dans l'une, on les fait dépendre *médiatement* et *immédiatement* d'une force particulière, appelée principe vital, qu'on représente souvent comme antago-
niste des forces qui régissent la matière brute, telles
que la pesanteur, l'affinité, la chaleur, la lumière,
l'électricité, le magnétisme. Dans l'autre, on n'admet pas le principe vital, et on rapporte, au contraire, les phénomènes de la vie aux forces qui régissent la matière brute. Or, c'est à cette dernière
manière d'envisager les phénomènes de la vie que le
savant professeur du Jardin des Plantes donne la
préférence. Telle est aussi l'opinion que je professe.

M. Chevreul pense, en outre, que lorsque tous les
principes immédiats nous seront connus; que lorsqu'ils auront été étudiés dans leurs compositions et
leurs propriétés, peut-être serons-nous en état d'expliquer dans l'être vivant des phénomènes qui jusqu'alors étaient rapportés à ce qu'on nomme la *force
vitale*.

A l'appui de l'opinion que je viens de relater, et

qui est aussi la mienne, M. Chevreul fait une supposition que je crois devoir reproduire ici dans son
entier, tant elle me paraît digne d'attirer l'attention
des physiologistes et des médecins.

« Supposons, dit cet académicien, qu'un être or-
» ganisé contienne du bleu de Prusse dans un li-
» quide faisant fonction de sève ou de sang, et que
» ce liquide pénètre dans un organe qui reçoive une
» action de la lumière capable de réduire ce prin-
» cipe colorant en cyanogène et en protocyanure de
» fer : supposons qu'il y ait exhalation du cyano-
» gène, puis absorption d'oxigène, et que, cet oxi-
» gène étant entraîné avec le protocyanure dans des
» organes sur lesquels la lumière n'agit pas, il y ait
» formation de bleu de Prusse et de peroxide de
» fer : je dis maintenant que l'exhalation du cyano-
» gène et la décoloration du liquide contenant le
» bleu de Prusse, dans l'organe qui serait frappé
» par la lumière et la recoloration du liquide, suite
» d'une absorption d'oxigène et de sa soustraction à
» l'influence du soleil, seraient des phénomènes que
» rapporterait à une force vitale celui qui ignorerait
» les propriétés que nous avons signalées dans le
» bleu de Prusse, tandis que celui qui les connaî-
» trait, venant à rencontrer cette matière colorante
» dans le liquide d'un être vivant, et à observer les
» phénomènes dont j'ai parlé, aurait bientôt expli-
» qué la décoloration et la recoloration du liquide
» sans recourir à une force vitale,

» Il y a plus, continue M. Chevreul ; si nous sup-
» posons qu'un organe isole le peroxide de fer du
» bleu de Prusse régénéré, à mesure que la recolora-
» tion du liquide a lieu, il y aura sécrétion, et si ce
» peroxide s'accumule dans un organe, celui qui
» connaîtra les propriétés du bleu de Prusse s'expli-
» quera l'origine du peroxide de fer. Enfin, s'il
» était vrai, comme quelques physiciens l'ont admis,
» que les sécrétions s'opéreraient par suite d'un état
» électrique des organes, l'acte même par lequel le
» peroxide de fer serait séparé du liquide faisant
» fonction de sève ou de sang pour accroître ou
» nourrir un organe serait encore expliqué sans re-
» courir à une force vitale. »

III. Ces remarques permettent de concevoir que
toutes les fonctions organiques doivent se produire à l'aide de réactions chimiques, et qu'un être
vivant peut être considéré comme un laboratoire de
chimie, dans lequel s'effectuent des opérations dont
l'ensemble constitue la vie.

Cause ou effet, la chimie intervient, à coup sûr,
dans la création, l'accroissement et l'entretien de
tous les êtres vivants ; c'est par des phénomènes
chimiques que s'accomplissent les fonctions de la
respiration, de la digestion, de l'assimilation et des
sécrétions ; la chimie est seule capable de nous dévoiler les mystères de ces grandes fonctions organiques. Le temps approche où, comme l'a dit M. Liebig :
« à l'aide de la chimie organique, le physiologiste

a.

» sera à même de scruter les causes de phéno])mènes
» que l'œil ne peut plus saisir.

» Avant Lavoisier, Schéele et Priestley, la cchimie
» n'avait pas plus de liaison avec la physique cqu'elle
» n'en a aujourd'hui avec la physiologie; auujour-
» d'hui, au contraire, la fusion entre la chimiie et la
» physique est si complète, qu'il serait difficilile d'é-
» tablir entre elles une ligne de démarcation 1 rigou-
» reuse; le même lien unit la chimie à la physiaologie,
» et dans cinquante ans d'ici leur disjonctioon sera
» tout aussi impossible. »

IV. Plusieurs causes ont contribué à faire (douter
des véritables services que la chimie est suscceptible
de rendre à la médecine; la première, c'est qque nos
devanciers ont cherché à appliquer la chimiie à la
pathologie, à une époque où, comme science ¡propre
à fournir des inductions avantageuses à l'art (de guérir, la chimie n'existait réellement pas; la seeconde,
c'est que ceux qui s'adonnent à ce genre d'?expéri-
mentation ne sont pas toujours assez versés (dans la
connaissance de la chimie ou de la physiolo)gie; la
troisième, c'est que des expérimentateurs,, même
fort habiles, se hâtent quelquefois trop de tiirer des
conclusions générales des faits épars qu'ils; obser-
vent.

Parmi le grand nombre d'exemples que je pourrais citer à l'appui de ma dernière proposition, je
choisirai les deux plus récents.

V. Chacun se rappelle que, dans ces derniers temps,

M. le docteur Bernard s'est livré à une série d'expériences chimico-physiologiques d'un haut intérêt, puisqu'elles avaient pour but de reconnaître si une substance est ou n'est pas alimentaire ; à cet effet, M. Bernard a, comme on sait, imaginé de faire dissoudre dans du suc gastrique la substance qu'il voulait étudier, et à en injecter ensuite la solution dans la veine jugulaire d'un animal.

En opérant ainsi, l'auteur a eu en vue de faire, au moyen du suc gastrique, des *chyles artificiels* avec des substances connues et dosées. Ces chyles artificiels ont été ensuite injectés dans le sang, et il a pu en suivre les transformations diverses.

Si, disent MM. Bernard et Barreswill (1), la substance soumise à cette épreuve est assimilable, elle disparaît en entier dans le sang, et l'on n'en découvre aucune trace dans les excrétions : tel est le cas du sucre et de l'albumine, qui s'assimilent entièrement quand on les administre avec du suc gastrique ; tandis que les mêmes matières se trouvent en nature dans les urines, sans avoir subi aucune modification, quand on les injecte comparativement à la même dose, mais seulement dissoutes dans de l'eau simple.

Si, au contraire, les substances soumises à ce genre d'expérimentation ne sont pas assimilables,

____

(1) Pour la partie chimique du travail que j'analyse ici, M. Bernard s'est adjoint M. Barreswill.

elles ne disparaissent jamais dans le sang ; et qu'elles aient été dissoutes dans le suc gastrique en proportion quelconque, ou bien dans un autre véhicule, elles se trouvent toujours en nature dans les excrétions : tel est le cas du *prussiate de potasse, par exemple, qui est toujours éliminé par les urines.*

Les résultats fournis par ces digestions artificielles sont, au dire des auteurs, conformes à ce qui se passe dans les digestions naturelles.

Ainsi, en introduisant du sucre, de l'albumine dans l'estomac d'un chien à jeun, ils n'ont jamais pu retrouver ces substances dans les urines, tandis que le *prussiate de potasse* s'y trouve en totalité.

En résumé, pour MM. Bernard et Barreswill, le *caractère d'une substance alimentaire est de disparaître dans le sang quand on l'injecte préalablement dissoute dans le suc gastrique.*

Voici maintenant les réflexions que ces recherches m'ont fait naître.

La méthode expérimentale imaginée par MM. Bernard et Barreswill, pour reconnaître si une substance est alibile ou non, semble admettre, comme fait incontestable, que toutes les substances alimentaires ont besoin de l'intervention du suc gastrique pour devenir assimilables. Mais c'est, de leur part, une hypothèse démentie par les faits eux-mêmes ; car, si l'albumine, la fibrine, le gluten, etc. , ont réellement besoin d'être chimiquement modifié par le suc gastrique ; si le sucre de canne doit également subir son influence pour passer à l'état de glucose ou de sucre de raisin, afin d'être assimilés, la dextrine, la lactine et le glucose repoussent, au contraire, toute intervention du suc gastrique, et reçoivent des alcalis du sang la condition assimilatrice, ainsi que je l'ai démontré dans un mémoire présenté à l'Académie des sciences.

C'est en raison de ce dernier phénomène que le sucre ne peut être digéré par les diabétiques ; chez ces malades, les alcalis nécessaires à l'assimilation du sucre ne sont pas en proportion suffisante, tandis que l'excès d'acidité des humeurs et du suc gastrique favorise singulièrement la digestion d'autres substances alimentaires.

V. Si le véritable *caractère de tout aliment était de disparaître dans le sang quand il y est injecté après avoir été dissous dans le suc gastrique*, il s'ensuivrait que les sels de cuivre, qui, dissous dans le suc gastrique et introduits dans l'économie, y séjournent, contrairement au prussiate de potasse (fait prouvé par l'expérience), devraient aussi être rangés parmi les substances alimentaires, et cependant il est bien certain que ces composés salins ne peuvent pas plus les uns que les autres servir à la nutrition.

Je viens de citer l'exemple d'un cas de substances non alimentaires qui, dissoutes dans le suc gastrique, ne sont cependant pas excrétées par les urines. Je vais maintenant donner un exemple dans lequel une substance injectée dans le sang, sans être dissoute dans le suc gastrique, éprouve néanmoins le phénomène de l'assimilation.

Le lait est injecté dans les veines sans inconvénient, pour la plupart des animaux; au bout de quelques jours, tous les globules du lait ont disparu et le sang a repris son aspect accoutumé; tel est le résultat des belles recherches de M. Donné, sanctionnées par la commission de l'Académie des sciences.

Ces faits démontrent que les observations physiologiques obtenues au moyen des chyles artificiels n'entraînent pas encore avec elles le degré de certitude que leur ont accordé MM. Bernard et Barreswill, et que ces auteurs se sont trop hâtés de tirer de faits particuliers des conclusions générales.

VI. M. le docteur Bernard s'est aussi occupé, dans le courant de cette année, d'autres recherches que je ne saurais non plus passer sous silence, vu l'importance du sujet auquel elles s'appliquent.

Ses recherches ont eu pour but de déterminer, mieux qu'on ne l'avait fait encore, l'influence des nerfs pneumo-gastriques sur la digestion.

En voici le résumé :

1° La résection des nerfs pneumo-gastriques éteint non seulement le sentiment et le mouvement de l'estomac; mais, de plus, elle arrête instantanément la production du suc gastrique.

2° Après cette résection, la digestion ne s'opère plus; des morceaux de viande, introduits dans l'estomac, peuvent séjourner vingt-quatre heures dans cet organe sans y éprouver d'altération sensible.

3° En l'absence du suc gastrique, les matières ingérées dans l'estomac éprouvent des signes manifestes de décomposition spontanée.

Les recherches dont je viens de donner le sommaire offrent, sans aucun doute, un intérêt réel, mais je ne saurais donner mon assentiment aux conclusions chimico-physiologiques que M. Bernard en a tirées : ainsi je pense, avec l'auteur, que, dans la digestion stomacale, les aliments où tout au moins le plus grand nombre des aliments, sont soumis à l'action puissante du fluide gastrique; mais je ne crois pas pour cela, comme lui, *que leurs affinités naturelles soient alors en quelque sorte détruites*.

Que la digestion ne puisse se produire dans un estomac privé de ses nerfs et par suite de mouvement et de suc gastrique, c'est ce qui est non seulement aisé à concevoir, mais ce qui pouvait, en quelque sorte, être indiqué *à priori* ; et, en effet, n'est-il pas de la dernière évidence que, pour obtenir deux résultats chimiques identiquement pareils, il faut, de toute nécessité, faire réagir les mêmes éléments et dans les mêmes proportions? Or, c'est précisément ce qui n'a pas lieu dans les deux digestions précitées; il n'est donc pas étonnant que les produits des deux *réactions* ne soient pas les mêmes.

Comme je crois que ce serait faire des progrès physiologiques rétrogrades de plus d'un demi-siècle, que d'admettre, avec M. Bernard, *que l'action puissante du fluide gastrique est capable d'anéantir les affinités chimiques naturelles*, je vais reproduire ici textuellement l'expérience capitale sur laquelle il s'appuie, afin de pouvoir la commenter ensuite comme il convient.

On sait que l'émulsine et l'amygdaline sont deux substances innocentes quand elles sont administrées isolément, mais qu'elles développent, entre autres corps, de l'acide cyanhydrique et de l'essence d'amandes amères, et deviennent un poison violent lorsqu'on vient à les mettre en contact.

Voici que M. Bernard nous apprend que les choses se passent différemment quand on fait intervenir d'une certaine manière le suc gastrique dans ce phénomène.

« Ayant pris, dit-il, deux animaux adultes
» (chiens) dans les mêmes conditions et à jeun, j'o-
» pérai la résection des nerfs pneumo-gastriques sur
» l'un deux; puis, dans l'estomac de chacun, fut
» ingérée une même dose d'émulsine, et, une demi-
» heure après, on administra de l'amygdaline aux
» deux animaux.

» Le chien qui avait les pneumo-gastriques cou
» pés mourut un quart d'heure après avec les sym
» ptômes de l'empoisonnement par l'acide cyanhydri
» que, tandis que l'autre chien survécut sans éprou
» ver d'accident sensible.

» Or, il est facile, au dire de M. Bernard, d'inter

» prêter cette expérience : chez l'un de ces animaux,
» l'émulsine, modifiée par le suc gastrique, avait
» perdu la propriété de réagir sur l'amygdaline.
» Chez l'autre, au contraire, l'émulsine, déposée
» dans un estomac privé de ses nerfs, et par suite
» du fluide gastrique, est restée intacte : aussi avait-
» elle conservé la propriété de réagir sur l'amygda-
» line; l'empoisonnement de l'animal en est la preuve
» évidente. »

Telles sont les données expérimentales sur lesquelles M. Bernard s'appuie pour établir en principe
que « si, dans la digestion stomacale, les aliments
» sont presque exclusivement soumis à l'action puis-
» sante du fluide gastrique, *leurs affinités naturelles*
» *semblent en quelque sorte détruites.* »

Il est facile de démontrer combien est fausse cette
conclusion : le fait cité par M. Bernard est juste; mais
il est rapporté par lui à une cause physiologique,
tandis qu'il n'est que la conséquence naturelle d'une
réaction chimique.

En effet, depuis la publication du beau travail de
MM. Liebig et Vœhler sur les amandes amères, tous
les chimistes savent que, parmi les réactifs chimiques capables d'annihiler l'action de l'émulsine sur
l'amygdaline, les acides tiennent le premier rang.
Or, il est incontestable que, dans le cas qui nous occupe, la différence observée par M. Bernard doit
être rapportée uniquement à l'action des acides du
suc gastrique sur l'émulsine, laquelle, modifiée par

b

eux, n'a pu réagir sur l'amygdaline, alors que cette dernière a été ingérée dans la cavité stomacale. Cette explication n'aurait pas dû échapper à l'auteur, puisqu'il avait constaté lui-même que le lait est immédiatement coagulé par les acides de l'estomac; il aurait pu prévoir que de l'émulsine, ayant subi de la part de ces mêmes acides une réaction d'une demi-heure, devait forcément être inapte à réagir sur l'amygdaline.

En résumé, ce n'est pas parce que le fluide gastrique est doué d'un pouvoir *sui generis* capable d'intervertir l'ordre naturel des réactions chimiques que l'empoisonnement n'a pas eu lieu, mais parce que les réactions moléculaires qui se sont effectuées dans la cavité gastrique ont été telles que la chimie indique qu'elles devaient être.

Ainsi donc, de ce qui précède, il résulte clairement que, lorsqu'on introduit dans l'estomac d'un animal de l'émulsine, et, une demi-heure après, de l'amygdaline, il n'y a pas intoxication, l'acide cyanhydrique ne pouvant se produire en présence de l'émulsine modifiée par les acides du suc gastrique. Mais ce fait ne prouve pas que, si on ingérait simultanément une dose suffisante d'émulsine et l'amygdaline, l'empoisonnement n'arriverait pas. On peut au contraire affirmer qu'il aurait lieu, *malgré l'action puissante du fluide gastrique*, et cela parce que la sécrétion stomacale acide ne pourrait être assez instantanée pour empêcher la transformation amygdalique : l'ingestion des amandes amères à hautes doses est là pour témoigner en faveur de la vérité du fait que j'avance ; on sait, en effet, que les exemples d'empoisonnements par les amandes amères ne manquent pas dans la science. Voilà à quelles erreurs peuvent conduire la précipitation du jugement et la fausse interprétation des faits.

CHAPITRE I.

Avantages que l'étude de l'action des corps les uns sur les autres est appelée à rendre à l'art de guérir.

I. L'action des corps les uns sur les autres, envisagée au point de vue de l'art de formuler, constitue, sans aucun doute, un des plus beaux sujets d'étude d'application de la chimie à la médecine. Est-il des recherches plus dignes d'attirer l'attention des thérapeutistes que celles qui ont pour but de connaître les réactions moléculaires qui ont lieu durant l'accomplissement des grandes fonctions organiques de l'absorption, de l'assimilation et des déjections ?

En est-il de plus directement applicables à l'art de guérir ?

Et pourtant, par malheur pour la science, je dirai

même pour l'humanité, les vérités qui précèdent ne sont pas encore admises par tous les praticiens ; plusieurs d'entre eux continuent de professer que rien de vraiment chimique ne se passe dans le corps de l'homme qui puisse être comparé aux réactions que le chimiste opère dans ses vases inertes. D'autres, sans nier la puissance créatrice de la chimie, rapportent tous les phénomènes chimiques qu'ils constatent dans les êtres organisés à une chimie tout autre que la chimie générale, et qu'ils désignent sous le nom de *chimie vivante*.

Ceux-ci croient avoir tout dit lorsqu'ils ont mis les chimistes au défi de reproduire tous les principes immédiats organiques ;

Ceux-là, quand ils ont proclamé que notre estomac n'est pas une cornue.

Aux médecins qui nient la puissance créatrice de la chimie, je dirai que rien n'est moins exact que de croire que la chimie générale est incapable de reproduire les principes immédiats organiques. Les chimistes n'ont-ils pas reproduit le sucre de raisin, plusieurs acides organiques? n'ont-ils pas créé certaines bases organiques? et, enfin, n'ont-ils pas formé de toutes pièces l'urée, ce principe organique par excellence que naguère encore les médecins désignaient aux chimistes comme un exemple frappant de leur impuissance à imiter les produits de l'organisme?

Et aux praticiens qui professent que dans l'étude des phénomènes de la digestion on ne saurait comparer l'estomac à une cornue, je répondrai qu'à cet égard mon opinion est tout-à-fait opposée à la leur. Oui, à mon avis, l'estomac peut être assimilé à une cornue; mais seulement à la condition expresse que dans l'examen des réactions chimiques qui ont lieu dans son sein, on tiendra compte de tous les éléments qui sont en présence pendant que s'effectue le phénomène chimique complexe désigné sous le nom de digestion.

II. Depuis le mois de juillet 1841, époque à laquelle j'ai annoncé que je démontrerais un jour, par la voie de l'expérimentation, *qu'un médicament interne, pour avoir sur l'organisme une action bien réelle, ou, pour mieux dire, non locale, doit être soluble ou susceptible de le devenir, par suite de réactions chimiques opérées dans le sein de nos organes*, ce qui n'était pas alors l'opinion généralement reçue, j'ai fait tout ce qu'il m'a été possible pour tenir ma promesse. Le point de départ de mes expériences a surtout été l'étude de l'action des sels inorganiques les uns sur les autres, envisagés au point de vue de l'art de formuler, c'est-à-dire que je n'ai point étudié l'action réciproque de ces divers composés, comme on le fait en chimie générale, en opérant leurs réactions dans des vases inertes, mais bien en les plaçant dans les mêmes circonstances où ils se trouvent quand ils réagissent dans le sein de l'économie vivante de l'homme, alors que le fait chimique qui nous occupe s'accomplit en présence de matières organiques, en présence de sels, d'acides ou d'alcalis. Et je suis heureux de dire ici qu'en tenant compte de ces causes d'erreur expérimentale, j'ai été conduit à découvrir quelques unes des règles qui président à l'absorption animale, ainsi qu'à tracer un assez grand nombre de préceptes nouveaux relatifs à la posologie médicale. J'ajouterai même qu'il m'est devenu possible de donner une explication simple et vraie d'une foule d'anomalie d'action thérapeutique rapportées à tort à des idiosyncrasies individuelles.

Des assertions qui précèdent, et qui seront surabondamment prouvées par la suite, il découle que les réactions qu'éprouvent les substances médicamenteuses dans le sein de nos cavités splanchniques peuvent être expliquées et même prévues. Or, comme les agents de dissolution qui régissent l'absorption des médicaments sont absolument les mêmes que ceux qui président à l'absorption des aliments, il s'ensuit que je suis autorisé à dire que *c'est par un phénomène chimique que la digestion s'effectue.*

Je sais bien que les recherches sur lesquelles je me fonde pour établir en principe que l'absorption des substances alimentaires et médicamenteuses doit être uniquement rapportée à des phénomènes chimiques n'ont pas encore reçu la sanction de tous les praticiens; mais j'ose espérer que ce principe ne tardera pas à être admis comme une vérité.

CHAPITRE II.

Coup d'œil sur l'absorption animale.

III. Tous les corps de la nature, solides, liquides ou gazeux, ont de l'action sur les êtres organisés ; mais, tandis que les liquides et les gaz sont aptes à réagir immédiatement sur l'essence même de la vie, en pénétrant dans le sein de l'organisme, les solides, au contraire, ne peuvent faire éprouver aux êtres vivants qu'une action matérielle locale et toute de contact. De là la conséquence naturelle que toute substance capable d'entretenir ou de modifier l'existence des êtres organisés, c'est-à-dire toute substance alimentaire ou médicamenteuse, doit forcément appartenir ou à la classe des corps liquides ou à la classe des corps gazeux.

Quelques praticiens estimables professent, il est vrai, sur l'absorption des corps insolubles, une opinion différente de la mienne ; il en est qui pensent que des corps d'une insolubilité complète non seulement ont de l'action sur l'économie animale alors qu'on les ingère dans son sein, mais que même plusieurs d'entre eux sont doués d'une énergie très marquée et tout-à-fait comparable à l'action des corps solubles. Toutefois je pense que les recherches expérimentales à l'aide desquelles j'ai démontré qu'un grand nombre de composés insolubles de plomb, de mercure, d'argent, etc., ne deviennent actifs qu'après avoir été chimiquement influencés et rendus solubles par les composés chlorurés contenus dans les humeurs de l'économie, *ont*, *pour le moins*, *fait naître quelque doute dans les esprits les plus opposés à cette opinion.*

Enfin, j'ai le bonheur d'annoncer ici qu'un bon nombre de praticiens ont déjà adopté totalement ma manière de voir sur l'absorption des corps insolubles ; il en est même quelques uns parmi eux qui la considèrent comme étant d'une vérité si absolue, qu'ils pensent que les principes sur lesquels elle repose ont depuis longtemps cours dans la science.

Qu'il me soit donc permis, avant d'aller plus loin, de rétablir la question à son véritable point de vue. Je ne suis pas le premier qui ait pensé que la forme liquide est plus propre à l'absorption que la forme solide ; je ne suis également pas le premier médecin qui ait pensé que certains agents médicamenteux insolubles, tels que le fer et la magnésie, par exemple, ne deviennent actifs qu'après avoir éprouvé l'action dissolvante du suc gastrique ; mais je crois être le premier qui ait formellement proclamé qu'aucun métal, qu'aucun oxide, qu'aucun composé salin insoluble, etc., ne peut être actif qu'autant qu'il sera devenu soluble, et, de plus, je crois être le premier qui aie tracé les règles qui président à cette opération chimique.

Je ferai remarquer que l'un des physiologistes qui ont le plus écrit sur l'absorption des poisons, M. Orfila, n'est pas encore persuadé que la *solubilité soit*, comme je l'affirme, *la condition essentielle de l'action des médicaments et des poisons*, ainsi que l'atteste le passage suivant :

« Nous nous sommes assurés que les liquides con-
» tenus dans l'estomac et dans les intestins de J.-L.
» ne contenaient aucune trace d'acide arsénieux; en
» sorte que l'empoisonnement avait été l'effet du
» *métal* à l'état pulvérulent. » (Rapport par MM. Orfila, Chevallier et Barruel.)

ORFILA, *Traité de toxicologie*, 4ᵉ édit., t. I, p. 304.

La citation qui précède démontre incontestablement que l'opinion que je professe sur l'absorption des agents modificateurs de l'économie vivante n'est pas exclusivement adoptée; mais elle ne prouve pas qu'elle soit inexacte : c'est donc à l'exposé des recherches qui vont suivre que le lecteur devra se reporter pour être à même d'apprécier sciemment si ma manière de voir est ou n'est pas l'expression de la vérité.

CHAPITRE III.

Règles générales sur l'absorption des médicaments et des
poisons.

IV. Il résulte des inductions théoriques qui précèdent que, pour qu'une substance puisse avoir sur
l'organisme une action bien réelle, ou, pour mieux
dire, non locale, il faut qu'elle puisse être absorbée,
et partant qu'elle soit soluble, attendu que nous
avons également admis, *à priori*, que les corps solubles sont seuls aptes à éprouver le phénomène de
l'absorption. Or, rien n'est plus simple que de démontrer la vérité de ces deux assertions capitales : il
suffit, en effet, pour cela de jeter un coup d'œil sur
les agents médicamenteux qui constituent l'arsenal
thérapeutique, et on ne tarde pas à se convaincre que
toutes les substances actives sont réellement absorbables, soit qu'elles appartiennent à la classe des
corps solubles, soit qu'elles fassent partie du groupe
des corps insolubles : seulement, l'observation des
faits nous apprend que leur absorption se fait avec ou
sans l'intermédiaire d'un dissolvant spécial: presque
tous les corps solubles sont absorbés directement;
tous les corps insolubles, au contraire, ont besoin

de l'intervention soit d'un acide, soit d'un alcali,
soit d'un composé salin, pour pouvoir éprouver le
phénomène de l'absorption. Ainsi, par exemple, les
métaux, la plupart des oxides et certains sels demandent l'intervention des acides pour être absorbés; les métalloïdes, les acides insolubles, certains
sels insolubles, les huiles, les résines, les baumes,
l'intervention des alcalis; et enfin certains sels insolubles, l'intervention des sels solubles. Ces acides,
ils les trouvent intérieurement dans le suc gastrique,
et à l'extérieur du corps dans la sécrétion cutanée;
ces alcalis dans le suc intestinal, et ces composés
salins dans toutes les humeurs de l'économie animale. Mais comme la quantité d'acides, d'alcalis et
de sels contenue dans les liquides de l'homme est
très bornée, il s'ensuit que l'action médicale des
composés médicamenteux insolubles est en général
bornée aussi et rarement en rapport avec la quantité
de matière agissante ingérée. Ce dernier fait, que
j'ai le premier signalé aux thérapeutistes, étant de
nature à attirer toute leur attention, sera analysé
et discuté, un peu plus avant, avec tout le soin qu'il
mérite.

Maintenant que j'ai indiqué d'une manière générale par quels artifices chimiques certains corps insolubles, et comme tels sans action, acquièrent de
l'énergie, alors qu'on les ingère dans l'économie animale, à la faveur des agents de dissolution que nos
humeurs renferment, il me resterait à appliquer les

principes que je viens de faire connaître à la thérapeutique des médicaments insolubles. Mais, comme
la connaissance de quelques règles générales qui régissent l'absorption animale, que j'ai publiées ailleurs (1), rendra cet examen plus fructueux, je vais,
au préalable, les faire connaître.

V. Il résulte de mes recherches que la plupart des
substances introduites dans l'économie animale agissent chimiquement sur le sérum du sang, soit *immédiatement*, soit *médiatement* : les unes coagulent
l'albumine que cette humeur renferme ; les autres,
au contraire, la fluidifient.

Dans la première classe, les *coagulants* ou *plastifiants*, se trouvent, outre quelques toniques, tous
les agents vraiment astringents ou hémostatiques :
ainsi, la plupart des acides minéraux, un grand
nombre de sels métalliques, le tannin, la créosote,
le seigle ergoté, la sabine, etc., font partie de ce
groupe de corps.

La seconde classe, les *fluidifiants* ou *désubstruants*,
renferme tous les agents véritablement diurétiques,
un grand nombre d'altérants et d'excitants généraux, etc. : ainsi les oxides alcalins et leurs carbonates ; l'ammoniaque et ses sels, les iodures, sulfures
et chlorures alcalins, et autres composés à base alca-

____

(1) *Comptes-rendus de l'Académie des sciences.* Août
1842.

line ; quelques acides organiques, etc., font partie de ce deuxième groupe de corps.

Un fait bien digne de remarque, et que je crois fertile en applications thérapeutiques, c'est que certaines substances, coagulantes au moment où on les administre, rentrent plus tard dans la classe des fluidifiantes : tel est, par exemple, le sublimé corrosif ; tandis que d'autres, qui n'ont d'abord sur le sérum aucune action apparente alors qu'elles sont introduites dans la circulation générale, deviennent, quelque temps après leur introduction, des coagulants très marqués, et constituent une classe de corps digne au plus haut degré de fixer l'attention des praticiens : tel est le seigle ergoté.

Voici maintenant l'exposé d'un tableau très abrégé, mais cependant assez complet pour permettre de saisir d'un coup d'œil l'ensemble des recherches que je viens de signaler.

VI. Première classe. — Coagulants ou plastifiants.

Cette classe de corps renferme :

Parmi les métalloïdes : le chlore, le brome et l'iode.

Parmi les acides minéraux : les acides sulfureux, sulfurique, nitrique, chlorhydrique, pyrophosphorique, etc.

Parmi les composés salins : la plupart des sels de zinc, de plomb, d'étain, de bismuth, de cuivre,

d'antimoine, de mercure, d'argent, d'or, de platine, etc.

Parmi les composés organiques : l'acide tannique
ou tannin, l'acide acétique concentré, l'alcool, la
créosote, l'huile de croton tiglium, etc.

Tous les agents précités produisent, avec les éléments protéiques de l'économie animale, c'est-à-dire
avec l'albumine, la fibrine et la caséine du sang et
des tissus vivants, des combinaisons insolubles plus
ou moins plastiques et plus ou moins stables ; de là
vient que hormis les trois métalloïdes qui sont vola-
tils, le premier effet de ces agents modificateurs est
toujours purement local. Toutefois cette première
action ne tarde pas à être suivie d'une action générale des plus marquées, laquelle est consécutive à
l'absorption du corps coagulant, absorption qui s'effectue presque exclusivement à l'aide de deux réactions chimiques d'une admirable simplicité.

Les métalloïdes, les acides minéraux et végétaux,
la créosote, l'huile de croton et quelques oxides
métalliques, tels que les oxides d'antimoine, acquièrent la propriété de se dissoudre en se combinant avec les bases alcalines que nos humeurs renferment.

La plupart des sels métalliques, au contraire, se
dissolvent à la faveur des chlorures alcalins contenus dans les liquides de l'économie. Or, comme
l'observation démontre que tous les composés salins
à base alcaline appartiennent à la classe de corps

non coagulants; il en résulte qu'au moyen de ces deux uniques réactions tous les corps précités deviennent aptes à pénétrer dans la grande circulation, et par suite à influencer tout l'organisme à la manière des composés immédiatement absorbables.

VII. Seconde classe. — Fluidifiants ou désobstruants.

Ce groupe de corps comprend :

Les oxides alcalins et leurs carbonates, sulfates, nitrates, phosphates, tartrates, citrates, iodures, chlorures, sulfures, etc.;

L'ammoniaque et tous ses composés salins ;

Les acides arsénieux, arsénique, phosphorique hydraté ;

Tous les acides organiques étendus d'eau.

Tous les agents qui précèdent appartiennent à la classe des corps non coagulants; mais leurs propriétés fluidifiantes sont loin de pouvoir être comparées entre elles : c'est ainsi que les alcalis et leurs carbonates, l'ammoniaque et ses sels sont doués de propriétés antiplastiques des plus marquées : il en est de même des sels alcalins à acides organiques, lesquels sont décomposés dans le sang et transformés en carbonates; d'autres, au contraire, en sont presque entièrement dépourvus, et en réalité, ce sont plutôt des agents non coagulants que de véritables agents fluidifiants : tels sont les acides précités.

Les deux classes de corps que je viens de faire connaître, envisagés au point de vue d'application thérapeutique, se subdivisent tout naturellement en deux sous-classes.

VIII. (*A*) Première sous-classe. — Coagulants médiats après absorption.

Cette sous-classe renferme :

L'alcool faible, l'infusion de seigle ergoté, l'infusion de sabine, le suc d'orties, l'eau de Monterossi et autres, l'alun pris à haute dose, etc.

Les coagulants médiats ou après absorption constituent une classe d'agents médicaux qui, comme je l'ai déjà dit, commandent toute l'attention des médecins ; et, en effet, ce sont les seuls agents hémostatiques qui aient la propriété, inappréciable en certains cas, de pouvoir pénétrer dans la circulation générale, et d'agir consécutivement sur le sérum du sang ; de le coaguler partiellement, de manière à intercepter l'abord de ce liquide dans les capillaires où s'effectue l'hémorrhagie.

Ce que je viens de dire sur les vertus hémostatiques des coagulants médiats suffira, je pense, pour attirer l'attention de tous les praticiens qui ont, comme moi, la ferme persuasion que pour arrêter une hémorrhagie grave quelconque, externe ou interne, c'est toujours sur le système sanguin, et non sur le système nerveux, qu'il convient d'agir activement.

IX. (*B*) Seconde sous-classe. — Fluidifiants médiats ou après absorption.

A cette sous-classe appartiennent tous les sels métalliques susceptibles d'être transformés en chlorures doubles par les chlorures alcalins ; tels sont les sels de plomb, de mercure, d'argent et d'or.

Le groupe des fluidifiants médiats ou après absorption mérite d'être pris en sérieuse considération, attendu que les composés chimiques chlorurés qui le constituent appartiennent, suivant les doses auxquelles on les administre, ou aux agents modificateurs les plus précieux, ou aux agents toxiques les plus énergiques.

X. La connaissance des faits qui précèdent ouvre aux thérapeutistes une voie nouvelle, appelée à jeter le plus grand jour sur le traitement des maladies. Ainsi, par exemple, c'est à la classe des fluidifiants qu'il faudrait, selon moi, s'adresser pour enrayer le travail plastique qui caractérise le *début* de certaines affections, telles que la phthisie et les scrofules, tandis que cette même classe de corps, administrée à une époque plus avancée de la maladie, loin d'amener de l'amélioration, hâtera, au contraire,

c.

le travail désorganisateur que l'on sait être l'indice d'une terminaison fâcheuse.

Je sais bien que l'opinion que je soutiens, et qui est l'expression sincère d'une conviction née au sein de l'expérience, n'est pas l'opinion généralement reçue ; je sais bien que bon nombre de grands praticiens, et même quelques chimistes célèbres, professent encore aujourd'hui que l'étude chimico-physiologique des humeurs en général, et du sang en particulier, n'est pas de nature à pouvoir éclairer la thérapeutique ; c'est ainsi, par exemple, que M. Giacomini, dans son excellent *Traité de thérapeutique et de matière médicale*, ne cesse de répéter « que » l'action chimique ne peut s'exercer qu'au moment » même de son application, c'est-à-dire avant que » la substance soit absorbée ; mais que, du mo- » ment où il y a eu absorption, l'action chimique ne » peut plus s'effectuer. »

« Sans poser les questions d'une manière précise, » dit à son tour M. Liebig, on a mis le sang, l'urine » et d'autres parties de l'organisme, sain ou malade, » en contact avec des alcalis, des acides et toute » espèce de réactifs chimiques, et l'on est parti de » ces réactions pour faire des inductions sur les phé- » nomènes de l'économie.

» Quelquefois le hasard a conduit ainsi à un mé- » dicament utile ; mais il est impossible qu'une pa- » thologie rationnelle se fonde sur ces sortes de réac- » tions, car l'économie animale ne peut pas être

» considérée comme un laboratoire de chimie. »
(*Chimie organique appliquée à la physiologie animale
et à la pathologie.*)

Une opinion aussi explicitement exprimée, et sortie de la bouche d'un homme aussi éminent que l'est M. Liebig, est certes bien faite pour commander le respect ; toutefois je ne saurais omettre de faire observer que cet habile chimiste n'a pas toujours usé, dans le cours de son bel ouvrage, d'une réserve aussi absolue, et la preuve, c'est que s'il ne s'en était jamais départi, M. Berzélius, son illustre ami, n'aurait pas dit de ses équations sur les mutations chimico-organiques qui s'effectuent dans le corps de l'homme, durant l'accomplissement des phénomènes de la vie, que, « il est probable que dans quelques années au- » cun de ces calculs ne restera à la science. »

Ainsi donc, tout en envisageant, avec M. Berzélius, comme une base incontestable pour toute science, que l'on doit faire une distinction rigoureuse entre les certitudes et les probabilités, je n'en persiste pas moins pour cela à voir, dans des recherches analogues à celles que je viens de faire connaître sur l'absorption des médicaments et des poisons, le point de départ d'une thérapeutique rationnelle.

Et chacun conviendra, pour le moins, que le traitement de la chlorose par les ferrugineux, que le traitement du diabète par les alcalis, constituent deux arguments bien puissants en faveur de l'opinion que je plaide.

Enfin, s'il est vrai que l'étude chimique des réactions du sang est impropre à fournir des inductions pratiques à la médecine, comment expliquer que les agents antiscrofuleux, dont l'observation clinique a sanctionné la valeur, carbonates de potasse, de soude et d'ammoniaque, acétate de potasse, iodure de potassium, etc., appartiennent précisément tous à la classe des fluidifiants, comme ma théorie indique que cela doit être?....

XI. Malgré l'opinion du savant professeur de Giessen (1), l'histoire chimique des humeurs n'en con-

______

(1) Bien que, suivant M. Liebig, *l'économie animale ne puisse pas être considérée comme un laboratoire de chimie*, néanmoins cet illustre chimiste me paraît raisonner quelquefois comme s'il en était ainsi ; en voici la preuve :

« La connaissance de l'influence que les alcalis, que la » magnésie et la chaux, ou les acides, exercent sur les » propriétés de l'urine, ou, si l'on veut, sur la sécrétion » des reins dans le corps sain, est de la plus grande im-» portance pour la guérison des états pathologiques, et je » pense même qu'il ne faut plus qu'un petit nombre d'ob-» servations sûres et bonnes, pour établir une règle tout-» à-fait fixe, relativement aux remèdes à employer dans » les différents cas. »

(Justus LIEBIG, *Journal de pharmacie et de chimie.* Octobre 1844.)

stitue pas moins un des plus beaux sujets de recherches expérimentales auxquelles les chimistes puissent
se livrer. Il est certain que j'ai été conduit par de
telles recherches à donner la théorie de certains
actes physiologiques que l'on avait en vain cherché à
expliquer jusqu'à moi.

Quelques exemples suffiront, j'espère, pour démontrer toute la vérité de mon assertion.

« Avant les expériences du docteur Blacke, dit
» M. Orfila, *Traité de toxicologie*, tom. I, p. 7, on
» était disposé à admettre que, dans beaucoup de
» cas, le système nerveux pouvait être atteint diver-
» sement par les poisons qui l'avaient touché, *même*
» *avant d'avoir été absorbés*. Ce physiologiste distin-
» gué a suffisamment prouvé, en expérimentant sur
» plusieurs substances, et notamment sur les sels
» de baryte et de strychnine : 1° qu'il existe tou-
» jours un rapport direct entre le temps que met un
» poison à agir, et la rapidité de la circulation ;
» 2° que chez les animaux sur lesquels il a opéré, il
» s'écoule toujours entre l'introduction du poison
» dans le système vasculaire et les symptômes, un
» intervalle suffisant pour que le sang, altéré par ce
» poison, parvienne aux capillaires du tissu sur le-
» quel ce poison exerce son action délétère. » (*Edin-
burgh medical and surgical Journal*, oct. 1841.)

Or, mes recherches confirment, étendent et expliquent les données physiologiques de l'expérimentateur anglais,

Et en effet, elles nous apprennent : 1° que toutes les substances actives sont solubles ou susceptibles de le devenir, et que par conséquent toutes ne peuvent exercer leur action générale ou dynamique qu'après avoir éprouvé le phénomène de l'absorption ; 2° que les plus actives d'entre elles, celles qui sont capables de produire une mort instantanée, ou presque instantanée, telles que l'acide cyanhydrique, l'alcool faible, la strychnine, appartiennent, comme la théorie indique que cela doit être, à la classe des agents modificateurs, immédiatement absorbables, c'est-à-dire à la classe des corps fluidifiants, ou non immédiatement coagulants ; 3° enfin que, parmi les substances coagulantes, toutes choses égales d'ailleurs, les plus promptement mortelles sont précisément celles dont le *coagulum* est rendu le plus promptement soluble par les agents de dissolution de l'économie animale, que j'ai signalés plus haut. C'est ainsi, par exemple, que, de deux personnes qui auraient ingéré dans leur estomac, l'une du deuto-nitrate et l'autre du proto-nitrate de mercure, celle qui aurait pris le deuto-nitrate mourrait bien avant celle qui aurait pris le proto-nitrate, attendu que les chlorures alcalins que nos humeurs renferment transforment plus promptement et plus complétement les deuto-sels de mercure que les proto en chlorohydragyrates alcalins.

Ce que je viens de dire démontre déjà jusqu'à

l'évidence combien est grand le parti que l'on peut tirer, en physiologie, de la connaissance des réactions chimiques obtenues avec les liquides et les tissus organisés des êtres vivants.

J'ai professé à l'École de médecine, sur l'absorption des poisons, des idées aussi avancées, et même plus, que celle que M. Orfila rapporte au docteur Blacke, avant d'en avoir eu aucune espèce de connaissance.

Mais que l'on ne pense pas que c'est pour chercher à m'attribuer l'honneur d'avoir émis le premier sur l'absorption des idées rationnelles que je viens relater ce fait; je me suis convaincu dernièrement que M. Giacomini a publié sur l'action des poisons, bien avant M. Blacke et moi, des remarques de la plus haute portée, et qui résument, on ne peut mieux, tout ce qui a été dit depuis sur ce sujet soit en France, soit en Angleterre. Au professeur Giacomini donc l'honneur d'avoir le premier tracé la véritable histoire physiologique des médicaments et des poisons.

Voici le passage auquel je viens de faire allusion :

« Les expériences qui nous sont propres, dit
» M. Giacomini, éclairent singulièrement l'action
» mécanico-chimique des poisons dits corrosifs; elles
» prouvent jusqu'à l'évidence que l'action chimique
» n'est pas la seule que ces substances possèdent, et
» que cette action n'est pas celle qui produit les phé-
» nomènes de l'empoisonnement et la mort immé-

» diate. Les effets chimiques sont, à circonstances
» égales, en raison inverse des effets dynamiques ;
» la mort est toujours due à ces derniers. Un acide
» concentré quelconque, un alcali caustique, le
» plomb en fusion, le verre en poudre, l'huile bouil-
» lante, le fer rouge, peuvent produire des effets mé-
» canico-chimiques pareils à ceux du sublimé et de
» l'arsenic, ou même plus prononcés, et pourtant on
» ne peut, à la rigueur, les regarder comme des poi-
» sons. Il est vrai de dire que l'inflammation trau-
» matique, la cautérisation à l'œsophage, à l'esto-
» mac, que ces substances occasionnent comme le
» sublimé corrosif, l'arsenic, le nitrate d'argent, la
» cantharide, etc., peuvent entraîner dans quelques
» cas des conséquences funestes, indépendamment
» de leur action dynamique ; mais cela n'a pas lieu
» subitement comme après le véritable empoison-
» nement. Il y a ordinairement dans ces circonstan-
» ces une réaction fébrile dont la marche et la termi-
» naison exigent un certain temps comme à la suite
» de certaines blessures de l'estomac. Ajoutons que
» l'inflammation dont il s'agit est de nature maligne,
» car elle est accompagnée de gangrène dans l'esto-
» mac : aussi peut-elle causer la mort, mais jamais
» aussi rapidement que la véritable intoxication.
» Une blessure, une brûlure de l'estomac ne peut
» s'appeler un empoisonnement ; on ne pourra non
» plus donner ce titre aux accidents mortels produits
» par l'action mécanico-chimique des acides con-

» centrés et des autres substances qui agissent d'une
» manière analogue. Cette considération nous paraît
» incontestable, sous le point de vue pharmacolo-
» gique ; il en est peut-être autrement sous le rapport
» de la médecine légale ; ici il est peut-être convena-
» ble de désigner quelques uns de ces effets par
» le nom d'intoxication. Il est certain cependant
» qu'on ne peut regarder la mort produite par l'ar-
» senic, le sublimé, etc., comme celle qu'occasion-
» nent les acides concentrés, le verre en poudre, et
» l'huile bouillante, etc. » (*Traité de matière médicale*, édit. franç., p. 16, 1839.)

Ces paroles démontrent que, si les savants français
en général, et M. Orfila en particulier, peuvent re-
vendiquer l'honneur d'avoir le mieux éclairé l'histoire chimique des poisons et d'avoir le plus contribué à leur opposer un traitement local rationnel,
les Italiens en général, et M. Giacomini en particulier, sont en droit de réclamer la gloire d'avoir les
premiers savamment précisé leur action générale
ou dynamique, et d'avoir les premiers rapporté uniquement à cette action la cause de toute mort immédiate résultant d'un empoisonnement.

Quoique l'exposé des faits et remarques qu'on vient
de lire parle bien haut en faveur de mon opinion
sur les avantages que présente, à la physiologie et
à la toxicologie, l'étude des humeurs, je crois
néanmoins devoir citer encore ici quelques uns des

problèmes physiologiques que mes recherches m'ont mis à même de résoudre.

XII. Veut-on savoir pourquoi les malades, qui ont pris de l'acide oxalique, périssent toujours en moins d'une heure, et quelquefois même ne survivent que quelques minutes ; tandis que les personnes qui ont ingéré de l'acide nitrique, ne meurent jamais avant que plusieurs heures, et souvent même plusieurs jours se soient écoulés ?

C'est que l'acide oxalique appartient à la classe des corps qui ne coagulent pas le sérum du sang, et que par conséquent il fait partie des poisons immédiatement absorbables, tandis que l'acide azotique appartient au groupe des corps qui exercent sur le sang une action coagulante des plus marquées ; de là résulte que l'introduction de cet acide dans l'économie ne peut s'effectuer que lentement, et que l'effet toxique qu'il produit doit, par cela même, être à peu près complétement local.

Veut-on également connaître la cause qui fait que le cyanure de mercure, appliqué sur la peau dénudée ou introduit dans l'estomac d'un animal, détermine, sans laisser de traces sensibles dans les cavités gastrique et intestinale, une mort incomparablement plus prompte que ne le fait le bichlorure ou sublimé corrosif ?

C'est que le chlorure mercurique appartient à la classe des substances coagulantes, et que le cyanure mercurique n'en fait point partie. Ce qui démontre d'une manière irréfragable cette assertion, c'est que si l'on enlève au sublimé ses propriétés coagulantes, c'est-à-dire si on le combine avec un excès de sel marin ou de sel ammoniac, et si on l'ingère après cela dans l'estomac d'un animal, on remarque à la fois, et que ses effets délétères se manifestent plus tôt, et que l'estomac de l'animal empoisonné n'offre plus la couleur grise-blanchâtre signalée par M. Orfila, et qui résulte, selon moi, de l'union du sublimé avec les éléments albumineux de cet organe.

Je vais citer du livre de M. Orfila plusieurs passages qui prouvent que, en se combinant avec les tissus de l'économie animale, le cyanure et le chlorure mercuriques déterminent chacun des phénomènes caractéristiques de leur propriété fluidifiante ou coagulante.

« Dans l'empoisonnement par le *cyanure de mer-* » *cure*, suivant Ollivier d'Angers, l'action immé- » diate de ce composé mercuriel sur les parties avec » lesquelles on le met en contact est à peu près » nulle dans les premiers instants, de sorte qu'on » ne peut le considérer comme essentiellement irri- » tant : cependant il produit quelquefois des phé- » nomènes évidemment inflammatoires, mais dont » l'intensité n'est pas assez grande pour qu'on puisse » leur attribuer les symptômes généraux qui se ma- » nifestent et qui sont bientôt suivis de la mort. »

(ORFILA, t. I, p. 585.)

« Tandis que le *sublimé corrosif* détermine une
» inflammation plus ou moins intense des parties
» qu'il a touchées ; lorsqu'il a été introduit dans l'es-
» tomac, on découvre une rougeur plus ou moins
» foncée de la luette : des piliers du voile du palais,
» de l'épiglotte ; les cartilages du larynx, la trachée,
» et jusqu'aux dernières ramifications des bronches,
» sont injectés et enflammés ; ordinairement l'œso-
» phage est blanchâtre ; l'estomac plus ou moins
» contracté et fortement enflammé dans son inté-
» rieur, d'un rouge brique, avec des ecchymoses
» çà et là, notamment sur les replis de la membrane
» muqueuse, et avec des érosions plus ou moins
» multipliées ; tous les vaisseaux sont fortement in-
» jectés et paraissent noirs. Il arrive quelquefois que
» dans cet empoisonnement les tissus sur lesquels le
» sublimé corrosif a été appliqué sont d'une couleur
» grise-blanchâtre, *même du vivant de l'individu.* »

(ORFILA, t. I, p. 528.)

Action du cyanure de mercure sur l'économie animale.

« EXPÉRIENCE Ire. — On a fait avaler à une chienne de
» petite taille 35 centigrammes de cyanure de mercure dis-
» sous dans de l'eau distillée. Au bout de cinq minutes, l'a-
» nimal a fait des efforts multipliés pour vomir ; il est tombé
» sur le côté ; convulsions générales et affaissement qui se
» succèdent alternativement : respiration accélérée d'abord,
» ainsi que les battements du cœur, et ensuite ralentisse-
» ment extrême des mouvements du thorax et de la circu-
» lation. *Mort au bout de dix minutes.* »

« EXPÉRIENCE IIe. — Cinquante centigrammes de cyanure
» introduits de la même manière dans l'estomac d'un autre

» chien ont produit les mêmes accidents au bout d'une mi-
» nute, et *sept minutes après l'animal a succombé.* »

(ORFILA, t. I, p. 580 et 581, d'après Ollivier d'Angers.)

Action du bichlorure de mercure sur l'économie animale.

« EXPÉRIENCE Iᵉ. — J'ai empoisonné un chien avec 6 déci-
» grammes de sublimé corrosif dissous dans 300 grammes
» d'eau distillée. L'œsophage et la verge ont été liés. *Dix*
» *heures après l'animal n'était pas encore mort.* »

« EXPÉRIENCE IIᵉ. — J'ai introduit dans l'estomac d'un
» chien à jeun 2 grammes de sublimé corrosif dissous dans
» 210 grammes d'eau distillée. L'œsophage et la verge ont
» été liés. *L'animal est mort au bout de dix heures.*»

(ORFILA, t. I, p. 563 et 564.)

Je pourrais multiplier encore beaucoup mes exemples; mais comme cet article est déjà trop long, je
le terminerai par la citation et l'explication d'une
anomalie d'absorption, par la méthode endermique
dont la remarque est due à M. Orfila :

« L'absorption des poisons appliqués à l'extérieur
» est en général plus considérable dans les parties
» qui contiennent un grand nombre de vaisseaux
» absorbants, lymphatiques et veineux. Cependant
» il est des cas dans lesquels le lieu sur lequel ils
» sont appliqués n'influe en aucune manière sur l'é-
» nergie de cette action; que l'on mette 25 centi-
» grammes d'acide *arsénieux* sur le tissu cellulaire
» du dos ou de la partie interne de la cuisse d'un
» chien, la mort aura lieu dans l'un et l'autre cas au
» bout de trois, quatre ou six heures; il arrivera
» même que le chien sur le dos duquel le poison

d.

» aura été appliqué périra plus vite, tout étant égal
» d'ailleurs. Au contraire, la même dose de sublimé
» corrosif occasionnera la mort au bout de quinze à
» vingt-quatre heures, si on a mis ce sel en contact
» avec le tissu cellulaire de la cuisse, tandis que l'a-
» nimal vivra six ou sept jours, si le sel a été appli-
» qué sur le dos. ».

(ORFILA, *Toxicologie*, t. I, p. 11.)

Rien de plus aisé que de donner la solution de cette question, en se reportant à mes recherches sur les agents coagulants et non coagulants. Quand on applique sur le dos d'un chien de l'acide arsénieux, il ne tarde pas à être absorbé par imbibition ou par endosmose, et, comme il appartient aux corps non coagulants, l'effet endosmotique s'en continue jusqu'au moment où, rencontrant des vaisseaux absorbants, il les imprègne et entre alors dans la grande circulation; tandis que lorsque c'est du sublimé qui est appliqué sur le dos de cet animal, comme ce composé est coagulant, le premier effet qu'il détermine est purement local : il consiste en la production d'une sorte d'escarre résultant de l'union du sublimé avec les éléments albumineux des tissus du dos, ce qui fait que l'absorption du sel mercuriel ne devient possible qu'au fur et à mesure que les chlorures alcalins de l'économie se combinent avec lui, ce qui ne saurait se produire que très lentement en un lieu tel que le dos, où la circulation est à peine sensible; tandis qu'à la cuisse, où il existe un grand nombre de vaisseaux absorbants, lymphatiques et veineux, le sublimé qui constitue l'escarre ne tarde pas à être rendu soluble, et par suite absorbable, par les chlorures alcalins contenus dans les humeurs qui la baignent sans cesse. De là l'explication de la différence d'action physiologique que le sublimé corrosif et l'acide asénieux présentent, alors qu'on les applique comparativement sur le dos et sur la cuisse d'un chien.

J'ajouterai que dans des circonstances semblables le cyanure mercurique agirait exactement comme l'acide arsénieux, parce que tous deux appartiennent à la classe des corps non coagulants.

CHAPITRE IV.

Théorie de l'absorption des agents médicamenteux
insolubles ou peu solubles.

Charbon.

Le vieil axiome chimique *corpora non agunt nisi
soluta*, étant d'une vérité tout aussi absolue en physiologie qu'en chimie générale, il suit de ce fait que,
comme aucun des agents de dissolution contenus
dans les fluides du corps de l'homme n'est apte à
réagir sur le charbon, il est impossible que ce corps
simple puisse être doué d'une action modificatrice
générale ou dynamique réelle.

La pratique médicale a, en effet, sanctionné la
valeur de l'assertion qui précède ; tous les praticiens
instruits s'accordent aujourd'hui à ne reconnaître
au charbon d'autre action qu'une action chimique
en vertu de laquelle il absorbe à la fois les matières
colorantes et les matières odorantes, gazeuses ou
non gazeuses.

Toutefois, un praticien distingué de Lyon, M. Brachet, a établi, par l'expérience, qu'à l'*extérieur* le charbon agit à la manière des excitants, et qu'administré *intérieurement*, il ne borne pas son action à absorber les corps que nous venons de signaler, mais qu'il agit aussi sur les sécrétions intestinales ; cet auteur parle d'*une couche muqueuse qui enduit en partie la surface des évacuations.*

Or, comme M. Cazenave a aussi constaté sur des cholériques soumis par Biett à l'usage du charbon, que, *chez presque tous ces malades, en peu de temps, souvent au bout de quelques heures, les selles étaient tout-à-fait bilieuses, et ordinairement abondantes*, il résulte de là que l'action thérapeutique du charbon est plus complexe qu'on ne le pense généralement.

Ce corps simple, administré à doses suffisamment élevées, agit très certainement à la manière des évacuants faibles, ainsi que l'admet Chapman, qui le prescrit comme purgatif léger à la dose d'une cuillerée à soupe, répétée deux ou trois fois par jour ; mais que l'on ne pense pas, pour cela, que son action physiologique est analogue à celle des purgatifs ordinaires, car il n'en est rien ; les vrais purgatifs n'agissent qu'autant qu'ils sont absorbés en tout ou en partie, tandis que l'effet relâchant du charbon est dû à une action *irritative* toute de contact ; action qui, à la longue, est même susceptible de déterminer une véritable phlegmasie abdominale, état pathologique qui est du reste également produit par le soufre, la magnésie, le fer métallique, etc., alors que ces corps sont ingérés dans l'économie pendant un assez long espace de temps, à des doses plus fortes que les liquides dissolvants du tube digestif ne peuvent en dissoudre, et cela parce qu'alors la membrane muqueuse intestinale se trouvant incessamment imprégnée par ces agents modificateurs, ceux-ci, en leur qualité de corps insolubles, en déterminent l'inflammation.

Iode.

Bien que l'iode soit un peu soluble dans l'eau, la proportion qui s'y dissout est cependant assez faible pour qu'il me soit permis d'en parler ici. On m'objectera peut-être que ce métalloïde n'est jamais employé en médecine à l'état solide, et que par conséquent l'étude de sa dissolution dans l'économie animale est une pure chimère ; mais à cela je répondrai que ce corps simple est bien plus fréquemment qu'on ne le pense ingéré sous cette forme ; c'est ainsi que lorsque la teinture d'iode est administrée en dissolution dans une très faible proportion d'eau, une partie de ce principe actif devient insoluble, et arrive comme tel dans l'estomac. Mais c'est surtout dans l'emploi de la teinture d'iode dans le traitement de l'hydrocèle et autres épanchements dans des cavités closes, que le fait que je viens de signaler se présente au maximum. Je me suis, en effet, assuré par l'analyse que lorsqu'on ajoute une partie de teinture d'iode à deux parties d'eau, comme le recommande M. Velpeau, les 17/18 de l'iode sont mis en liberté et se précipitent.

Quand l'iode est mis en contact, à l'état solide, avec les tissus vivants, une petite partie se dissout immédiatement à la faveur de l'eau et des carbonates alcalins contenus dans les humeurs animales; il se forme une certaine quantité d'iodure et d'iodate alcalins, et comme les iodures basiques possèdent la propriété de dissoudre une forte proportion d'iode, il en résulte que la quantité dissoute est bientôt assez marquée, ainsi que le témoigne le *coagulum scariforme* qui ne tarde pas à apparaître, alors que ce corps simple est mis, à l'état solide, en contact avec nos tissus; et c'est même à ce coagulum qu'il faut rapporter l'espèce de pincement douloureux qui résulte de son action locale. Alors de deux choses l'une, ou bien la proportion d'iode qui constitue l'escarre est faible, et, en ce cas, les carbonates et chlorures alcalins ne tardent pas à en opérer la dissolution, et par suite l'absorption à l'état d'iodure et d'iodate; ou bien la proportion de ce métalloïde contenu dans l'escarre est considérable, et, dans ce cas, l'absorption ne pouvant s'en effectuer qu'à la longue, ce corps simple, outre son action chimique, en sa qualité de corps insoluble, agit aussi comme corps *irritatif* sur les membranes qu'il touche, et de cette double action résulte une inflammation plus ou moins intense, qui peut même aller jusqu'à la suppuration.

Ce qui précède démontre l'indispensable nécessité de bien laisser déposer le mélange de teinture d'iode et d'eau de M. Velpeau, avant de l'introduire dans l'instrument injecteur, ou mieux encore d'en opérer la filtration, sans quoi nul doute que l'iode suspendu dans le mélange hydro-alcoolique injecté, venant à se précipiter et à se déposer dans la partie la plus déclive du sac, ne puisse déterminer tous les symptômes que je viens de relater.

Ce qui précède me conduit tout naturellement à conclure : 1° que, lors de l'ingestion de l'iode, l'action générale ou dynamique n'est pas produite par ce corps simple, mais bien par les composés salins qui résultent de sa transformation, et qui seuls pénètrent dans la grande circulation ; 2° que hormis les cas rares où l'on tient à voir se produire l'action chimico-irritative de l'iode, on ne doit par conséquent pas introduire dans l'économie ce métalloïde à l'état de liberté, mais bien à l'état d'iodure neutre; 3° que lors de l'emploi de la teinture d'iode pour déterminer l'inflammation adhésive des cavités closes, la suppuration ne se manifeste très probablement que lorsque la teinture hydro-alcoolique employée contient une proportion marquée d'iode à l'état de suspension ; 4° les recherches qui précèdent, et d'autres que je n'ai pas rapportées, m'autorisent à soutenir que l'aptitude que possède la teinture hydro-alcoolique d'iode de M. Velpeau, de provoquer l'inflammation adhésive des cavités closes lui est en grande partie communiquée par l'alcool qu'elle renferme, mais que cependant on ne saurait refuser à l'iode une large part dans l'accomplissement de ce phénomène; 5° enfin que l'adhérence des tissus vivants, obtenue au moyen de l'alcool et de l'iode, doit probablement entraîner moins souvent l'inflammation purulente, que l'adhésion des mêmes parties, obtenue à l'aide de l'alcool et du tannin, c'est-à-dire au moyen du vin chaud additionné d'un peu d'alcool, et versé bouillant sur des roses de Provins; attendu que mes recherches me permettent d'assurer que le composé plastique que l'iode détermine en ce cas est bien plutôt dissous par les carbonates alcalins que nos humeurs renferment que celui produit par le tannin, et par conséquent aussi bien plus tôt absorbé; ce qui est certainement un grand avantage en cette circonstance; car il n'est pas exact de croire, avec M. Babault (*Journal des Connaissances médicales*, p. 358), « que la qualité que possède l'iode d'être absorbable, devient un véritable défaut, puisqu'en raison même de son absorption, il peut occasionner la mort. »

Comment une teinture d'iode aussi peu chargée que l'est celle employée par M. Velpeau (1 gramme sur 216 grammes d'alcool étendu) pourrait-elle déterminer la mort par absorption?

Formules rationnelles (1).

L'action générale ou dynamique (2) de l'iode n'é-
tant jamais produite par ce métalloïde, mais bien
par les composés salins auxquels sa décomposition
donne naissance, ainsi que je l'ai établi plus haut,
et l'ingestion de ce métalloïde pouvant donner lieu à
des accidents inflammatoires qui, sans être toujours
très graves, ne laissent pas que d'être parfois très
fâcheux (3), il convient de reléguer l'iode libre dans

(1) Je désignerai sous le nom de *formules rationnelles*
toutes les préparations pharmaceutiques que je ferai connaître ici ; non que je me croie autorisé à les considérer
comme étant exemptes de tout reproche, ainsi que le
nom que je leur applique semblerait l'indiquer, mais bien
parce que je les considère comme étant préférables aux
formules analogues que je ne rapporterai pas. En agissant ainsi, je ne fais, du reste, qu'imiter les auteurs qui
ont donné aux recettes qu'ils ont consignées dans leurs
écrits le nom de *formules modèles*.

(2) J'adopte la dénomination de : Action générale ou
dynamique, et non celle de : Action sur le système nerveux, parce que la première désignation, étant plus vague,
ne saurait impliquer aucune contradiction, tandis que la
seconde a le désavantage de trancher d'un mot une question encore indécise.

(3) Un de mes collègues et amis, parfaitement bien
constitué, au début de ses études médicales, se croyant

la classe des médicaments spécialement destinés à
l'usage externe, et encore même ferait-on mieux, à
mon avis, de s'en tenir presque toujours, dans les
deux cas, à l'usage de l'iodure de potassium, toutes
les fois, du moins, que l'iode est destiné à agir dynamiquement.

Tous les praticiens s'accordent d'ailleurs à considérer l'iodure de potassium comme constituant l'un
des plus puissants modificateurs de l'économie dont
la chimie moderne ait enrichi la thérapeutique.
L'iodure de potassium est, en effet, selon moi, l'un
des agents médicaux les plus aptes à enrayer le travail de la plasticité organique; il appartient à la
classe des fluidifiants, dont il constitue un des plus
énergiques; aussi doit-il être administré avec un sage
discernement, car il ne convient certainement pas
à toutes les époques des maladies au traitement
desquelles il est journellement appliqué.

A l'intérieur, l'iodure de potassium ne doit jamais
être prescrit que sous la forme liquide, et jamais en
pilules, sous peine de lui voir produire des douleurs
gastralgiques assez intenses, ainsi que j'en ai été
plus d'une fois témoin. Il convient de l'administrer

atteint de phthisie pulmonaire, crut devoir recourir à
l'emploi journalier des inspirations iodées, et, s'il ne leur
dut pas la guérison d'une affection qu'il n'avait pas, il leur
dut, en revanche, la production d'une pneumonie des
plus intenses, qui mit ses jours en danger.

en dissolution dans une boisson mucilagineuse as-
sez-étendue et convenablement sucrée, afin de dissi-
muler autant que possible la saveur salino-âcre qui
le caractérise. Chacun sait, du reste, que c'est là la
méthode généralement adoptée ; toutefois ce mode
d'emploi, tout rationnel qu'il est, offre encore quelque chose à dire relativement à la saveur du produit
administré, qui est encore assez désagréable et difficilement supportée par quelques malades.

Voici la formule de deux préparations, que j'ai eu
occasion de voir prescrire avec succès, qui me paraissent réunir tous les avantages désirables :

Eau gazeuse iodurée.

PR. Iodure de potassium,   gram. 0.50
      Bicarbonate de soude,   2 gram.
      Acide citrique pur,   2   50
      Eau pure, 1|2 bout. ou   300

On dissout les deux composés salins dans l'eau, on
filtre, on introduit le produit filtré dans une demi-
bouteille à eau gazeuse, on ajoute l'acide citrique;
on bouche immédiatement et on assujettit convenablement le bouchon.

L'eau iodurée gazeuse renferme 5 centigrammes
d'iodure potassique par chaque 30 grammes de véhicule.

Limonade gazeuze iodurée.

En ajoutant à l'eau gazeuse iodurée un mélange de 25 grammes de sirop de limon et 25 grammes de sirop simple, on obtient une sorte de limonade iodurée gazeuse d'une saveur plutôt agréable que désagréable.

Préparations iodées pour l'usage externe.

Teinture d'iode.

(*Codex.*)

Pr.. Iode,   10 gram.
   Alcool à 34° Cart.,   120
Dissolvez à une douce chaleur et filtrez.

Cette teinture est une préparation mal conçue, à cause de la facilité avec laquelle tous les liquides aqueux en précipitent l'iode, et que je n'ai reproduite ici que pour l'intelligence des faits que je vais rapporter.

e.

Teinture hydro-alcoolique

(à parties égales).

Pr. Teinture d'iode,
      Eau distillée,   100 gram. de chaque.
  Mêlez et filtrez.

Quand on mélange la teinture d'iode et l'eau à parties égales, les 5/6 de l'iode se précipitent, de sorte que la teinture hydro-alcoolique, dont je viens de donner la formule, ne contient que 1/72 de son poids d'iode, tandis que la teinture du Codex en renferme 1/12.

Teinture hydro-alcoolique

(au tiers d'alcool).

Pr. Teinture d'iode,   100 gram.
     Eau distillée,   200
  Mêlez et filtrez.

C'est là la teinture d'iode proposée par M. Velpeau pour le traitement curatif de l'hydrocèle ; c'est une préparation bien moins riche en iode que les praticiens ne le supposent, attendu que, par son mélange avec deux fois son poids d'eau, la teinture d'iode laisse précipiter les 17/18 de l'iode qu'elle renferme, ce qui fait que la préparation iodique de M. Velpeau, décantée ou filtrée, ne contient plus que 1/216 de son poids d'iode.

Ce qui précède démontre que, pour préparer la solution iodique du chirurgien de la Charité, il est tout-à-fait inutile de s'adresser à une teinture d'iode au 12ᵉ, et qu'en agissant avec une teinture contenant seulement 1/65 de son poids d'iode, on arrive absolument au même résultat; à cet effet :

> Pʀ. Alcool à 34° Cart., 150 gram.
> Iode pur,   7
> Eau distillée,   300

Dissolvez l'iode dans l'alcool, ajoutez peu à peu l'eau, et filtrez.

Quelques praticiens ont, à tort, selon moi, remplacé la teinture hydro-alcoolique d'iode, dans le traitement de l'hydrocèle, par de l'iode dissous dans l'eau à l'aide de l'iodure de potassium; mais comme, en ce cas, l'action coagulante ou adhésive est uniquement due à l'iode, et comme ce corps simple est alors employé à une dose incomparablement plus élevé que lorsqu'on fait usage de la préparation de M. Velpeau, il en est résulté plus d'une fois un état inflammatoire *gangréneux* des plus intenses.

Il convient donc de réserver les solutions d'iode ioduré pour les cas indiqués par M. Lugol, c'est-à-dire pour exciter les ulcères scrofuleux, l'orifice extérieur des trajets fistuleux, et pour châtier la peau qui borde certains ulcères tuberculeux.

Ces solutions iodurées sont également aptes à être employées en cataplasmes et en bains.—Je ne dirai rien de l'emploi de l'iode en cataplasmes, mais je me permettrai de demander aux praticiens s'ils sont tous bien persuadés que les bains iodurés ne puissent pas être remplacés, au moins dans le plus grand nombre des cas, par des préparations iodiques, internes ou externes, d'un prix moins onéreux ?

Pommade d'iodure de potassium.

Pr. Axonge très récente,   30 gram.
     Iodure de potassium, de 1 à   8

La pommade d'iodure de potassium, préparée avec de la graisse fraîche et de l'iodure potassique bien neutre, est, sans contredit, le meilleur topique ioduré que l'on connaisse. Quelques praticiens, dans le but d'augmenter ses propriétés fluidifiantes ou désobstruantes, ajoutent à cette préparation héroïque une certaine quantité d'iode ; mais ce dernier corps, loin d'ajouter à son action curative, enflamme le tissu dermoïde, et l'effet dynamique produit pendant l'absorption de l'iodure ne tarde pas à être supprimé en tout ou en partie.

Un mot sur l'acide nitrique-nitreux comme réactif de l'iode.

Les médecins et les pharmaciens ayant souvent intérêt à constater de très faibles proportions d'iode dans les liqueurs qui en renferment, je crois devoir transcrire ici une note que j'ai publiée sur ce sujet dans le *Journal des connaissances médicales pratiques* (octobre 1844).

Tous les chimistes savent, et depuis longtemps, que lorsque l'iode est combiné avec un métal, et que cette combinaison est soluble dans l'eau, le meilleur moyen d'y découvrir l'iode est d'avoir recours à la dissolution d'amidon et à l'acide nitrique. Ce procédé analytique se trouve, en effet, décrit dans *H. Rose* (1), édit. française (1832). M. Bonjean, qui s'est occupé de cette question l'année dernière, dit que ce moyen est tellement sensible, qu'il est arrivé à constater la présence de l'iode dans de simples infusions végétales qui ne contiennent que des traces inappréciables de ce corps simple dans l'infusion de lichen d'Islande, par exemple ; et, de plus, il annonçait avoir pu démontrer la présence de l'iode dans une dissolution ne contenant que 4 millionièmes de son poids d'iodure alcalin.

Pour moi, je n'ai pu, quelques soins que j'aie

____
(1) Tome Ier, page 304.

mis dans mes recherches, arriver à constater une aussi grande sensibilité de ce réactif, et par conséquent en obtenir des résultats aussi avantageux (1). Y a-t-il eu incapacité de ma part, ou bien ce procédé n'est-il pas toujours aussi sensible que M. Bonjean le proclame? c'est ce que j'ignore. Quoi qu'il en soit, voici quelques données expérimentales qui pourront peut-être aider à résoudre la question. Tout composé chimique susceptible de céder directement ou par l'intermédiaire de l'eau, de l'oxigène, peut servir, avec le concours de l'amidon, à reconnaître la présence d'un iodure dans une dissolution qui en renferme seulement quelques cent-millièmes; mais quand la proportion d'iodure est bien moindre, le choix de tel ou tel agent d'oxigénation n'est pas indifférent. Le réactif qui réussit le mieux est, à mon avis, l'acide nitrique, comme on l'admet généralement, mais à la condition expresse que l'acide nitrique employé contiendra au moins des traces d'acide nitreux, l'acide nitrique pur n'ayant aucune action sur les dissolutions iodurées. L'expérience

(1) Depuis la rédaction de cet article, j'ai lu, dans le dernier volume du *Traité de chimie organique* de M. Liebig, qu'à l'aide de ce procédé on parvient aisément à découvrir un quarante-millième d'iode dans un liquide. C'est juste cent fois moins que ne l'indique M. Bonjean; mais on peut certainement aller plus loin que ne l'indique le célèbre chimiste de Giessen.

m'a, du reste, convaincu qu'il valait mieux préparer soi-même un acide nitrique-nitreux spécialement approprié à cet usage ; à cet effet, il faut faire passer quelques bulles de deutoxide d'azote dans de l'acide nitrique pur ; on obtient, par ce moyen, un composé qui ne laisse rien à désirer pour le but auquel on le destine. Mais, s'il est parfaitement démontré que la présence d'une certaine quantité d'acide nitreux est indispensable pour déplacer l'iode en cette circonstance, il n'est pas moins certain qu'un acide nitrique, trop riche en acide nitreux, ne conviendrait pas davantage, car il aurait pour effet d'agir, à la fois, et sur le métal de l'iodure et sur l'iode lui-même, qu'il changerait en acide iodique, composé qui, comme l'iodure primitivement existant, n'est aucunement influencé par les solutions amylacées.

En résumé, voici quelles sont les indications théoriques et pratiques qu'il convient de remplir pour démontrer, à l'aide de l'acide nitrique et de l'amidon, les plus faibles proportions d'iode qu'il soit possible de reconnaître.

Il faut ajouter assez du réactif nitrique-nitreux pour que tout le métal de l'iodure soit totalement oxidé, mais pas davantage, et cela par la raison indiquée ci-avant. Il faut, en outre, que le réactif nitrique renferme assez d'acide libre après l'oxidation pour pouvoir saturer la totalité de l'oxide alcalin formé, sans quoi ce dernier composé retransformerait l'iode libre en iodure et en iodate alcalins, composés sur lesquels l'amidon est inhabile à déceler la présence de l'iode qu'ils renferment.

Telles sont les conditions théoriques que la recherche de l'iode réclame, et que l'on remplit aussi bien que faire se peut en agissant comme il va être dit maintenant.

Il faut placer la liqueur supposée iodurée dans cinq ou six capsules de porcelaine, et, dans chacune d'elles, il faut ajouter une certaine quantité d'une solution d'amidon à l'état d'empois récemment préparé ; puis il faut verser dans chaque capsule une quantité différente d'acide nitrique-nitreux, une goutte dans la première capsule, deux gouttes dans la seconde, trois dans la troisième et ainsi de suite, puis examiner soigneusement le résultat de la réaction produite par le réactif précité.

Alors, de deux choses l'une : ou bien l'amidon aura pris une couleur rosée ou bleue dans l'une des capsules, ou bien il n'aura éprouvé aucun changement appréciable. Dans la première supposition, la présence de l'iode aura été manifeste, et même, avec un peu d'habitude et quelques essais subséquents, on pourra au moins soupçonner la quantité sensiblement proportionnelle d'iodure contenu dans la liqueur qu'on essaie.

Dans le second cas, il ne faudra pas se hâter de conclure à la non-existence de l'iode, parce que l'essai analytique aura été infructueux ; car il pourrait se faire, ou que la proportion d'acide la plus faible eût été trop forte, ou bien que la proportion la plus élevée ne l'eût pas été assez. Il faut, en ce cas, faire deux autres séries d'expérimentations ; dans l'une d'elles employer moins d'une goutte d'acide, et dans l'autre en employer plus de six.

Ce n'est qu'après s'être livré sans succès à toutes ces petites recherches, que l'on pourra être à peu près certain qu'il n'existe aucun principe ioduré dans la dissolution qu'on examine. Je dis à peu près certain, parce que, selon moi, il est toujours plus aisé de se prononcer sur une expérience qui nous donne des résultats positifs que sur une expérience qui ne nous donne que des résultats négatifs.

Il est, enfin, encore quelques indications qu'il ne faut pas omettre de remplir pour obtenir de ce mode d'essai toute la précision désirable :

1° Si la liqueur est alcaline, il faut la saturer avec une quantité suffisante d'acide sulfurique affaibli ;

2° Si elle contient du soufre, il faut l'en débarrasser au moyen d'un sel de plomb ;

3° Si elle contient beaucoup de chlorures, il faut l'évaporer et en séparer la majeure partie par la cristallisation. Ce dernier point est surtout indispensable alors que la proportion d'iodure est très faible, attendu que l'acide nitreux, oxidant à la fois et le métal de l'iodure et le métal du chlorure, du chlore, prend naissance, et, en s'unissant à l'iode, il en paralyse l'action caractéristique sur l'amidon.

f^*

Soufre.

Le soufre est-il absorbé lors de son ingestion dans l'économie animale?

Cette question a été résolue négativement par MM. Millon et Laveran : suivant ces observateurs, *l'administration du soufre fournit des résultats négatifs; il ne s'absorbe pas et n'est oxidé ni modifié en aucune façon* (1).

Un fait principal, auquel *je ne connais encore aucune exception*, résulte de mes recherches sur la théorie de l'action des médicaments insolubles, c'est qu'il existe toujours une relation entre leurs effets physiologiques et leur aptitude à acquérir la propriété de se dissoudre à la faveur des agents de dissolution que nos humeurs renferment, et que j'ai déjà signalés; or, si nous appliquons cet axiome au soufre, nous serons tout naturellement conduit à établir, *à priori*, que ce corps simple doit pouvoir devenir soluble, au moins en partie, dans les liquides de l'économie animale, puisque l'observation clinique démontre qu'il est doué de propriétés médicales incontestables. Tous les praticiens savent que le soufre, outre un effet laxatif assez marqué, produit fréquemment une excitation générale qui

(1) *Comptes-rendus de l'Académie des sciences.* Août 1844.

ne saurait évidemment pas être rapportée à une action *irritative* locale; aussi le plus grand nombre des auteurs s'accorde-t-il à croire que le soufre est en partie absorbé, ainsi que le leur témoigne l'odeur sulfureuse qui s'exhale de la peau de ceux qui en font un grand usage : odeur que j'ai eu occasion de constater un grand nombre de fois chez un magistrat qui en prenait habituellement quatre grammes par jour, et chez lequel toutes les sécrétions répandaient une odeur tellement caractéristique, que, malgré l'emploi des bains fréquemment répétés, ses vêtements en étaient toujours fortement imprégnés. Les partisans de l'absorption du soufre citent également à l'appui de leur opinion la propriété que la peau acquiert de noircir certains métaux et de prendre elle-même, à la longue, une coloration jaunâtre.

Ces peu de mots suffisent pour faire préjuger que, contrairement aux observations de MM. Millon et Laveran, le soufre doit pouvoir être chimiquement influencé par les liquides du tube digestif; or, l'observation m'a démontré qu'il l'est réellement en effet, et cela à l'aide des carbonates alcalins qu'ils renferment, lesquels le transforment, en partie, en sulfure et en hyposulfite alcalins, composés solubles et par conséquent absorbables. Ainsi donc nul doute que le soufre n'entre dans la grande circulation à la faveur des alcalis contenus dans le suc intestinal et en éprouvant, au préalable, la réaction que je viens de signaler; mais ce qu'il est plus difficile d'expliquer, c'est que l'un ou l'autre de ces composés puissent arriver en nature à la periphérie du corps, puisqu'il résulte des belles recherches de M. Vœhler qu'ils sont tous deux transformés en sulfates par l'oxigène du sang, ainsi que l'atteste l'analyse de l'urine des personnes qui en ont fait usage. Toutefois l'explication ne me semble pas impossible à donner : une certaine quantité de sulfure, ou plus probablement d'hyposulfite alcalin, échappe à l'action comburante de l'oxigène et par imbibition ou endosmose arrive à la surface de la peau ; là, si c'est du sulfure alcalin qui est excrété, il est instantanément décomposé par les acides de l'humeur cutanée ; il se forme un sel alcalin et il se dégage de l'acide sulfhydrique ; si c'est au contraire un hyposulfite qui est perspiré, il est décomposé par la même cause, mais les produits de décomposition sont différents, il se forme aussi un sel alcalin, mais il se dégage de l'acide sulfureux et il se précipite du soufre. Cette dernière supposition explique encore plus aisément que la première la couleur particulière que le soufre donne à la peau ainsi que Vogt l'a le premier fait observer.

Voyons actuellement s'il est quelques données cliniques qui puissent être invoquées en faveur de la théorie de l'absorption du soufre que je viens de faire connaître. Les exemples ne nous manqueront pas : faisons d'abord observer que les préparations sulfureuses réellement énergiques contiennent toutes au moins une certaine quantité de soufre combiné à une base alcaline ou terreuse, et, de plus, que celles qui sont censées n'en pas renfermer en contiennent réellement (1). C'est ainsi ar exemple que l'un des agents anti-psoriques dont l'efficacité est la mieux reconnue, la pommade d'Helmerich, dont je rapporterai plus bas la formule, contient, ainsi que je m'en suis convaincu par l'expérience, une énorme proportion de sulfure et d'hyposulfite alcalins.

Ce qui précède démontre donc que, tout étant égal d'ailleurs, les malades ayant un suc intestinal très alcalin, sont ceux qui sont dans les circonstances les plus favorables pour obtenir du soufre le maximum d'effet thérapeutique que ce corps simple puisse produire.

Mais, me dira-t-on peut-être, si votre théorie est l'expression de la vérité, les animaux herbivores qui ont leurs humeurs bien autrement alcalines que l'homme ne doivent par conséquent pas pouvoir supporter le soufre aussi impunément que lui ?

C'est en effet ce qui arrive : le soufre à la dose

(1) Qui ne sait aujourd'hui que les propriétés médicales du foie de soufre lui sont communiquées par le trisulfure de potassium qu'il renferme ? trisulfure auquel, pour le dire en passant, on a, dans ces derniers temps, voulu, à tort selon moi, substituer l'hydrosulfate de soude, composé sulfuré moins efficace et bien plus irritant que lui.

f.

de cinq cents grammes constitue un poison pour les chevaux.   (Voir *Journal de médecine* DE LEROUX , t. XXI, p. 70).

Enfin, si ma manière de voir est réellement exacte, le soufre administré à doses réfractées doit agir manifestement plus que lorsqu'il est pris à la même dose, mais en une seule ingestion, comme cela arrive pour le calomel et autres agents médicamenteux, qui, pour acquérir de l'action, ont besoin de l'intervention d'un dissolvant spécial. Or l'observation clinique démontre qu'il en est précisément ainsi :

« A une dose un peu élevée, 6 à 8 grammes,
» le soufre en poudre agit comme laxatif, sans
» donner lieu d'ailleurs à de vives coliques. Mais
» quand on le prend à doses fractionnées, de telle
» manière pourtant qu'il en soit donné 4 à 8 gram-
» mes par jour, on voit survenir une excitation
» générale caractérisée par une augmentation dans
» la fréquence du pouls et dans la chaleur de la
» peau. »   (TROUSSEAU et PIDOUX.)

Formules rationnelles.

Poudre sulfuro-magnésienne.

(Biett.)

PR. Soufre lavé ,
     Magnésie carbonatée , 16 gram. de chaque.
Pour faire dix-huit paquets. Un tous les jours.

MM. Biett et Cazenave ont eu fréquemment à se louer de cette formule dans le traitement de certaines affections de la peau, et notamment de l'eczéma chronique et du psoriasis.

La pratique, on peut le dire, avait ici devancé mes recherches; la magnésie, en saturant les acides des premières voies, permet au suc intestinal d'agir avec plus d'intensité sur le soufre, et par suite l'action dynamique de ce corps simple, administré en nature, est portée à son maximum.

Les formules suivantes sont toutes basées sur les mêmes principes.

Pilules sulfuro-alcalines.

Pʀ. Soufre lavé,
    Magnésie carbonatée , 4 gram. de chaque.
    Savon médicinal ,   2
    Eau q. s., environ   2

F. s. a. 40 pilules, qui contiendront chacune 10 centigrammes de soufre, autant de magnésie, et 5 centigrammes de savon. 4 à 6 par jour dans les mêmes affections que la poudre composée ci-dessus, et aussi dans certaines fluxions hémorrhoïdaires.

Opiat sulfuro-magnésien.

Pʀ. Soufre lavé ,   10 gram.
  Magnésie carbonatée ,   20
  Miel de Narbonne,   60
Mêlez.

Cet opiat est propre à vaincre les constipations qui accompagnent certaines maladies dartreuses, dans lesquelles le soufre est indiqué ; il est également très convenable pour l'administration de ce corps dans la médecine des enfants ; toutefois l'addition du miel paralyse en partie l'absorption de ce métalloïde ; mais, en revanche, il augmente l'effet laxatif de la magnésie.

Pommade sulfo - alcaline.

(D'Helmerich.)

Pʀ. Soufre sublimé ,   20 gram.
  Carbonate de potasse sec ,   10
  Axonge ,   80
Mêlez.

La pommade d'Helmerich s'emploie à la dose de 15 grammes matin et soir, en frictions sur tous les points occupés par la gale.

Cette pommade a été longtemps presque exclusivement adoptée à l'hôpital Saint-Louis pour le traitement de la gale; elle est très active, à cause du carbonate alcalin qu'elle renferme. La suivante est encore plus promptement efficace, mais elle est un peu plus irritante.

Pommade sulfuro - acaline.

PR. Soufre sublimé , 20 gram.
Potasse caustique , 10
Eau , 5
Axonge , 100

Dissolvez la potasse dans l'eau, ajoutez les fleurs de soufre, broyez très exactement, ajoutez peu à peu l'axonge, et agitez ensuite jusqu'à ce que le mélange soit parfaitement homogène.

Cette préparation doit être prescrite à la même dose et dans le même cas que la précédente; mais comme celle-ci contient une plus forte proportion de soufre absorbable, c'est-à-dire à l'état de combinaison, elle est notablement plus active que celle qu'elle est appelée à remplacer.

Baume sulfuro-alcalin.

(*Baume antipsorique.*)

PR. Soufre sublimé , 25 gram,
Carbonate de potasse , 15

> Savon animal,   20 gram.
> Eau-de Cologne,   100

Broyez le soufre et le carbonate de potasse dans un mortier de marbre ou de porcelaine ; d'un autre côté, faites dissoudre dans un vase de verre, au bain-marie, le savon dans l'eau de Cologne : la solution opérée, ajoutez-la, par parties, au mélange sulfuro-alcalin, et agitez ensuite le tout, sans discontinuer, jusqu'à parfait refroidissement.

Cette préparation est douée d'une efficacité antipsorique pareille à celle de la pommade d'Helmerich, pour ne pas dire plus, employée aux mêmes doses qu'elle ; or, comme ce médicament sulfureux est d'une odeur agréable, que son excipient est soluble dans l'eau, et que son usage ne saurait entraîner aucun inconvénient, il est incontestable qu'il mérite d'être préféré à la plupart des pommades usitées jusqu'à ce jour dans le traitement de la gale.

Qu'il me soit permis de faire remarquer, en terminant cet article (et cela en dehors de toute question personnelle), combien seraient utiles des recherches chimiques ayant pour but de faire connaître la véritable constitution intime de tous les médicaments composés : quelle vive lumière elles jetteraient sur toute la thérapeutique des opérations polypharmaques !

Que de preuves je pourrais apporter en faveur de la vérité que je signale !... Mais ce n'est pas ici le lieu de m'étendre sur ce point. Toutefois, je ne saurais entièrement passer outre, et, sans sortir du sujet que je traite, je vais produire ici quelques arguments à l'appui de mon opinion.

Il résulte des expériences relatées plus haut, que les pommades sulfureuses employées dans le traitement de la gale sont d'autant plus actives qu'elles contiennent une proportion plus marquée de soufre combiné à une matière alcaline, c'est-à-dire de soufre absorbable : ainsi la pommade soufrée, uniquement constituée par du soufre et de l'axonge, est incomparablement moins active que la pommade d'Helmerich, et cette dernière, à son tour, est moins promptement efficace que la pommade sulfuro-alcaline que je propose de lui substituer. Or, je le demande, quel est le praticien qui, n'ayant pas expérimenté comparativement les préparations qui précèdent, aurait pu en porter un semblable jugement?

On sait que Chaussier, et après lui M. Brachet, de Lyon, ont proposé de substituer aux pommades sulfureuses les fleurs de soufre, que l'on répand simplement dans le lit des malades, chaque soir, au moment où ils vont se coucher; or, je le demande également, quel est le médecin qui, ignorant qu'à l'aide de ce moyen on ne triomphe de la maladie que vers le troisième ou quatrième septénaire, aurait pu dire, *à priori*, que les effets d'un pareil genre de traitement doivent nécessairement être aussi lents à se manifester? tandis qu'à l'aide des recherches que je publie en ce moment, chacun est à même de prévoir aisément que cette méthode de se débarrasser de l'*acarus scabiei* doit être une des plus longues, le soufre ne pouvant acquérir de l'action qu'au fur et à mesure qu'il est chimiquement impressionné par la faible proportion de matière alcaline provenant, ou de l'humeur de la transpiration, ou du lessivage du linge de corps ou des draps; effet qui ne saurait se produire que très lentement et très incomplétement.

Tous les praticiens savent qu'à une certaine époque, Alibert substitua, à l'hôpital Saint-Louis, à la pommade sulfuro-alcaline d'Helmerich, une autre pommade sulfureuse composée de : axonge 80 parties, soufre sublimé 120 parties, acide sulfurique 10 parties. Eh bien, chose étrange, et à laquelle nul n'a probablement pensé avant moi, l'énorme proportion de soufre qui entre dans cette préparation pharmaceutique ne contribue en rien à son efficacité; c'est l'acide sulfurique qui en fait tous les frais, aussi cette pommade attaque-t-elle fortement le linge de corps des personnes qui en font usage.

Phosphore.

Le phosphore est insoluble dans l'eau; cependant, lorsque ce véhicule a séjourné pendant quelque temps sur ce métalloïde, il en renferme des traces non équivoques à l'état de fluide élastique, ce corps simple étant sensiblement volatil à la température et à la pression ordinaires de l'atmosphère. Mais ce n'est pas au phosphore ainsi répandu dans l'espace que doit être rapportée l'action physiologique de ce métalloïde : celle-ci est à la fois locale et générale ; l'action locale, qui est de nature inflammatoire, est due aux acides hypophosphorique et phosphorique, auxquels donne lieu sa combinaison, lente ou rapide, avec l'oxigène contenu dans les gaz des premières voies ; tandis que l'action dynamique résulte d'une réaction analogue à celle que j'ai signalée pour le soufre, c'est-à-dire que, sous l'influence de l'eau, les composés alcalins contenus dans les sucs intestinaux le transforment en hypophosphite et en hydrogène perphosphoré.

C'est Giulio qui a le premier fait observer que l'action locale que détermine le phosphore peut bien expliquer la mort, *mais qu'elle n'est pas nécessaire pour la produire.* Aussi M. Orfila a-t-il eu raison d'établir :

« Qu'il n'est pas exact, comme l'observe M. De-
» vergie, que le phosphore exerce beaucoup plus d'ac-
» tion quand il est transformé en acide hypophos-
» phorique par le contact de l'air, puisqu'on peut
» faire prendre à des animaux, sans déterminer
» d'accidents notables, des quantités de cet acide
» au moins deux fois plus fortes que les doses de

»phosphore susceptibles de tuer, pourvu que ce » corps ait été dissous dans une huile. »

(Traité de toxicologie, t. I, p. 59.)

Selon moi, l'effet dynamique ou général du phosphore doit être surtout rapporté à l'hydrogène perphosphoré auquel sa décomposition donne naissance ; c'est à la combustion lente, effectuée aux dépens de l'oxigène libre du sang, qu'est due la fréquence du pouls, l'intensité de chaleur et l'excitation générale qu'il détermine, excitation qui, lorsqu'elle est portée à un certain degré, se traduit par les symptômes les plus alarmants, tristes avant-coureurs d'une mort prochaine.

Ce qui démontre d'une manière péremptoire que l'action dynamique du phosphore est bien due à l'hydrogène perphosphoré, c'est que M. Magendie nous a appris que lorsqu'on injecte de l'huile phosphorée dans la veine jugulaire d'un chien, on n'a point encore terminé l'injection, que déjà l'animal rend par les narines des flots de vapeurs blanches, et qu'il ne tarde pas à expirer.

Or, ce phénomène ne saurait être attribué à un composé de phosphore autre que l'hydrogène perphosphoré résultant de la décomposition du phosphore par les alcalis du sang, parce que ce gaz jouit seul de la propriété de produire une fumée blanche épaisse formée d'acide phosphorique et de vapeurs d'eau par son contact avec l'air, c'est-à-dire qu'il est seul susceptible de reproduire exactement sur le

vivant les remarquables effets physiologiques que
M. Magendie a le premier signalés dans son beau
Mémoire sur la transpiration pulmonaire.

Formules rationnelles.

Presque tout ce que je vais faire connaître actuellement sur l'emploi rationnel du phosphore sera
emprunté à M. Soubeiran ; attendu que les recherches qu'il a faites à ce sujet ayant été conçues et exécutées au même point de vue que celles que je publie de mon côté, je ne saurais mieux faire que de
les rapporter ici à peu près textuellement.

Un fait qui domine toute l'étude de la thérapeutique du phosphore, dit cet habile pharmacologiste,
quand on s'occupe de l'introduire dans une préparation et qu'on veut l'administrer à un malade, c'est
sa facile combustibilité. Quand il est très divisé, il
s'enflamme facilement au contact de l'air ; et quand
il est en morceaux, une assez légère élévation de
température suffit pour produire le même effet. Le
phosphore doit être parfaitement divisé, ou mieux
encore dissous ; et l'on doit exclure de l'usage
médical toutes les préparations où il pourrait se
trouver en trop grande proportion ou dans un état
de division incomplet.

Éther phosphoré.

Pr. Phosphore ,   q. v.
        Éther sulfurique pur ,   q. s.

On doit faire cette préparation avec l'éther chimiquement pur, parce qu'il dissout mieux le phosphore que l'éther ordinaire, et se servir en outre de phosphore très divisé, afin de rendre le contact des deux corps plus intime, et abréger ainsi la durée de l'opération.

Chaque 100 parties d'éther phosphoré contient presque exactement 0,7 parties de phosphore, ou 20 centigrammes par 30 grammes.

Huile phosphorée.

Pr. Phosphore,   1 gram.
   Huile d'olive,   30

On met l'huile dans un flacon de capacité telle qu'il en soit presque rempli; on introduit le phosphore, et l'on chauffe au bain-marie bouillant pendant 15 à 20 minutes, avec l'attention d'agiter vivement de temps en temps. On tient le flacon fermé pour éviter l'oxigénation du phosphore : seulement, au commencement, on interpose entre le goulot et le bouchon un petit morceau de papier qui ouvre une issue à l'air intérieur au moment où il se dilate.

Cette préparation contient le phosphore dans les mêmes proportions que la précédente, c'est-à-dire qu'elle en renferme 20 centigrammes pour 30 grammes.

Pommade phosphorée.

Pr. Phosphore, 1 gram.
Axonge, 50

On met l'axonge dans un flacon de verre bouché à l'émeri. Ce flacon doit être d'une capacité telle, que l'axonge fondue le remplisse presque entièrement. On fait fondre l'axonge au bain-marie; on ajoute le phosphore, et l'on continue à chauffer avec les précautions qui ont été indiquées pour l'huile phosphorée. On agite vivement de temps à autre, jusqu'à ce que le phosphore soit entièrement dissous; alors on retire le flacon de l'eau bouillante et on l'agite jusqu'à parfait refroidissement.

Cette manière de préparer la pommade phosphorée, proposée par M. Soubeiran, est bien préférable à toutes celles qui avaient été employées avant. Le phosphore y est parfaitement divisé, parce qu'ayant été dissous en totalité, à mesure qu'il se sépare, molécule à molécule, par le refroidissement, l'agitation dans laquelle on entretient le liquide ne leur permet pas de se réunir. A la rigueur, on pourrait augmenter la portion de phosphore en divisant par une agitation vive celui qui ne serait pas fondu; mais presque chaque fois que M. Soubeiran a voulu recourir à ce moyen, il a constaté que la pommade contenait des grains de phosphore isolés. On conçoit

g.

que lorsqu'ils viendraient à être échauffés par le frottement, ils s'enflammeraient par le contact de l'air, et brûleraient profondément le malade. Le fait prévu par mon honorable ami a été sanctionné par la pratique : un de mes collègues a eu, tout dernièrement, à soigner une brûlure assez grave qui n'avait pas d'autre origine. Il n'est donc pas prudent de pousser au-delà de 1/50 la proportion de phosphore, c'est la quantité que l'axonge peut dissoudre à la température de 100 degrés.

Potion éthéro-phosphorée.

(Soubeiran.)

Pr. Sirop de gomme,   60 gram.
     Éther phosphoré,   q. v.
     Eau de menthe poivrée,   60 gram.

On pèse le sirop dans une bouteille munie de son bouchon ; on ajoute l'éther, on mêle les deux liquides par l'agitation, et peu à peu on introduit l'eau aromatique par petites parties en agitant à chaque fois.

On introduit facilement par ce moyen 8 grammes d'éther phosphoré, ou 5 centigrammes de phosphore dans une potion.

Comme, dans cette potion, le phosphore n'est pas dissous, mais bien sous forme de parcelles très fines qui ne sont qu'imparfaitement suspendues au milieu du liquide, il convient de recommander au malade d'agiter la bouteille à chaque administration

Potion oleo-phosphorée.

(Soubeiran.)

Pr. Huile phosphorée,   8 gram.
    Gomme arabique pulvérisée,   8
    Eau de menthe poivrée,   90
    Sirop de sucre,   60

On fait avec la poudre de gomme et la moitié de l'eau de menthe un mucilage ; on l'introduit dans une bouteille ; on pèse ensuite dans la même bouteille l'huile phosphorée ; on agite vivement pendant plusieurs minutes ; on introduit ensuite par parties et successivement le sirop et le reste de l'eau distillée, en ayant soin d'agiter à chaque fois. On obtient une potion émulsionnée d'un excellent usage pour l'emploi interne du phosphore. Ce corps y est en dissolution dans l'huile, et celle-ci est extrêmement divisée au milieu du liquide, deux circonstances des plus favorables à l'action du médicament et à la sûreté de son administration.

Ces deux potions, comme toutes les préparations de phosphore, doivent être tenues bien bouchées. Elles doivent être administrées toutes deux par cuillerées à bouche, *toutes les heures au plus ;* car pendant l'administration d'un agent aussi incendiaire que l'est le phosphore, il ne faut pas perdre un seul instant de vue que l'action dynamique qu'il détermine n'est pas dû à ce corps simple, mais bien aux produits de sa décomposition par les liquides alcalins contenus dans le tube digestif ; d'où résulte que si, au moment où ces préparations sont prescrites, le suc intestinal est momentanément supprimé ou modifié dans sa constitution chimique, elles peuvent être administrées pendant plusieurs jours sans déterminer d'effet médical bien marqué, le phosphore n'étant que peu ou point absorbé. Il y a, en ce cas, *accumulation* du médicament dans l'économie ; mais si alors l'excrétion intestinale devient plus abondante ou plus alcaline, l'absorption peut s'en effectuer incontinent ; de là la production de tous les symptômes qui caractérisent l'empoisonnement dynamique ou général par le phosphore.

L'observation qui suit démontre toute la valeur de la remarque qui précède.

Empoisonnement par le phosphore pris à petites doses.

Un homme de quarante-neuf ans avait un affaiblissement général, avec tremblement des membres, produit par des émanations saturnines. Il avait été traité pendant longtemps par la strychnine et le chlorhydrate de morphine. Il était sans fièvre.

On prescrit une potion contenant 4 grammes d'éther phosphoré, qui représentait 12 milligrammes de phosphore. Pendant sept jours, la potion est continuée, et la dose de phosphore portée à 26 milligrammes, en même temps qu'une pommade phosphorée est ordonnée : amélioration. Le huitième jour, prescription de 5 centigrammes de phosphore en dissolution dans l'huile et mêlée à une potion émulsive. Saveur désagréable et sensation âcre et brûlante dans la gorge. Le lendemain, on continue l'usage de la potion ; mais elle avait été exposée au soleil, et *répandait des vapeurs abondantes d'acide hypophosphorique*. A la troisième cuillerée, chaleur brûlante le long de l'œsophage et de l'épigastre ; vomissement de mucosités blanchâtres ; abdomen douloureux à la pression ; pouls petit, fréquent ; refroidissement des extrémités. Le lendemain, augmentation des vomissements ; pouls à peine sensible. Dans la journée, cessation des battements du pouls ; douleurs générales des membres, facultés intellectuelles un peu obtuses ; affaiblissement de plus en plus considérable ; mort dans les vingt-quatre heures. (Martin-Solon, *Dict. de médecine et de chirurgie pratiques*, article Phosphore.)

M. Devergie prétend que le phosphore n'a agi ici avec autant d'intensité que parce qu'il a été transformé en acide hypophosporique pendant son exposition au soleil ; M. Orfila, au contraire, pense qu'on ne saurait admettre une semblable explication : Car, dit-il, l'acide hypophosphorique résultant de l'action de l'oxigène de l'air sur *cinq centigrammes* de phosphore est en trop petite proportion, et se trouve trop étendu dans la potion pour pouvoir déterminer même des accidents légers.

(*Traité de toxicologie*, t. Ier, p. 57.)

Après les remarques que j'ai présentées en tête de cette observation, il est presque inutile d'ajouter ici que je me range entièrement du côté de la manière de voir du savant doyen de la faculté de médecine.

Arsenic métallique

Et ses composés.

L'arsenic métallique est-il vénéneux ?

Avant de répondre à cette importante question, je vais reproduire ici ce que j'ai dit, à propos du mercure, de l'action physiologique des métaux en général.

Un fait physiologique remarquable, c'est que, parmi le nombre assez considérable de métaux qui font partie du domaine de la thérapeutique, *aucun n'a d'action sur l'économie vivante à l'état de corps simple*.

Quelques métaux, dont les effets sur l'homme ont été mal étudiés, ont paru, il est vrai, faire exception à cette règle ; mais je ne tarderai pas à signaler la cause des erreurs dans lesquelles sont tombés les observateurs qui ont professé ces hérésies physiologiques ; et si, comme je l'espère, j'ai le bonheur de faire pour chacun d'eux ce que j'ai fait actuellement pour le mercure, je crois que nul ne pourra récuser mes arguments.

Ceci admis, il devient très aisé de répondre à la question qui précède : non, l'arsenic métallique n'est pas vénéneux...

Toutefois, je m'empresse de faire remarquer ici que les principes que je professe sur l'action des métaux ne sont pas encore admis par tous les maîtres de la science ; et M. Orfila, entre autres, est loin de les partager, ainsi que le démontre le passage suivant, ayant précisément rapport au sujet spécial que je traite :

« Depuis cette époque (1814), j'ai été chargé, » avec MM. Barruel et Chevallier, d'une expertise » médico-légale dont les résultats établissent l'action » vénéneuse de ce métal ; en effet, nous avons con- » staté que la matière extraite de l'estomac du cadavre » de J. L., soupçonné mort empoisonné, était formée » d'un mélange d'*arsenic métallique*, d'oxide de fer, » de sable quartzeux et de paillettes de mica ; l'ar- » senic formait la moitié du poids de ce mélange, » qui se présentait sous forme d'écailles à éclat mé- » tallique, dont quelques unes avaient la couleur du » gris d'acier, tandis que d'autres étaient irisées ; » ces dernières avaient la plus grande ressemblance » avec le cobalt ou l'arsenic métallique du commerce » pulvérisé. 1 gramme de cette matière, administré » à des chiens, a déterminé les symptômes de l'em- » poisonnement par les préparations arsenicales, et

» les animaux sont morts au bout de dix heures.
» Nous nous sommes assurés que les *liquides* conte-
» nus dans l'estomac et dans l'intestin de J. L. ne
» contenaient aucune trace d'acide arsénieux, en
» sorte que l'empoisonnement avait été l'effet *du*
» *métal* à l'état pulvérulent. »

(Rapport par MM. Orfila, Chevallier et Barruel,
Journal de chimie médicale, année 1839,
p. 3. — ORFILA, *Toxicologie*, 4ᵉ édit., t. Iᵉʳ,
p. 304.)

Bien que je n'eusse aucune raison de douter de
l'exactitude des expériences chimiques sur lesquelles
je me suis appuyé, en 1842, pour établir en principe qu'aucun métal, pas plus l'arsenic que les
autres, n'a d'action sur l'économie animale à l'état
métallique ; comme sur ce point de doctrine je me
trouve en désaccord complet avec trois des plus
habiles toxicologues de notre époque, j'ai cru devoir
me livrer encore dernièrement à quelques nouvelles
investigations à ce sujet ; mais elles n'ont fait que
confirmer la valeur de mes recherches antérieures.

Je le répète donc, l'arsenic, *en tant que métal*,
n'est pas vénéneux, ainsi que l'avaient, du reste, établi avant moi Bayen et Renault. Mais hâtons-nous
d'ajouter qu'aucun métal, peut-être, n'est plus
apte à acquérir de l'énergie à la faveur des agents
de dissolution que nos humeurs renferment.

Il résulte, en effet, de mes recherches que l'arsenic métallique chimiquement pur absorbe assez

promptement l'oxigène, alors qu'il est divisé et mis
en contact avec l'eau aérée ou avec l'air humide,
fait qui était, du reste, connu des chimistes; mais
il résulte de plus de mes expériences que l'eau
aérée, contenant en dissolution une certaine quantité d'un chlorure alcalin quelconque, est incomparablement plus propre que l'eau aérée ordinaire à
réagir sur ce métal et à le transformer, en partie,
en acide arsénieux. Or, comme la plupart des liquides contenus dans le corps de l'homme renferment de l'oxigène, et que tous contiennent du sel
marin et du sel ammoniac, il suit de là que l'arsenic
métallique pulvérisé introduit dans l'économie animale doit presque toujours pouvoir donner naissance à une proportion d'acide arsénieux capable de
produire la mort. Je dis presque toujours; car dans
le cas où de la poudre d'arsenic serait introduite
dans un estomac ne contenant que peu ou point
d'oxigène, l'empoisonnement ne saurait résulter de
son ingestion, tandis que lorsque ce métal est appliqué sur le tissu cellulaire, c'est-à-dire lorsqu'il
est incessamment en contact avec l'oxigène atmosphérique, l'intoxication doit infailliblement se manifester tôt ou tard.

La première des propositions qui précèdent explique la possibilité de la véracité des expériences
sur lesquelles Bayen et Renault se sont fondés pour
admettre que l'arsenic métallique n'est pas vénéneux, et la seconde nous enseigne comment il se

h

fait que l'orpiment naturel, appliqué sur le tissu cellulaire, détermine constamment la mort, ainsi que MM. Smith et Orfila l'ont établi, tandis que, administré par la bouche, il peut ne pas produire d'accidents fâcheux, ainsi que Hoffmann et Renault l'ont expérimentalement démontré.

Cobalt

ou poudre à mouches.

La théorie de la *toxicité* de l'arsenic métallique que je viens de faire connaître, doit être également appliquée au cobalt pulvérisé, ou poudre à mouches, récemment préparé, attendu que, lorsque ce composé est livré au commerce, il est constitué par de l'arsenic métallique presque pur ; mais quand il y existe depuis un temps plus ou moins long, il renferme alors une proportion plus ou moins marquée d'acide arsénieux ; ce qui fait que ce composé arsenical peut très fréquemment pouvoir donner la mort sans avoir besoin, comme l'arsenic métallique pur, d'éprouver au préalable une réaction chimique de la part de l'oxigène atmosphérique, lequel le transforme, comme je l'ai déjà dit, en tout ou en partie en acide arsénieux. Car c'est une erreur de croire que l'arsenic métallique exposé à l'air se transforme en un oxide d'arsenic particulier, le prétendu oxide noir d'arsenic qui se forme en ce cas n'étant autre chose qu'un mélange intime, en proportions variables, d'acide arsénieux et d'arsenic métallique.

Sulfures d'arsenic naturels.

(*Réalgar et orpiment.*)

Lorsque ces deux sulfures sont parfaitement exempts d'acide arsénieux, ils ne sont pas vénéneux, au dire d'Hoffmann et Renault, et mes expériences chimiques confirment les données pratiques de ces deux habiles observateurs; mais pour que leur ingestion n'amène aucun accident, il faut que ces deux composés chimiques ne séjournent pas longtemps dans la cavité stomacale, sans quoi ils éprouveraient la double influence de l'air et des chlorures alcalins contenus dans les liquides gastriques, et la proportion d'acide arsénieux qui prendrait naissance serait bientôt suffisante pour amener à sa suite tous les symptômes morbides qui caractérisent ce genre d'intoxication.

Tout ce que je viens de dire relativement à l'action des sulfures d'arsenic ne s'applique, bien entendu, qu'aux vrais sulfures, ou, pour mieux dire, aux seuls sulfures qui ne renferment aucune trace d'acide arsénieux ; *et cela ne doit être nullement rapporté aux sulfures d'arsenic artificiel, qui portent dans les arts les mêmes noms vulgaires que les sulfures naturels, attendu que ces prétendus sulfures contiennent tous deux d'énormes proportions d'acide arsénieux, surtout le sulfure jaune ou faux orpiment, lequel renferme, d'après M. Guibourt, 94 pour 0/0 d'acide arsénieux et seulement 6 parties de sulfure d'arsenic.*

Traitement de l'empoisonnement par l'acide arsénieux.

Les recherches qui précèdent m'ont conduit à établir que le sulfure de fer hydraté, que j'ai déjà proposé comme antidote des sels d'étain, de plomb, de cuivre, de mercure, d'argent, etc., constitue aussi pour l'acide arsénieux le contre poison par excellence, et qu'il doit par conséquent être considéré comme étant préférable à l'antidote signalé par Bunsen, c'est-à-dire au peroxide de fer hydraté (1).

(1) Qu'il me soit permis de faire observer, une fois pour toutes, qu'en indiquant, dans cet ouvrage, l'emploi des contre-poisons chimiques auxquels mes recherches m'ont conduit à donner la préférence, je n'ai eu d'autre but que de donner aux praticiens les moyens de transformer immédiatement, dans le corps de la victime, un composé soluble toxique, et partant absorbable, en un composé insoluble non toxique, et par conséquent non absorbable. Quant aux désordres dynamiques ou généraux, consécutifs à l'absorption, qu'à l'exemple des physiologistes italiens, je considère comme constituant le véritable empoisonnement, mes recherches chimico-thérapeutiques ne sont pas encore assez avancées pour qu'il me soit possible d'aborder ici le traitement rationnel que ces graves désordres réclament.

Voici sur quels faits je me fonde pour admettre en principe cette proposition capitale.

Quand on traite comparativement une solution aqueuse d'acide arsénieux par un excès d'hydrate de sulfure de fer et par un excès d'hydrate de peroxide de fer, on ne tarde pas à se convaincre que l'action décomposante du sulfure ferreux est bien plus prompte à s'effectuer que celle de l'oxide ferrique : en moins de deux minutes de contact avec un excès de sulfure de fer, la solution arsenicale précitée, soumise à la filtration, acidulée par l'acide chlorhydrique et traitée par l'acide sulfhydrique, *ne donne aucune trace de sulfure d'arsenic ;* tandis qu'après plus de cinq minutes de réaction avec l'oxide ferrique, elle contient encore une quantité marquée d'acide arsénieux, comme le prouve un abondant précipité jaune que l'hydrogène sulfuré y détermine.

Ainsi donc, nul doute que le sulfure ferreux hydraté n'ait la propriété de transformer plus vite l'acide arsénieux en sulfure d'arsenic insoluble et en oxide ferreux que le peroxide de fer en arsénite ferrique (1).

(1) MM. Bouchardat et Sandras, qui ont confirmé, par des expériences faites sur le vivant, la valeur de mes assertions théoriques sur l'efficacité du sulfure de fer hydraté employé comme antidote de tous les composés métalliques susceptibles de donner naissance à des sulfures plus électro-négatifs que lui, ont examiné avec quelque soin l'action spéciale de l'hydrate de sulfure de fer sur

h.

Or, comme il découle de mes expériences que l'acide arsénieux dissous est bien plus promptement absorbable que le sublimé corrosif, puisqu'il appartient à la classe de mes *fluidifiants*, tandis que ce dernier fait partie du groupe de mes *coagulants*, il s'ensuit qu'il y a encore plus d'urgence avec l'arsenic blanc qu'avec le sublimé à transformer immédiatement l'agent toxique en un composé insoluble, et partant incapable d'éprouver le phénomène de l'absorption.

De la connaissance des faits qui précèdent, il résulte que dans le traitement de l'empoisonnement par l'acide arsénieux, on ne saurait balancer un seul instant entre l'hydrate de peroxide et l'hydrate de protosulfure de fer, tout l'avantage étant du côté de ce dernier.

Je vais actuellement aller au-devant de deux objections que l'on ne manquerait probablement pas de faire au sulfure de fer hydraté employé comme antidote de l'acide arsénieux : la première, c'est que le sulfure d'arsenic produit sous l'influence du sulfure ferreux peut, en absorbant l'oxigène contenu dans les premières voies, repasser à l'état d'acide

l'acide arsénieux; mais comme ils ont agi sur un sulfure ferreux impur, ils n'ont été conduits qu'à placer mon contre-poison sur la même ligne que le peroxide de fer hydraté ; mais nul doute que, s'ils eussent expérimenté sur de l'hydrate de sulfure de fer pur, ils ne fussent arrivés aux mêmes conclusions que moi.

arsénieux; et la seconde, c'est que, d'après M. de Courdemanche, le sulfure d'arsenic nouvellement préparé est en partie décomposable par l'eau, qui le transforme en acide arsénieux et en acide sulfhydrique.

A la première objection, je répondrai que, comme le sulfure ferreux doit être employé en excès, c'est très certainement sur lui que se portera de préférence l'oxigène gazeux, puisqu'il n'existe peut-être pas de composé chimique qui ait pour ce gaz une affinité plus marquée que ce composé sulfuro-martial; et à la seconde, que j'ai constaté par l'expérience qu'une solution d'acide arsénieux additionnée d'un excès d'hydrate de sulfure de fer et soumise à l'ébullution pendant plus d'un quart d'heure, ne laisse dégager aucune bulle d'hydrogène sulfuré.

On observera d'ailleurs que, quand bien même ces deux objections présenteraient le degré de vérité que je leur conteste, elles ne suffiraient pas pour faire abandonner l'emploi de mon antidote; car, autant il est rationnel de se hâter de transformer l'agent délétère en un composé insoluble, autant il est de précepte, en toxicologie, de s'empresser, aussitôt après l'action du contre-poison, de débarrasser l'économie dudit composé par tous les moyens possibles, quelque insoluble et quelque inoffensif que ce dernier nous puisse paraître.

Mais même en supposant que le sulfure de fer, usité comme antidote de l'acide arsénieux, n'agisse pas d'une manière plus efficace que le peroxide de fer, il y aurait encore un grand avantage à recourir de préférence à lui ; et cet avantage, je ne crains pas de le dire hautement, mérite d'attirer toute l'attention des praticiens : c'est que, tandis que l'oxide ferrique borne son action bienfaisante à l'acide arsénieux, l'hydrate de sulfure ferreux étend ses effets salutaires à la plupart des composés toxiques, appartenant à la classe des sels métalliques. C'est ainsi qu'il peut servir à annihiler l'action malfaisante des sels d'étain, de plomb, de cuivre, d'antimoine, de bismuth, de mercure, d'argent, d'or, etc.; c'est-à-dire que, à part les acides et les alcalis, il constitue à lui seul l'antidote de presque tous les poisons minéraux.

Or, supposons un instant, pour faire sentir toute son importance, qu'un médecin soit appelé auprès d'une personne qui vient d'ingérer un poison ; supposons, en outre, que le médecin ait pu s'assurer que le composé toxique introduit dans l'estomac de son client n'est ni un acide ni un alcali, et supposons enfin que ses soupçons se portent tour à tour sur l'arsenic blanc, sur le verdet gris, sur l'extrait de saturne et sur le sublimé corrosif, mais que, après quelques instant d'hésitation, il se range du côté de l'acide arsénieux, tandis qu'en réalité c'était à du sublimé qu'il avait affaire, et qu'il administre en conséquence l'hydrate de peroxide de fer ?

Qu'arrivera-t-il ? c'est que son malade mourra infailliblement ; tandis que si, au lieu de s'être adressé au contre-poison spécial de Bunsen, il avait, dans le doute, eu recours à mon antidote plus général, son malade aurait inévitablement été sauvé !...

Je ne saurais donc trop engager les pharmaciens à avoir toujours, à l'avenir, le sulfure de fer hydraté préparé à l'avance dans leurs officines, afin d'être constamment à même de pouvoir mettre immédiatement à la disposition des médecins ce précieux agent thérapeutique.

Remarque. Dans mon mémoire sur les mercuriaux, à l'article *Traitement de l'empoisonnement chloro-mercurique*, page 116, j'ai fait observer combien MM. Bouchardat et Sandras avaient eu tort de penser que l'emploi du sulfure de fer hydraté *est trop borné pour qu'on puisse astreindre les pharmaciens à conserver chez eux ce nouveau produit*, puisqu'ils ont eux-mêmes confirmé par l'expérience que ce composé est propre à annuler l'action délétère des sels de mercure, de cuivre, de plomb et de l'acide arsénieux ; mais n'ayant point alors sous les yeux la troisième partie de leur mémoire, je n'ai pu faire remarquer que, dans leur résumé général, ces observateurs distingués ont tenu un tout autre langage que celui que je viens de rapporter plus haut, ainsi que le témoigne le passage suivant :

« Les derniers faits nous paraissent tellement
» péremptoires, et la préparation et la conservation

» de ces contre-poisons (poudre de fer, poudre de
» zinc, peroxide de fer hydraté, persulfure de fer
» hydraté) sont si faciles, que nous engageons tous
» les pharmaciens à préparer et à conserver pour
» l'usage une proportion convenable de chacune
» de ces substances, *et notamment du persulfure de*
» *fer*, à cause de sa propriété générale de remédier
» aux quatre empoisonnements dont nous nous
» sommes occupés ici. »

(*Bulletin de thérapeutique*. Octobre 1843.)

On m'objectera peut-être que la contradiction
de MM. Bouchardat et Sandras, que je viens de
signaler, n'est pas aussi flagrante que je le suppose,
puisque leur conclusion anticipée se rapporte au
protosulfure de fer, et leur conclusion dernière au
persulfure de la même base. Mais il me suffira de
rappeler ici que j'ai surabondamment démontré
ailleurs que leur prétendu persulfure n'est que du
protosulfure impur, pour conserver à ma remarque
toute sa portée.

Alumine

(*Oxide d'aluminium*)

Et ses composés.

L'alumine pure n'est pas usitée en médecine;
mais comme elle fait partie de quelques terres bolaires qui le sont encore quelquefois, et qui, à mon
avis, mériteraient de l'être plus souvent, j'ai cru
devoir lui consacrer un petit article, et puis c'est

que cela me donnera l'occasion de faire connaître la théorie de l'action médicale de l'alun, agent modificateur d'une utilité pratique incontestable.

L'alumine anhydre est insoluble dans l'eau, et, comme telle, inactive; mais après qu'elle a subi l'action dissolvante du fluide gastrique acide, elle acquiert des propriétés astringentes très marquées : aussi était-ce au titre d'astringent que les anciens employaient fréquemment les terres bolaires dans le traitement de certaines diarrhées atoniques.

Ceci admis, arrêtons-nous un instant sur la théorie de l'action astringente des sels d'alumine.

Les sels aluminiques produits dans l'estomac lors de l'ingestion d'une terre alumineuse, une fois arrivés dans le tube intestinal, rencontrent au moment de leur absorption des liquides alcalins qui les transforment peu à peu en sous-sels aluminiques insolubles, lesquels composés étant produits dans la trame même de la muqueuse intestinale, obturent tout ou partie des pores excréteurs par où s'effectuent les déjections diarrhéiques. Toutefois, cette sorte d'occlusion chimico-mécanique n'a qu'une durée passagère, attendu que le contact sans cesse renouvelé des alcalis contenus dans les humeurs qui baignent le sous-sel d'alumine finit par lui enlever insensiblement tout l'acide qu'il renferme encore, ce qui fait que l'alumine est enfin entièrement mise en liberté; mais comme, à l'état naissant, l'alumine est très soluble dans les liquides alcalins, il en résulte que, elle aussi, ne tarde pas à se combiner avec les alcalis du sang, et l'aluminate alcalin produit étant soluble, une partie en est très probablement excrétée dans l'intestin, tandis que l'autre, très probablement aussi, pénètre dans la grande circulation.

Alun.

Il résulte de mes recherches que le sulfate d'alumine et de potasse constitue à la fois, ou un excellent astringent ou *coagulant*, ou un *désobstruant* ou *fluidifiant* très marqué, et qui, par ce dernier motif, peut être mis au rang des agents détersifs les plus remarquables. Je m'explique :

Lorsqu'une très faible dose d'alun, dissous ou non dissous dans l'eau, est mise en contact avec une muqueuse ou avec la peau externe dénudée, il y a production d'un sous-sel aluminique, comme je l'ai déjà dit plus haut, et dès lors il y a coagulation ou astriction ; mais vient-on à augmenter la proportion du sulfate aluminico-potassique, alors le rôle de cet agent modificateur est changé : non seulement le coagulum aluminique primitivement produit se dissout ; mais, de plus, tous les liquides albumineux de l'économie, qui se trouvent saturés en quelque sorte d'alun, acquièrent une fluidité telle, que les tissus vivants, au lieu d'être *astringentés*, laissent, au contraire, transsuder au-dehors les humeurs qui les imprègnent.

Et que l'on ne pense pas que c'est par des vues théoriques, conçues *à priori*, que je suis arrivé à formuler, comme il vient d'être dit, la cause de l'action physiologique de l'alun, car c'est, au contraire, en cherchant à apprécier scientifiquement un fait clinique que j'ai été mis sur la voie de la vérité.

M. ..... demeurant à Neuilly, atteint d'une amygdalite assez intense, fut mis par son médecin à l'usage de l'alun, employé en gargarismes, à la dose d'une petite cuillerée d'alun par demi-verre d'eau. M. ...... fit, pendant toute une journée, un très fréquent usage de ces gargarismes sans en éprouver d'effet bien appréciable, et il les continuait encore pendant la nuit, époque à laquelle il fut presque subitement atteint d'un ptyalisme très marqué, qui ne cessa d'avoir lieu qu'après une cinquantaine d'heures d'un écoulement salivaire des plus abondants.

Les données qui précèdent éclairent singulièrement la théorie de l'action thérapeutique de l'alun; elles nous apprennent que, suivant les doses auxquelles on l'administre, la médecine peut, comme je l'ai déjà dit, trouver en lui ou un astringent remarquable, ou un détersif très énergique. Et, en effet, veut-on simplement astringenter un organe, modifier sa plasticité, en un mot, en boucher les pores excréteurs ? C'est à une très faible dose d'alun qu'il faut avoir recours.

Veut-on, au contraire, donner de la vitalité aux parties, en fluidifier les humeurs, afin de faciliter le jeu de tel ou tel organe? C'est, en ce cas, à haute dose que l'alun doit être employé.

Ainsi, pour donner un exemple de chacun des cas qui précèdent, je dirai que c'est à faible dose que le sulfate aluminico-potassique doit être administré, en injections, dans le traitement de la leucorrhée? A l'appui du principe que je pose, j'ajouterai que je tiens de M. le professeur Moreau que l'emploi de l'alun contre les fleurs blanches réussit toujours dans le principe, mais que lorsqu'on en continue longtemps l'usage à doses un peu élevées, loin d'améliorer le mal, on l'augmente; voilà pour le premier exemple; voici pour le second : qui ne sait que tous les praticiens qui s'occupent des maladies du larynx chez les chanteurs, font de l'alun un usage presque immodéré?

Est-il besoin d'ajouter que le sulfate aluminico-potassique, ainsi administré, en fluidifiant les humeurs contenues dans les organes de la voix, a pour résultat de maintenir tout l'appareil vocal dans cet état de flaccidité qui est indispensable à l'accomplissement de ses fonctions.

Formules rationnelles.

Gargarisme astringent.

Pᴿ. Alun,   60 centigram.
   Eau distillée,   150 gram.
   Sirop de mûres,   50
Mêlez.

Dans les affections aphtheuses, la stomatite mercurielle, et généralement dans tous les maux de
gorge où l'emploi des astringents est indiqué.

Gargarisme détersif.

Pᴿ. Alun,   10 gram.
   Eau distillée,   80
Mêlez.

Ce gargarisme peut être prescrit avec avantage
dans l'enrouement, dans l'aphonie et autres affections de l'arrière-gorge, caractérisées par une
grande sécheresse dans les parties, et dans lesquelles il y a avantage à activer l'excrétion des muqueuses. C'est encore à la dose qui précède, c'est-à-
dire à dose fluidifiante, ou, si l'on veut, à haute
dose, que l'alun doit être prescrit dans le traitement
préventif et même curatif de la diphtérite pharyn-
gienne, car c'est à haute dose, et uniquement à

haute dose, que ce précieux agent thérapeutique peut arrêter le développement et l'extension des fausses membranes, et par conséquent peut prévenir le croup. Les succès d'Arétée et de MM. Bretonneau et Trousseau sont là pour témoigner en faveur de la vérité de ma proposition.

Injection astringente.

> Pr. Alun,   60 centigram.
>   Eau distillée,   200 gram.
> Mêlez.

Trois à quatre injections par jour (une seule injection à chaque fois) dans la leucorrhée chronique et autres écoulements analogues.

Magnésie calcinée

(Oxide de magnesium)

Et ses composés.

La magnésie décarbonatée est si peu soluble dans l'eau (1) que ce n'est évidemment pas à cette pro-

(1) La magnésie, de même que la chaux, est moins soluble à froid qu'à chaud; son maximum de dissolution est à 15º (Fife). Calcinée, elle se dissout dans le rapport de 1 gramme à 5,760 grammes, et à l'état d'hydrate gélatineux dans celui de 1 gramme à 4,000 grammes (O. Henry).

priété que ses effets dynamiques doivent être rapportés, mais bien aux composés salins auxquels elle donne naissance avec les acides du suc gastrique, et aussi avec l'acide lactique produit par la décomposition du sucre, alors que ce dernier corps lui est associé, ce qui, du reste, a presque toujours lieu.

Carbonate de magnésie. — Ce qui vient d'être dit sur la cause de l'action thérapeutique de la magnésie calcinée s'applique également à son hydrocarbonate; ce sous-sel magnésien étant encore moins soluble que l'oxide magnésique lui-même.

Je vais actuellement faire connaître ici quelques observations chimiques sur les différentes espèces de magnésie calcinée que l'on trouve dans les pharmacies : observations que j'ai été conduit à faire à propos d'*une formule avantageuse pour employer la magnésie comme purgatif*, insérée par moi, dans le courant de l'année 1843, dans le *Bulletin de thérapeutique.*

Il existe au moins trois variétés bien distinctes de magnésie calcinée, qui toutes trois méritent une attention spéciale de la part des praticiens, leurs propriétés organoleptiques étant éminemment dissemblables.

1° *Magnésie calcinée officinale*

(*Magnésie caustique*).

Lorsqu'on soumet l'hydrocarbonate de magnésie à une calcination ménagée, ainsi que le *Codex* le recommande, c'est-à-dire seulement jusqu'au moment où il a perdu tout son acide carbonique et toute son eau, on obtient un oxide magnésique qui jouit de certaines propriétés chimiques bien différentes de celles que nous offrent deux autres variétés de magnésie calcinée, qui toutes deux sont préparées en Angleterre.

La magnésie du *Codex* français est très blanche, très légère, très soluble dans les acides, et surtout dans les acides concentrés, qui la dissolvent en donnant lieu à un très grand dégagement de chaleur; la manière dont elle se comporte avec l'eau est remarquable, et constitue un de ses principaux caractères; récemment calcinée, c'est-à-dire tant qu'elle est anhydre, elle possède la propriété de rester liquide quand on la met avec une certaine quantité d'eau, et de devenir ensuite, en s'hydratant, solide après vingt-quatre heures de contact.

Mon collègue, M. Gobley, en exécutant avec cette magnésie deux prescriptions médicales analogues à la potion magnésienne dont j'ai fait connaître la formule, mais contenant une proportion moindre de sucre et une plus grande d'eau, a cru avoir été appelé à constater le premier l'action de l'oxide de magnesium sur l'eau, c'est-à-dire son hydratation.

Pour s'assurer de cette propriété de la magnésie, M. Gobley fit des mélanges de 1 partie de magnésie calcinée et de 1, 2, 3, 4, 5, 6, 7, 8, 9, 10, 11, 12, 13, 14 et 15 parties d'eau distillée. En examinant ces mélanges après vingt-quatre heures, il vit que ceux faits avec 1 partie de magnésie et jusqu'à 10 parties d'eau distillée, ne laissaient surnager aucune goutte de liquide, et que leur consistance était assez ferme pour laisser difficilement pénétrer le doigt à travers leur masse ; que ceux faits avec 1 partie de magnésie calcinée et 11, 12 et 13 parties d'eau, laissaient surnager une petite quantité de liquide, mais que leur consistance était assez ferme pour ne pas être rendue liquide par l'agitation. Avec 14 et surtout 15 parties d'eau, les mélanges devenaient liquides après une agitation de quelques instants.

Nul doute alors que la consistance qu'avaient prise les potions ne fût due à la solidification de l'eau par la magnésie, ou, pour mieux dire, à l'hydratation de la magnésie.

Mais, tout en étant le premier à faire remarquer que M. Gobley a rendu un certain service aux praticiens en attirant leur attention sur l'action réciproque de l'oxide de magnesium et de l'eau, la justice m'oblige à relater ici que cette propriété n'avait pas échappé à M. Berzélius, ainsi que l'atteste le passage suivant :

« La magnésie caustique ne s'échauffe point avec
» l'eau, mais forme avec elle une combinaison so-
» lide. »   (*Traité de chimie*, t. II, p. 364.)

2° *Magnésie hydratée ou éteinte.*

Cette variété commerciale de magnésie décarbonatée est très blanche, très légère, très soluble dans
les acides, et ne contient que peu ou point d'acide
carbonique. Elle renferme toujours une quantité
d'eau assez grande, mais qui varie pour la proportion entre 12 et 20 pour cent, ainsi que je m'en suis
assuré par plusieurs analyses comparatives. Broyée
avec 4 à 5 fois son poids d'eau, elle donne lieu à
une sorte de lait magnésien, qui se conserve liquide,
contrairement à ce qui arrive avec la magnésie
calcinée du codex.

J'ai cru un certain temps avoir été appelé le premier à constater la présence de l'eau dans la magnésie calcinée anglaise légère ; mais je me hâte de
déclarer qu'il n'en est rien. M. Dubail, dans sa
thèse inaugurale, y avait consacré un article, dont
je vais rapporter quelques passages.

« Depuis quelque temps, il nous vient, à ce qu'il
» paraît, de Londres, de la magnésie décarbonatée,
» qui est livrée à un prix inférieur à celui auquel
» elle rentre ici à quiconque veut la fabriquer,
» quelle que soit l'économie qu'il apporte dans cette
» fabrication.

» Cette magnésie est un peu plus légère que la
» magnésie calcinée ordinaire ; elle se dissout
» comme elle et plus facilement qu'elle, sans effer-
» vescence dans les acides. Elle ne donne l'indice
» d'aucune base étrangère ; on la croirait donc
» pure ; mais si on la calcine, on trouve qu'elle
» perd 20 pour cent d'eau. »

Quelle est la véritable nature chimique de cette
variété de magnésie décarbonatée? J'avais présumé
un instant que cet oxide magnésique devait constituer un hydrate en proportions définies; la même
idée était venue à M. Dubail, mais je me suis
bientôt convaincu du contraire; c'est un mélange
d'hydrate et d'oxide non hydraté; c'est un *hydroxide*
à proportions variables (1).

Par quel procédé cette magnésie décarbonatée
a-t-elle été obtenue?

Cette magnésie calcinée a été très certainement
préparée par la méthode ordinaire, c'est-à-dire par
la calcination de l'hydro-carbonate ; mais elle a été
ensuite exposée à l'air humide un temps plus ou
moins long, soit qu'elle y ait été exposée à des-
sein, ce qui est probable, soit qu'elle s'y soit trouvée
accidentellement exposée pendant la traversée (2).

Rien de plus facile actuellement que de donner
l'explication de la différence de propriétés que nous

(1) Le véritable hydrate de magnésie contient 30 pour
cent d'eau.

présentent les deux variétés d'hydroxide de magnesium dont il vient d'être parlé : il y a entre ces deux composés la même différence qu'il y a entre la chaux spontanément délitée à l'air et la chaux brusquement éteinte par une suffisante quantité d'eau. Chacun sait que cette dernière peut seule être employée en maçonnerie, parce que seule elle est susceptible de produire des mortiers solidifiables Est-il besoin de faire remarquer que la chaux spontanément délitée à l'air est l'analogue de l'hydroxide magnésique anglais, et que la chaux éteinte ordinaire est l'analogue de l'hydroxide magnésique immédiatement préparé ? Non sans doute. Mais, me dira-t-on peut-être, comment concevez-vous que la magnésie puisse s'hydrater à l'air sans en absorber sensiblement l'acide carbonique ? C'est qu'il n'est pas vrai que l'oxide de magnesium ait pour cet acide autant d'affinité que les ouvrages de chimie le proclament ; c'est que cet oxide métallique est beaucoup plus avide d'eau que d'acide carbonique. Il en est même si peu avide, que de la magnésie calcinée, placée dans un endroit sec, a pu se conserver à peu près intacte pendant plusieurs années, ainsi que j'ai eu occasion de m'en assurer en 1829, à la pharmacie centrale, de concert avec M. O. Henry. Je dirai plus : ayant fait passer un courant d'acide carbonique sur de l'oxide de magnesium sec, la proportion d'acide carbonique absorbée a été tout-à-fait inappréciable. Ainsi, il est certain que la magnésie calcinée a beaucoup plus d'affinité pour l'eau que pour l'acide carbonique; il est tout aussi certain que cette base n'absorbe l'acide carbonique qu'après avoir passé à l'état d'hydrate, et que, même alors, cette absorption est infiniment moindre qu'on ne l'avait pensé jusqu'à présent. Le même phénomène se présente avec la chaux; cette base a aussi plus d'affinité pour l'eau que pour l'acide carbonique. Cela nous explique comment il se fait que jamais on ne trouve la chaux des mortiers saturée d'acide carbonique, quelque anciens qu'ils soient, ainsi que M. d'Arcet l'a constaté (1).

Ainsi donc, il est incontestablement démontré pour moi qu'il existe entre la magnésie et la chaux une analogie de propriétés chimiques extrêmement grande. Il y a une *magnésie caustique*, *une magnésie vive*, tout comme il y a *une chaux caustique*, *une chaux vive*, et il existe une *magnésie éteinte*, tout comme il existe *une chaux éteinte*.

3° *Magnésie calcinée de Henry*,

(*Oxide pyro-magnésique*).

Cette troisième variété d'oxide de magnesium jouit d'un grand nombre de propriétés physiques et chimiques spéciales; toutefois, je crois devoir ne

(1) *Ann. de chim.*, t. LXXIV, p. 315.

rapporter ici que celles qui peuvent offrir quelque intérêt au point de vue d'application médicale.

La magnésie calcinée de Henry est plus mate et en grains plus séparés que les deux autres variétés d'oxide de magnesium; elle est aussi beaucoup plus lourde, mais son trait le plus caractéristique, c'est que, mise en contact avec l'eau, en proportion quelconque, le mélange reste constamment liquide, il n'y a point d'eau de solidifiée; en un mot, elle ne s'hydrate pas, comme le fait la magnésie du *Codex*.

La magnésie anglaise lourde est à peine soluble dans les acides faibles, et les acides puissants mêmes la dissolvent plus difficilement que les deux autres variétés de magnésie, et sans donner lieu à un dégagement de chaleur à beaucoup près aussi marqué qu'avec elles.

Enfin cette magnésie ne solidifie que très lentement et très imparfaitement le baume de copahu.

Par quel *modus faciendi* cette magnésie calcinée a-t-elle été préparée?

M. Durand a fait connaître le procédé suivant pour avoir de la magnésie pareille à la magnésie de Henry. On prépare le carbonate de magnésie avec du sulfate très pur et du carbonate de soude; avant qu'il soit tout-à-fait sec, on le tasse fortement dans un moule, de manière à lui donner de la compacité; on le chauffe ensuite à la chaleur blanche, au moins pendant six à huit heures.

Est-ce bien là le procédé anglais? c'est ce qu'il ne m'est pas permis d'affirmer; mais ce que je puis donner comme certain, c'est qu'en soumettant l'hydrocarbonate de magnésie à une calcination *outrée*, on obtient une magnésie lourde, non caustique, ou, pour parler plus exactement, non susceptible de s'hydrater dans l'eau par un séjour prolongé dans ce véhicule, et de plus, se comportant avec le copahu comme le fait la magnésie de Henry.

Les considérations chimiques que je viens de faire connaître, peu importantes au premier abord, acquièrent un tout autre intérêt quand on les examine au point de vue de la thérapeutique de la magnésie; c'est qu'en effet la magnésie *caustique* ou *vive* et la magnésie *hydratée* ou *éteinte* offrent des propriétés médicales bien différentes; il en est de même de la magnésie de Henry, ou magnésie lourde, comme je le dirai plus avant.

La magnésie caustique, pas plus que la chaux caustique, ne devrait jamais être employée en médecine à haute dose; mais, en revanche, elle est la seule magnésie convenable pour solidifier promptement et complétement le baume de copahu. Je sais pertinemment que plusieurs échantillons de baume de copahu, considérés comme mauvais, repoussés comme tels par les acheteurs, l'ont été injustement, et cela parce que la magnésie employée pour en faire l'essai analytique était hydratée, et partant impropre à cet usage.

j

Voici maintenant pourquoi je pense que la magnésie caustique ne devrait jamais être administrée à haute dose : et d'abord parce qu'elle est moins promptement soluble dans les acides de l'estomac que la magnésie hydratée, mais surtout parce que, ayant la propriété de se combiner avec l'eau, de pouvoir en solidifier un poids plus de dix fois plus grand que le sien, il en résulte que lorsqu'on en introduit dans l'estomac une forte dose, 8 à 16 grammes, par exemple, cet oxide s'approprie les liquides contenus dans cet organe, les rend solides, en dessèche la muqueuse, laquelle se trouve en quelque sorte mastiquée par l'hydrate magnésique qui se produit en cette circonstance.

De là l'explication de la soif plus ou moins vive qui accompagne toujours l'administration d'une forte dose de magnésie caustique; de là aussi l'explication de ce pincement, de cette espèce de ténesme gastrique que les malades ne manquent pas d'éprouver quand ils négligent de boire à longs traits après son ingestion.

Cet état pathologique, occasionné par l'emploi de la magnésie caustique, est tellement marqué sur certaines personnes qu'elles se voient forcées d'e suspendre l'usage. Ainsi, par exemple, je tiens M. le docteur Émery qu'il a été obligé de renonc à la magnésie calcinée par suite de l'indisposition que cet oxide lui occasionnait, et de lui substituer l'hydrocarbonate, qui ne lui produisit pas le même effet.

De tout ce qui précède il résulte incontestablement que les praticiens feront très bien de renoncer à l'usage de la magnésie récemment calcinée, c'est-à-dire à la magnésie caustique, et de lui substituer, non l'hydrocarbonate des pharmacies, mais bien la magnésie hydratée ou éteinte, préparée comme il sera dit un peu plus avant.

Un mot maintenant sur les propriétés médicales de la magnésie de Henry.

La magnésie de Henry jouit d'une réputation, on peut le dire, universelle; cette réputation est-elle bien méritée?

Les remarques chimiques et thérapeutiques qui précèdent me permettront, j'espère, de donner de cette question une solution satisfaisante. A poids égal, et dans un temps donné, la magnésie du *Codex* est certainement plus active que la magnésie anglaise lourde, et cela uniquement parce que, dans un temps limité, la magnésie du *Codex* se dissout en plus grande quantité dans les acides du suc gastrique. Nul doute donc que la magnésie officinale donnée à faibles doses, comme absorbant, ne mérite la préférence sur la magnésie de Henry. Mais il n'en est plus de même alors que ces deux substances sont administrées à doses purgatives; en ce cas, l'avantage est tout entier du côté de la magnésie d'outre-mer, bien qu'elle soit un peu moins purgative que l'autre. La magnésie de Henry, prise à haute dose, fatigue bien moins l'estomac que la magnésie calcinée ordinaire. L'explication de ce fait est facile à donner, car il est dû à un phénomène tout chimique : c'est qu'en ce cas cette magnésie ne dessèche pas la muqueuse gastrique, parce que, comme il a été déjà dit, elle n'a pas la propriété d'absorber l'eau, et de la solidifier en se combinant avec elle. Quelques praticiens pensent, en outre, contrairement à ce qui a été dit plus haut, que la magnésie de Henry est plus purgative que la magnésie calcinée ordinaire; mais c'est là une erreur qui a sa source dans un défaut d'observation que je vais indiquer ici : la magnésie calcinée est le plus ordinairement prise par cuillerées à bouche; or, il résulte de mes recherches qu'une cuillerée à bouche de magnésie anglaise lourde pèse au moins 6 grammes, tandis qu'une cuillerée de magnésie du *Codex* ne pèse guère au-delà de 2 grammes. Ceci posé, est-il besoin de faire observer qu'il est impossible d'établir le moindre parallèle entre le mode d'action de deux substances administrées avec aussi peu de parité?

En résumé, la magnésie lourde n'est certainement pas plus active que la magnésie du *Codex*; elle l'est même moins, ainsi que je m'en suis convaincu par l'observation clinique; ce que la théorie faisait, du reste, pressentir, puisqu'elle est moins accessible à l'action des acides; mais elle a, je le répète, l'avantage d'être mieux supportée par l'estomac, de n'en pas *happer* la muqueuse. Heureusement que c'est là un avantage que l'on peut très aisément communiquer à l'oxide de magnésium du *Codex*. Il suffit pour cela de le broyer avec quatre ou cinq fois son poids d'eau, et de porter ensuite ce mélange à l'ébullition en agitant sans discontinuer; on obtient par ce moyen une magnésie entièrement hydratée, laquelle est très certainement préférable, à tous égards, à la magnésie anglaise lourde ou de Henry.

La magnésie calcinée était naguère assez rarement employée en France comme purgatif, du moins à Paris; mais ce précieux agent thérapeutique a reçu depuis quelque temps une impulsion nouvelle, à laquelle je ne suis peut-être pas tout-à-fait étranger; qu'il me soit donc permis de reproduire ici quelques considérations ayant rapport à son emploi médical, que j'ai publiées ailleurs (1).

« Il nous paraît nécessaire d'insister un instant sur la nature des évacuations produites par la magnésie calcinée, disent MM. Trousseau et Pidoux (2); elles sont féculentes, pour nous servir d'une expression familière aux Anglais, c'est-à-dire qu'elles ont la consistance de purée liquide, différentes en cela de celles qui sont déterminées par les sels neutres, tels que le sulfate de soude et le sulfate de magné-

(1) *Journal des connaissances médicales pratiques.*
(2) *Traité de thérapeutique*, t. Ier, p. 732.

j.

sie, à la suite desquels les évacuations sont sé-
reuses. »

La différence de propriétés physiques qui existe
entre les produits excrétés sous l'influence de la
magnésie et des sels neutres purgatifs, est facile à
expliquer : les sels neutres sont purgatifs par eux-
mêmes, tandis que la magnésie ne devient véritablement purgative qu'après avoir éprouvé l'action
salifiante des acides des premières voies; et comme
la proportion des acides contenus dans le suc gastrique est toujours bornée, il s'ensuit que la quantité de magnésie dissoute est, par conséquent, toujours bornée aussi, ce qui fait qu'une proportion
très marquée de cet oxide échappe à l'action chimique, et est rejetée en nature hors de l'économie.
Or, c'est à la présence de cette magnésie inattaquée
qu'il faut rapporter la différence de coloration que
les évacuations présentent. Ce qui démontre qu'il
en est réellement ainsi, c'est que plus est grande la
proportion de magnésie ingérée, plus le ton des
matières fécales approche du blanc, et que moins
la dose est forte, et plus la quantité de sucre auquel
on l'associe est considérable, plus les matières excrétées approchent de l'état séreux.

« Ce n'est que longtemps après l'ingestion de la
magnésie que l'action purgative commence, continuent MM. Trousseau et Pidoux. — Il est fort rare
que la magnésie agisse avant six heures; il est, au
contraire, fort ordinaire de la voir ne manifester

son action qu'après 16, 20, 24 et même 36 heures.
Il est assez remarquable que l'effet purgatif se prolonge beaucoup plus longtemps que pour des évacuants en apparence beaucoup plus énergiques. »

Tout ce qui vient d'être rapporté sur les effets de
la magnésie est parfaitement exact alors qu'on administre cet oxide sans addition de sucre ; mais
quand on la donne à l'état de médecine de magnésie , il est rare que l'action purgative se fasse attendre au-delà de 5 ou 6 heures, et bien plus rare encore
de la voir ne se manifester qu'après 12 ou 15 heures
d'ingestion.

Il n'est nullement remarquable de voir l'effet purgatif de la magnésie se prolonger plus longtemps
que pour d'autres évacuants ; il est, au contraire,
tout naturel qu'il en soit ainsi, et voici pourquoi :
un purgatif salin soluble n'a d'action que pendant
que son absorption s'effectue, absorption qui est
généralement assez prompte, tandis que la magnésie ne peut éprouver le phénomène de l'absorption qu'après avoir subi l'influence des acides ; et
comme cette action est lente à se terminer, il s'en
suit que les résultats thérapeutiques qui en sont
les conséquences doivent durer autant de temps que
cette action chimique a lieu ; or, c'est là précisément
ce qui arrive. Aussi MM. Trousseau et Pidoux ont-
ils noté, avec juste raison, que l'ingestion de la
magnésie longtemps continuée détermine, du côté
de la muqueuse gastro-intestinale, une véritable

phlegmasie, état pathologique qui provient, selon moi, de ce qu'alors cette membrane se trouve incessamment imprégnée par de la magnésie, laquelle, en sa qualité de corps insoluble, en détermine l'inflammation.

A quelle dose faut-il administrer la magnésie comme purgatif?

Les doses auxquelles il convient d'administrer l'oxide magnésique comme purgatif varient suivant qu'on le prescrit seul ou avec du sucre. Seul, il ne faut jamais en élever la dose au-delà de 4 grammes; mais associé au sucre, dans les rapports d'une partie de magnésie pour cinq ou six parties de sucre en poids, on peut en porter la dose à 8 et même à 10 grammes sans aucun inconvénient.

MM. Trousseau et Pidoux disent avoir fait des expériences cliniques qui leur ont péremptoirement démontré que, comme purgatif, le carbonate de magnésie vaut la magnésie calcinée. Cette assertion est certainement vraie quand on administre en une seule fois plus de magnésie carbonatée que les acides des premières voies ne peuvent en dissoudre; mais elle cesse d'être l'expression de la vérité quand on donne une dose un peu faible de chacun de ces deux composés, ou bien encore quand on les associe avec du sucre; alors l'avantage est tout entier en faveur de la magnésie décarbonatée, c'est-à-dire que l'effet purgatif, dans ces deux derniers cas, est au moins double avec la magnésie calcinée; et cela doit être, puisque l'hydrocarbonate de magnésie ne contient pas même la moitié de son poids d'oxide magnésique.

Un mot, maintenant, sur la valeur de la magnésie ou de son carbonate dans le traitement de la gravelle.

On sait que les propriétés lithontriptiques de la magnésie, indiquées d'abord par Hoffmann, ont été mises hors de doute plus tard par Brande, Horne, et surtout par Henry, lequel a donné de ses effets thérapeutiques une explication chimique qui est à l'abri de toute objection. Ce chimiste a, en effet, démontré que l'acide urique, cause de la gravelle, est susceptible de former avec la magnésie une combinaison incomparablement plus soluble que l'acide urique lui-même.

Les auteurs que je viens de citer en dernier s'accordent à considérer la magnésie, prise à la dose de 1/2 à 1 gramme par jour, comme pouvant s'opposer à la formation morbide de l'acide urique. Ils pensent même que cet oxide l'emporte, dans le traitement de la gravelle, sur les carbonates de soude ou de potasse, et pourtant aujourd'hui on donne aux bicarbonates de potasse ou de soude une préférence exclusive. Cette préférence est-elle motivée ? Pour mettre les praticiens à même de juger eux-mêmes la question au point de vue théorique, je vais leur indiquer très clairement ce qui arrive quand on administre à un malade atteint d'une affection lithontriptique, soit les carbonates alcalins, soit la magnésie.

Les bicarbonates alcalins sont, en grande partie, absorbés à l'état de bicarbonate, puis ils sont changés en carbonates neutres, et arrivent en ce dernier état dans toutes les humeurs de l'économie, et notamment dans l'urine. On conçoit dès lors que la précipitation de l'acide urique devienne impossible, sursaturé qu'il est par l'excès de carbonate alcalin qui l'accompagne toujours.

La magnésie pénètre dans la grande circulation par deux moyens différents : une partie est absorbée à l'état naturel, cet oxide étant sensiblement soluble dans l'eau ; mais la plus grande partie est d'abord transformée en sels solubles, et les sels magnésiens produits sont absorbés. Ces sels, une fois arrivés dans le sang, éprouvent une double décomposition de la part du carbonate de soude que cette humeur renferme : il se produit du carbonate de magnésie et des sels de soude nouveaux. De là aussi *alcalinisation* de tous les liquides de l'économie, par le fait de la présence de la magnésie et de son carbonate ; de là encore impossibilité, de la part de l'acide urique, de se trouver dans nos humeurs autrement qu'à l'état salin, et par conséquent à l'état de dissolution.

Mais puisque la magnésie et les bicarbonates alcalins arrivent au même résultat thérapeutique, et que l'usage de ces derniers introduit dans nos humeurs, soit le carbonate de soude, soit le carbonate de potasse, substances dont l'action excitante, ou, pour mieux dire, *fluidifiante*, est des plus marquées, et que la magnésie, au contraire, n'introduit dans l'économie animale qu'un corps beaucoup plus inoffensif, l'oxide magnésique libre ou carbonaté, ne se pourrait-il pas que Brande, Horne, Henry et autres auteurs recommandables aient eu raison de professer que, dans le traitement prophylactique et curatif de la gravelle, tout l'avantage est en faveur de la magnésie?

C'est un point de vue que je soumets à la méditation des thérapeutistes!...

Formules rationnelles.

Médecine de magnésie,
ou médecine blanche.

Pr. Magnésie calcinée officinale,   8 gram.
    Eau simple,   40
    Sucre grossièrement pulvérisé, 50
    Eau de fleurs d'oranger,   20

Broyez exactement dans un mortier de porcelaine la magnésie calcinée avec l'eau ordinaire, introduisez ensuite ce *lait magnésien* dans un petit poêlon d'argent, et chauffez-le jusqu'à ébullition complète en agitant sans cesse avec une spatule d'argent, afin d'éviter que l'oxide magnésique ne se précipite en s'hydratant. Cela fait, retirez le poêlon du feu, ajoutez le sucre, et continuez d'agiter jusqu'à ce que ce dernier soit entièrement dissous ; puis enfin ajoutez l'eau de fleurs d'oranger, et passez au travers d'une étamine à looch.

Les *médecines de magnésie* préparées *suivant la formule nouvelle* que je viens de relater, se présentent sous la forme d'un liquide blanc, très homogène, d'une consistance de sirop clair, et *se conservent indéfiniment liquides*.

La médecine de magnésie purge abondamment, sans faire éprouver ni fatigue ni colique ; elle ne provoque que peu de selles, mais des selles copieuses, molles et comme pultacées. La présence du sucre ne me paraît pas étrangère à l'action de ce précieux laxatif ; j'ai tout lieu de croire, au contraire, que ce corps se transforme dans l'estomac, en tout ou en partie, en acide lactique, lequel agit sur la magnésie, de concert avec l'acide hydrochlorique contenu dans le suc gastrique, la rend soluble et par conséquent active.

Cette médecine doit être prise en une seule fois, le matin, à jeun, et immédiatement après son administration il faut boire un demi-verre d'eau fraîche, mais pas davantage, l'expérience m'ayant appris que l'ingestion d'une trop grande quantité de liquide affaiblit notablement son action purgative, ce qui provient de ce qu'alors une partie de la magnésie franchit le pylore, et par conséquent, échappe à l'action dissolvante des acides du suc gastrique et de l'acide lactique, produit de la digestion stomacale du sucre.

La médecine de magnésie préparée d'après ma formule est plus active que celle obtenue en suivant la formule que M. Gobley a proposé de lui substituer, ainsi que je m'en suis convaincu par la voie de l'expérimentation clinique, ce qui tient sans aucun doute à ce que cette dernière contient une proportion de sucre infiniment moindre.

Les effets de la médecine de magnésie sont constants ; ce n'est guère que chez quelques sujets affaiblis et incapables de supporter aucune alimentation que j'ai eu occasion de la voir échouer : c'est la purgation des gens qui digèrent. Ce purgatif n'agit ordinairement que cinq ou six heures après son ingestion, rarement après, plus rarement avant.

Comme l'action de la médecine blanche est lente à apparaître, il est bon de faire observer ici que rien n'oblige à attendre que ses effets aient été produits pour prendre des aliments ; on peut en prendre sans aucun inconvénient trois heures après son administration, et, au besoin même, avant que ce temps se soit écoulé.

Lait de magnésie.

Pr. Magnésie calcinée officinale, 100 gram.
Eau pure,   800
Eau de fleurs d'oranger,   100

Broyez la magnésie avec l'eau, et portez ensuite le mélange à l'ébullition en opérant comme il a été dit pour la médecine de magnésie, passez et ajoutez l'eau aromatique. Le lait magnésien contient 2 grammes d'oxide par chaque cuillerée à bouche.

C'est sous cette forme qu'il convient, selon moi, d'administrer la magnésie calcinée du Codex, parce que, ainsi *mixtionnée* avec l'eau, elle est bien moins désagréable au goût que lorsqu'elle est mélangée extemporanément avec ce véhicule, mais surtout parce qu'en cet état elle a perdu toute aptitude à se combiner avec l'eau.

Comme absorbant et anti-acide, le lait de magnésie doit être pris à la dose d'une cuillerée à café, le matin, à jeun, et à la dose d'une cuillerée à bouche dans le traitement du diabète.

Pour remplir d'une manière tout-à-fait rationnelle les deux indications précédentes, il est indispensable de prendre le lait de magnésie au naturel, c'est-à-dire sans addition de sucre : il n'en est pas de même quand on désire obtenir, à l'aide de l'oxide de magnésium, une action laxative égale à celle que produit la médecine de magnésie ; il faut, au contraire, prendre, à cet effet, trois ou quatre grandes cuillerées à bouche de lait magnésien, et boire immédiatement après un bon demi-verre d'eau fortement sucrée.

Hydrocarbonate de magnésie. Les deux compositions pharmaceutiques qui précèdent peuvent être aussi préparées avec le carbonate magnésique, mais seulement à la condition expresse que, lors de l'emploi de la magnésie carbonatée, la dose du principe actif sera doublée, l'hydrocarbonate de magnésie ne contenant pas même la moitié de son poids d'oxide magnésique. Mais comme l'introduction du carbonate dans les premières voies donne lieu à un dégagement abondant d'acide carbonique, il est mieux de s'en tenir à l'usage de la magnésie hydratée, qui n'offre pas ce petit inconvénient.

Bicarbonate de magnésie. C'est ici le lieu de dire un mot sur l'emploi du bicarbonate magnésique. La magnésie et son carbonate ayant tous deux une saveur un peu terreuse que l'addition du sucre ne dissimule pas complétement, on a songé à leur substituer la solution du carbonate magnésique dans un excès d'acide carbonique, c'est-à-dire le bicarbonate de magnésie; en agissant ainsi, on s'est bien, il est vrai, débarrassé du goût terreux qu'on voulait éviter, mais on l'a remplacé par une saveur salino-amère plus désagréable encore. C'est donc à tort, selon moi, que quelques personnes ont écrit que *l'eau magnésienne, que la magnésie liquide,* pré-

k

parations à base de bicarbonate magnésique, pouvaient être prises sans répugnance par les enfants comme par les adultes : je pose en fait que sur cent enfants, il y en aura quatre-vingt-dix-neuf qui s'accommoderont plus volontiers de la magnésie associée au sucre que des deux préparations magnésiennes précitées.

Chaux

(*Oxide de calcium*)

Et ses composés.

La chaux est assez peu soluble dans l'eau, mais elle a la plus grande tendance à se combiner avec les acides et à former des sels dont plusieurs sont solubles et quelques uns même déliquescents : aussi cet oxide métallique introduit dans la cavité stomacale serait-il en grande partie absorbé à la faveur des mêmes agents de dissolution qui concourent à l'absorption de la magnésie, avec laquelle la chaux a la plus grande analogie chimique, et, jusqu'à un certain point même, la plus grande analogie d'action médicale.

Phosphate de chaux basique (corne de cerf calcinée). Je ne consacrerai pas un article spécial au carbonate de chaux ni aux autres sels calcaires insolubles dont l'absorption s'effectue à l'aide des mêmes réactions que l'oxide qu'ils renferment; mais je crois devoir faire une exception pour le phosphate

basique de chaux, parce que ce composé constitue
la base d'une préparation pharmaceutique qui a
traversé victorieusement tous les systèmes de médecine qui se sont succédé depuis qu'elle a été mise
en vogue par son immortel auteur. Chacun devine
que c'est à la décoction blanche de Sydenham que
cette remarque s'adresse. C'est qu'en effet l'efficacité de cette préparation est bien réelle ; c'est que
son action physiologique est très certainement spéciale ; c'est que l'on peut recourir à son aide dans
des circonstances où la plupart des astringents seraient contre-indiqués.

Voici maintenant l'appréciation exacte de ses effets. Quand le phosphate de chaux, associé à la mie
de pain et au sucre, est ingéré par la bouche, ce sel
calcaire éprouve l'action décomposante des acides
contenus dans les liquides des premières voies,
ainsi que l'action de l'acide lactique provenant de
la décomposition de l'amidon et du sucre ; lesquels
acides le transforment, en tout ou en partie, en
phosphate acide soluble et partant absorbable.

Le phosphate acide ainsi produit n'a cependant
aucune action sur les fluides albumineux ; il n'appartient par conséquent pas à la classe des *coagu*
lants ou, si l'on aime mieux, des astringents ; mais
il résulte de mes recherches que ce composé jouit
du précieux avantage d'être immédiatement transformé en un phosphate basique gélatineux insoluble, par une très minime proportion d'une base al-

k.

caline quelconque. Or, c'est à cette propriété que son efficacité thérapeutique doit, sans aucun doute, être rapportée, ainsi que je vais, du reste, le démontrer. Au moment même où le phosphate calcaire acide imprègne la muqueuse intestinale, c'est-à-dire au moment même où il est absorbé, il rencontre sur son passage des liquides alcalins qui lui enlèvent la faible proportion d'acide qui le rendait soluble, et donnent lieu à un dépôt gélatiniforme très abondant qui opture momentanément les espaces intercellulaires par où se produisait la déjection diarrhéique ; et comme ce sous-phosphate est presque complétement insoluble dans les liquides animaux, la muqueuse intestinale en demeure incrustée un temps presque toujours suffisamment prolongé pour que la trame organique malade, par où s'effectuait la sécrétion anormale, ait le temps de reprendre son intégrité habituelle. — Il arrive précisément là ce qui arrive à une plaie sécrétante superficielle, alors qu'on la recouvre d'un enduit emplastique qui arrête mécaniquement la sécrétion : chacun sait qu'en ce cas le travail organisateur s'effectue avec une promptitude des plus marquées, et que la guérison complète ne se fait habituellement pas longtemps attendre.

Formules rationnelles.

Décoction blanche de Sydenham.
(Codex.)

P**R**. Corne de cerf calcinée et porphyrisée ,   8 gram.
    Mie de pain de froment ,   24
    Gomme arabique ,   8
    Sucre blanc ,   32
    Eau de fleurs d'oranger ,   16
    Eau commune ,   q. s.
Pour obtenir un litre de décoction.

Mixture antidiarrhéique.

P**R**. Corne de cerf calcinée et porphyrisée ,   10 gram.
    Gomme arabique pulvérisée ,   20
    Sirop de sucre ,   80
    Eau de fleurs d'oranger ,   40

F. S. A. une mixture qui devra être agitée à chaque administration. Dose : Une cuillère à bouche
de demi-heure en demi-heure dans toutes les circonstances où la décoction blanche de Sydenham
est indiquée.

Baryte
(Oxide de barium)
Et ses composés.

La baryte pure n'est pas usitée en médecine ; mais,

employée avec quelque prudence, elle pourrait l'être, car elle jouirait des mêmes propriétés que ses composés salins, et par suite de sa solubilité propre et de celle qui lui serait communiquée par les acides des premières voies, elle exercerait sur l'économie animale une action dynamique des plus marquées.

Carbonate de baryte. Bien que le carbonate barytique soit insoluble dans l'eau, il agirait néanmoins à la manière des sels de baryte solubles, à la faveur des acides et des chlorures alcalins contenus dans le suc gastrique, qui en opérerait la dissolution. Ce qui prouve qu'il en serait réellement ainsi, c'est que ce composé est assez souvent employé pour détruire les rats, et que l'observation pratique démontre qu'il remplit parfaitement le but pour lequel il est appliqué.

Comme exemple de l'appréciation de l'action physiologique des sels de baryte, je choisirai le chlorure de barium, attendu que c'est presque le seul composé barytique qui soit employé en médecine.

Le chlorure de barium introduit dans l'économie animale, comme tout composé médical actif, est absorbé et porté dans la grande circulation; mais comme les liquides avec lesquels il se trouve alors en contact renferment des carbonates, des phosphates et des sulfates alcalins, il ne tarde pas à être entièrement décomposé et à être transformé en carbonate, phosphate et sulfate barytiques, composés qui tous sont à peu près totalement insolubles; et comme tout corps insoluble introduit dans le sang enraie plus ou moins la marche de la circulation en obturant partiellement les vaisseaux capillaires, il en résulte que l'ingestion d'un sel barytique à haute dose doit faire éprouver un tel phénomène. C'est en effet ce qui arrive. M. Lisfranc, après avoir parfaitement reconnu ce ralentissement de la circulation, a essayé, mais sans succès, cette propriété dans le traitement de certaines affections organiques du cœur.

Ce qui précède permet de présumer que les sels de baryte employés à doses thérapeutiques doivent forcément appartenir à la classe des agents médicamenteux dont il est très difficile de démontrer la présence dans l'urine; c'est en effet ce qui a lieu, au dire de M. Cramer, et son assertion est très certainement juste.

Un mot maintenant sur l'emploi du chlorure de barium dans le traitement des scrofules.

Comment agit ce composé salin dans cette affection? Ou plutôt cet agent est-il doué d'une action antistrumeuse réelle?

Il ne m'est pas possible de donner la solution de ces deux intéressantes questions... Je ferai cependant observer que s'il est vrai que l'emploi médical du chlorure de barium modifie avantageusement la constitution scrofuleuse, cela ne peut être aux mêmes titres que les autres agents antistrumeux, dont l'efficacité paraît la mieux établie, tels que les carbonate, acétate et iodure alcalins, etc. ; attendu que tous ces derniers composés appartiennent, contrairement aux sels barytiques, à la classe des substances médicamenteuses qui accélèrent la circulation, c'est-à-dire à la classe des *fluidifiants ou désobstruants*.

C'est une remarque que je soumets au jugement des thérapeutistes.

Fer

Et ses composés.

Pour tout ce qui a rapport à l'absorption et à l'action physiologique des ferrugineux, le lecteur est prié de vouloir bien se reporter à un travail spécial sur ce sujet, qui est consigné *in extenso* à la fin de cet ouvrage. Toutefois comme, dans le petit mémoire auquel je viens de faire allusion, il n'a nullement été question du bleu de Prusse, composé qui a joui pendant quelque temps et qui jouit même encore d'une certaine importance en thérapeutique, je vais combler ici cette lacune, et par la même occasion je dirai un mot sur l'iodure de fer.

Cyanure ferroso-ferrique.

(*Bleu de Prusse.*)

Le bleu de Prusse a été tour à tour conseillé

contre les fièvres, la diarrhée chronique, la chorée
et l'épilepsie. Mais cet agent modificateur est loin
d'être doué d'une action médicale aussi énergique
que quelques praticiens le supposent, si du moins
on s'en rapporte à la faible dose à laquelle ils l'admi-
nistrent. Et comment pourrait-il en être autrement,
le bleu de Prusse n'étant aucunement influencé ni
par les acides faibles, ni par l'acide chlorhydrique
étendu contenus dans le suc gastrique, et en outre
les bases alcalines contenues dans le suc intestinal
n'ayant la propriété de donner naissance, en le
décomposant, qu'à de l'hydrocyanate de potasse et
de fer jaune, composé dont l'action sur l'économie
animale est à peu près nulle ?

Mais si, à mon avis, l'emploi du bleu de Prusse
pur est inapte à modifier heureusement l'organisation, il n'en est pas de même du cyanure ferroso-
ferrique du commerce ; celui-ci contenant une proportion marquée d'oxide de fer que les acides de
l'estomac peuvent lui enlever, doit pour cette raison
pouvoir agir à la manière des ferrugineux insolubles dont l'expérience clinique a sanctionné la
valeur. Somme toute, le bleu de Prusse est un mauvais médicament, n'ayant aucune des propriétés actives qu'attendent les praticiens qui en prescrivent
l'emploi à leurs malades.

Iodure de fer. Dans mon petit mémoire sur les
ferrugineux, j'ai cherché à établir par des faits que
l'iodure de potassium associé au tartrate ferrico-

potassique constituait une médication iodo-ferrée mieux entendue que celle qui a pour base l'iodure ferreux ; mais comme ma manière de voir ne sera sans doute pas immédiatement adoptée, et comme elle pourrait même ne pas mériter de l'être, je vais faire connaître ici un excellent *moyen pour obtenir l'iodure de fer neutre à l'état solide* que j'ai publié l'an dernier dans le *Bulletin de thérapeutique*.

Depuis que M. Dupasquier, de Lyon, a publié son intéressant travail sur le proto-iodure de fer, on suppose généralement que ce composé chimique ne peut être obtenu à l'état solide, alors qu'on opère au contact de l'air, qu'en éprouvant une décomposition plus ou moins profonde de la part de l'oxigène atmosphérique, lequel, en agissant sur une partie du fer qu'il peroxide, met en liberté une quantité d'iode correspondante à celle de l'oxigène absorbé, de telle sorte que l'iodure de fer des pharmacies est considéré aujourd'hui comme étant constitué par un mélange, en proportion variable, de proto-iodure de fer, de per-iodure de fer, de sesqui-oxide de fer, et enfin d'iode libre. Cette supposition est très certainement l'expression de la vérité : l'iodure de fer solide, préparé comme le *Codex* le recommande, est, sans contredit, un composé chimique variable par sa composition intime, et partant il constitue un agent médical infidèle, auquel il convient, sans aucun doute, de préférer l'iodure de fer neutre, base de la *liqueur normale de M. Dupasquier*.

Toutefois l'obtention du proto-iodure de fer neutre à l'état solide n'est pas impossible, même en opérant en présence de l'air ; sa préparation est même assez facile ; il suffit pour cela de se procurer par les moyens ordinaires une solution concentrée de proto-iodure de fer, et de l'évaporer ensuite dans une capsule de porcelaine, dans le fond de laquelle on met une certaine quantité de grosse limaille de fer bien exempte d'oxide, ou mieux encore de la tournure ou du fil de fer très fin. L'évaporation doit être faite avec soin, et poussée jusqu'au moment où, en prenant une petite quantité d'iodure, à l'aide d'un tube de verre et le déposant sur un corps froid, il s'y fige instantanément. Lorsque l'on est arrivé à ce point de concentration, on décante avec précaution l'iodure ferreux du fer métallique qui l'accompagne, on le coule sur une plaque de verre ou de porcelaine, et on l'introduit immédiatement dans de petits flacons bouchés à l'émeri, bien secs, et privés autant que possible d'air au moyen de la chaleur. Hâtons-nous d'ajouter que, malgré cette précaution, le proto-iodure de fer ne tarde pas à être altéré : aussi croyons-nous que ce composé salin ne saurait être substitué à la solution normale de M. Dupasquier qu'au moment même où il vient d'être obtenu. La préparation de l'iodure ferreux par le procédé que je viens de décrire est du reste d'une exécution prompte ; une heure suffit pour s'en procurer plusieurs centaines de grammes.

l

Voici maintenant l'exposé des principales propriétés du proto-iodure de fer solide , préparé comme il vient d'être dit.

Il est en plaques plus ou moins épaisses , très fragiles, offrant dans leurs cassures des traces évidentes de cristallisation ; sa couleur est le vert tirant sur le brun, sa saveur est atramentaire et tout-à-fait analogue à celle de la couperose verte. Il est éminemment déliquescent ; sa dissolution aqueuse est verdâtre. Il précipite en blanc par l'ammoniaque, en blanc bleuâtre par le cyanure jaune de potassium et de fer. Broyé avec de l'amidon, ce dernier n'est nullement bleu ; en un mot, il possède tous les caractères des proto-sels de fer.

De ce qui précède il résulte qu'on peut aisément obtenir du proto-iodure de fer solide, ayant la même composition chimique que celui qui constitue la liqueurs iodo-ferrée de M. Dupasquier , et pouvant servir à préparer avec avantage tous les médicaments ayant pour base cette liqueur.

Zinc

Et ses composés.

Par la triple influence de l'air, de l'eau et des chlorures alcalins, le zinc est promptement décomposé : aussi nul doute que ce métal, introduit dans l'estomac, ne donne lieu à des symptômes manifestes d'irritation locale, et peut-être même au vo--missement, si toutefois son séjour dans ce viscère était suffisamment prolongé.

Oxide de zinc.

(*Fleurs de zinc.*)

L'oxide zincique n'est pas soluble dans l'eau, mais il est très soluble dans les acides des premières voies ; et comme ce composé est en outre soluble dans les liquides alcalins, il en résulte que c'est un des oxides insolubles qui entrent aisément dans le torrent de la circulation et qui arrivent assez promptement dans l'urine.

Le sulfate de zinc constitue un coagulant énergique ; mais pour obtenir de ce composé tout le degré d'astriction qu'il est susceptible de produire, il faut l'étendre dans une énorme proportion d'eau, attendu qu'il résulte de mes expériences que le coagulum zinco-albuminique qu'il forme avec les liqueurs albuminoïdes est très soluble dans un excès de sulfate de zinc. Ce phénomène est tellement marqué, que je suis on ne peut plus certain que l'exaspération sécrétante que cet agent détermine assez fréquemment, alors qu'on l'emploie comme astringent dans le traitement des écoulements muqueux, tient uniquement à un vice d'administration : c'est qu'en ces cas, au lieu d'être employé à dose coagulante, c'est-à-dire à faible dose, il est employé à dose *fluidifiante*, c'est-à-dire à dose trop élevée.

Formules rationnelles.

Collyre astringent.

Pr. Sulfate de zinc,   0,30 centigram.
    Eau distillée,   100 gram.
Mêlez.

Quelques gouttes, quatre ou cinq fois par jour, instillées entre les paupières, dans les conjonctivites avec augmentation de sécrétion.

La proportion d'eau et de sulfate de zinc qui précède est celle que l'expérience m'a permis de considérer comme étant celle qui produit le maximum d'astriction qu'il soit possible d'obtenir à l'aide de ce composé zincique.

Collyre contre les conjonctivites.

(Sichel.)

Pr. Sulfate de zinc,   5 à 10 centigram.
    Eau distillée,   15 à 30 gram.
    Laudanum de Sydenham, 6 à 12 gouttes.
Mêlez.

Mêmes doses et mêmes indications que pour la formule précédente.

On remarquera que, ici comme dans la plupart des exemples pris dans une clinique savamment raisonnée, la théorie et la pratique se trouvent dans un accord parfait.

Collyre détersif.

PR. Sulfate de zinc,   1 gram.
    Eau distillée,   10
    Mêlez.

Cette composition est très active, et les praticiens peuvent, sans le moindre doute, en tirer un bon parti dans le traitement de quelques ophtalmies chroniques, pour lesquelles il y a évidemment avantage à activer un peu la sécrétion oculaire, et aussi dans le traitement de certaines taies de la cornée.

Injection astringente.

PR. Sulfate de zinc,   60 centigram.
    Eau distillée,   200
    Mêlez.

Cette injection peut être employée contre la blennorrhagie et la leucorrhée chroniques à la dose de quatre ou cinq injections par jour, en ayant bien soin de ne faire qu'une seule injection à chaque administration.

l*

Plomb

Et ses composés.

Le plomb est-il susceptible de produire des émana-tions gazeuses (1)?

Tous les praticiens connaissent aujourd'hui par-faitement bien les effets pernicieux que le plomb, ou, pour mieux dire, les préparations saturnines exercent sur l'économie animale; mais ils sont loin de s'accorder sur le degré relatif d'activité de chacun des composés chimiques fournis par ce métal, ainsi que sur la nature des émanations gazeuses qui se produisent durant la dessiccation des peintures qui ont pour base le carbonate ou l'oxide plombique.

Beaucoup d'auteurs admettent que toutes les pré-parations saturnines sont également vénéneuses; d'autres pensent que le minium est plus actif que la céruse, que ses effets sont plus prompts, qu'ils se traduisent plutôt par des accidents cérébraux que par des coliques, comme on admet généralement que cela a lieu pour le carbonate. Mais toutes ces assertions ont été émises à la légère, et sans fournir

(1) Presque tout ce que je vais faire connaître ici sur le plomb et ses composés sera extrait d'un petit mémoire que j'ai lu à l'Académie royale de médecine en décembre 1842.

à l'appui les preuves que l'état actuel de la science est en droit de réclamer.

Quant aux émanations produites par les peintures saturnines, et que je désignerai sous le nom d'*émanations gazeuses plombiques*, pour les bien distinguer des émanations saturnines qui ont lieu chez les broyeurs de couleurs, chez les potiers de terre, et, enfin, plus spécialement encore, chez les *cérusiers*, émanations que je désignerai sous le nom de *poussières plombiques*, il convient d'avouer que nos connaissances sont loin d'être plus précises à leur égard. Selon M. Gendrin (*Trans. médic.* 1835, t. VII), les peintres qui exploitent les sels de plomb et les huiles fixes ne contractent presque jamais la maladie ; au contraire, elle est contractée très facilement par ceux qui peignent à la céruse avec les vernis ou l'essence de térébenthine, par les ouvriers qui emploient les oxides de plomb en très faible quantité, mais mélangés à des substances volatiles, et surtout par ceux qui usent des vernis à l'éther dans lesquels entre la litharge. M. Gendrin va plus loin encore : il prétend que la *condition nécessaire* pour déterminer la colique de plomb est que les molécules métalliques soient dispersées dans l'atmosphère par elle-même ou par un véhicule volatil. MM. Chomel et Blache (*Dict. de méd.*, t. VIII) ne croient pas cette dernière condition nécessaire, mais ils la regardent comme la condition la plus favorable au développement de la maladie.

Quelque respect que je professe pour de tels maîtres, je n'ai jamais partagé leur opinion à cet égard, et, pour moi, *la seule condition indispensable pour qu'une substance puisse manifester toute son action sur l'être vivant, c'est qu'elle soit portée dans la circulation générale, n'importe par quelle voie.*

Toutefois, je reconnais qu'à dose égale une substance toxique non volatile, du minium ou de la céruse, par exemple, introduite dans l'économie animale par les voies respiratoires, pourra avoir une action plus grande que si elle avait été introduite par toute autre voie, et cela parce que, une fois arrivée dans la trame pulmonaire, elle sera tôt ou tard absorbée, et absorbée en totalité (1), tandis qu'un agent modificateur introduit dans l'organisme par les voies digestives, ou par la méthode endermique, peut, assez souvent, ne l'être que très imparfaitement.

Quoi qu'il en soit, les questions qui précèdent ne pouvaient être éclaircies que par l'expérience, et c'est ce que je me suis efforcé de faire à l'occasion de l'installation d'une vaste machine pneumatique que

(1) Ce fait théorique est, du reste, confirmé par l'expérience clinique. Il résulte d'un rapport fait au conseil de salubrité par le docteur Beaude, que, parmi les ouvriers cérusiers, les plus sujets à contracter la colique de plomb sont précisément ceux qui sont le plus exposés à respirer les *poussières plombiques.*

j'ai fait construire dans le but d'étudier l'action de certains extraits végétaux très altérables, et notamment des extraits vireux.

Voici en quelques mots les détails et les résultats de mes expériences.

J'ai peint à plusieurs reprises toute la partie intérieure de la caisse en bois faisant fonction de cloche pneumatique, tantôt avec du blanc de céruse broyé et délayé avec de l'huile fixe siccative, tantôt avec de la céruse broyée à l'huile fixe, mais délayée au moyen d'une forte proportion d'essence de térébenthine. Cela fait, j'ai introduit dans la caisse, après chaque opération, un appareil en verre, communiquant d'une part avec la pompe, et d'autre part avec l'air de la caisse pneumatique. Cet appareil était, comme on voit, construit de telle sorte qu'à chaque coup de piston, un litre de l'air supposé vicié allait se laver dans une petite quantité d'eau distillée, additionnée d'un peu d'acide azotique contenu dans le petit appareil en verre dont il vient d'être question.

Ayant fait un millier au moins d'aspirations à chaque expérience, j'ai pu réunir, sous un très petit volume, toutes les particules métalliques contenues dans un millier au moins de litres d'air vicié par l'enduit en question. Voici quels ont été les résultats : l'air altéré par la peinture à l'huile siccative offrait une forte odeur de rance. Mais je doute fort que ce mélange gazeux mérite réellement le nom d'air vicié, j'ai du moins pu le respirer assez longtemps, et à plusieurs reprises, sans en éprouver la moindre indisposition. L'eau de lavage ne contenait pas *la moindre trace de plomb.*

L'air vicié pendant la dessiccation de la peinture à l'huile de térébenthine offrait des caractères bien différents, et le nom d'air vicié lui convenait à juste titre; il avait une odeur térébenthinée insupporta-ble, et il suffisait d'en respirer quelques litres pour être immédiatement atteint d'un violent mal de tête, qui ne se dissipait souvent qu'après plusieurs heures. En un mot, *c'était un air véritablement asphyxiant.*

L'eau acidulée, saturée de ce mélange gazeux, comme il a été dit, a donné à l'analyse des *traces non équivoques d'un composé à base d'oxide de plomb;* mais la proportion du composé plombique existant dans ce fluide élastique était tellement faible, qu'il n'est nullement permis de rapporter ses effets toxi-ques à cette dernière substance. — La proportion de plomb contenue dans plus de mille litres d'air vicié ne s'élevait certainement pas à un milli-gramme (1).

Je pense donc que la remarque de M. Gendrin, relative à la différence d'action des peintures satur-

___

(1) J'ajouterai ici qu'ayant répété depuis lors plusieurs fois cette expérience, je n'ai jamais pu constater de nou-veau la moindre trace de plomb dans l'air térébenthiné en question : je me crois donc autorisé à conclure qu'il n'existe réellement pas d'*émanations gazeuses plombiques.*

nines préparées avec les huiles fixes et avec les huiles volatiles, *est très probablement fondée;* mais je suis très éloigné de croire que les peintures aux essences empruntent leur énergie aux particules métalliques qu'elles emportent avec elles en se répandant dans l'espace. Je pense, au contraire, avec beaucoup d'auteurs, et notamment avec MM. Adelon et Chevallier, « que les accidents qu'on observe » chez certains ouvriers sont dus à l'absorption » d'une certaine quantité d'essence, absorption qui » est nuisible à la santé, et qui, portée à un certain » degré, détermine l'asphyxie complète (1). »

(ADELON et CHEVALLIER , *Rapport au conseil de salubrité.*)

Telle est très certainement la manière d'agir des peintures elles-mêmes (2), que ces peintures soient ou non à base d'un composé plombique.

L'affection qui se développe alors qu'on en respire les vapeurs méphitiques, n'a rien de commun

(1) MM. Adelon et Chevalier ont cité, à l'appui de leur opinion, la mort du docteur Corsin, de la Villette, et les annales de la science possèdent un grand nombre d'exemples d'asphyxies causées par l'odeur de certaines fleurs qui doivent être rapportées à la même origine.

(2) L'air vicié par les deux genres de peintures renfermait une proportion d'acide carbonique plus grande que l'air atmosphérique ordinaire; fait que les belles expériences de M. de Saussure permettaient du reste de pré-

avec la véritable colique saturnine. De pareilles émanations peuvent, il est vrai, constituer une des causes efficientes de cette dernière maladie.

De ce qui précède on peut hardiment conclure que M. H. Royer-Collard a eu raison de professer que les effets physiologiques du plomb sont on ne peut plus mal connus; que l'on a confondu beaucoup de cas dans lesquels le plomb n'agissait pas seul, ou même n'était pas la cause du mal.

Tous les composés de plomb sont-ils également vénéneux, agissent-ils tous de la même manière sur l'économie animale?

Il résulte de mes recherches chimiques que toutes les préparations de plomb, et le plomb lui-même, mais ce dernier seulement avec le concours de l'air, en réagissant avec les chlorures alcalins que nos humeurs renferment, se transforment en tout ou en partie en chlorure de plomb, et en un nouveau composé alcalin (1).

Il résulte de plus de mes expériences que le chlo-

voir; mais la quantité en était dans les deux cas certainement trop faible pour qu'il pût être permis de rapporter à ce fluide élastique les propriétés vraiment délétères de l'air térébenthiné en question.

(1) La décomposition mutuelle qui a lieu entre la litharge et le sel marin est connue depuis longtemps; pour le prouver, il me suffira de rappeler ici que, pendant le blocus continental, MM. Chaptal et Bérard proposèrent de mettre cette réaction à profit pour obtenir de la soude artificielle.

rure de plomb une fois formé se combine avec l'excès de chlorure basique, et constitue un chlorure double tout aussi remarquable que celui formé, dans les mêmes circonstances, par le sublimé corrosif, en lequel résident les propriétés médicales et toxiques de tous les composés chimiques dont le plomb est la base.

Le chloro-plombate alcalin, dont il vient d'être question, jouit de plusieurs propriétés très importantes à signaler, au point de vue de l'action physiologique des préparations saturnines ; ainsi, il est plus soluble que le chlorure simple ; il demande un grand excès d'iodure de potassium pour être décomposé, et enfin il n'est *nullement précipité par l'eau albumineuse.* Bien plus, le précipité blanc que forme l'albumine dans les sels de plomb est *instantanément redissous par les dissolutions des chlorures alcalins* (1).

La propriété que possède le chloro-plombate alcalin, de ne pas être précipité par l'albumine, donne

____

(1) Depuis la lecture de ce mémoire, M. le professeur A. Cozzi, chargé d'analyser une certaine quantité de sang tiré de la veine d'un sujet atteint de colique saturnine, a recherché si ce liquide contenait des sels ou des oxides de plomb, et si ces substances se trouvaient combinées avec tous les principes immédiats du sang, ou seulement avec quelques uns d'entre eux.

Il a constaté la présence d'un sel ou d'un oxide de ce

la clef de la présence du plomb dans les liquides de l'économie animale, après l'ingestion d'une préparation plombique quelconque, comme cela a constamment lieu en ce cas, ainsi que M. Orfila, entre autres expérimentateurs habiles, l'a irrévocablement établi.

Une conséquence pratique découle de mes recherches : c'est que si mes expériences sont exactes, s'il est constant que tous les sels de plomb et le *sulfate lui-même* sont transformés, en tout ou en partie, en chlorure par les chlorures alcalins contenus dans les liquides de l'économie animale, la spécificité de l'acide sulfurique contre la colique saturnine est pour le moins très douteuse.

Mes expériences, entièrement conformes aux idées de MM. Chevallier, Rayer et autres, me portent à préconiser les préparations hydrosulfureuses comme constituant, dans ce cas, l'agent prophylactique par excellence.

Ces données une fois admises, il devient facile de répondre à la question de savoir s'il est vrai que toutes les préparations de plomb sont également vénéneuses. Non, sans doute, elles ne sont pas tou-

---

métal, et il a reconnu, de plus, qu'au lieu d'être uni à l'hématosine, au périglobule, à la fibrine, il était en combinaison avec l'albumine (*Gazette des hôpitaux*).

Le composé plombique auquel a eu affaire M. Cozzi était certainement le *chloro-plombate*, sur lequel j'ai attiré l'attention des chimistes et des médecins.

tes également vénéneuses ; elles le sont, au contraire , à des degrés très divers et tout-à-fait en rapport avec la proportion de chlorure double auquel
leur décomposition donne naissance ; ainsi, les composés solubles sont en général plus énergiques que
les composés insolubles.

Je ferai connaître plus tard une échelle indiquant
le degré relatif d'activité de chacun des composés
fournis par le plomb , comme je l'ai fait pour les
préparations mercurielles ; mais je me contenterai
de publier aujourd'hui que, contrairement à l'opinion de certains thérapeutistes , la céruse est certainement plus active que le minium.

Qu'il me soit permis de constater ici un fait chimique qui intéresse les médecins à un haut degré :
c'est que l'on considère à tort la céruse comme étant
insoluble dans l'eau ; elle est très sensiblement soluble dans ce véhicule ; il en est de même de la
litharge et du minium ; mais cette propriété n'est
pas inhérente à leur nature intime, ils la doivent à
la faible proportion de carbonate plombique qui les
accompagne toujours. De là l'explication du danger
qu'il y a à faire usage d'une eau qui a séjourné
dans un réservoir de plomb alternativement vide
et plein, c'est-à-dire pouvant être recouvert d'une
couche de carbonate plus ou moins considérable.

Ce qui précède va me permettre d'aborder avec
bonheur la question suivante :

On s'est efforcé, disent MM. Chomel et Blache, de

déterminer de quelle manière le plomb pénètre dans
l'économie pour produire la colique saturnine, et
quelles circonstances favorisent ou contrarient leur
action dans la production de cette maladie. C'est,
en effet, chose fort remarquable, continuent ces
auteurs, que, sur cent ouvriers placés dans des
conditions en apparence les mêmes, un ou deux
seulement soient pris d'une affection dont les autres
sont actuellement exempts, et dont ils ne seront pris
qu'à des intervalles de plusieurs mois ou de quelques années.

Eh bien ! une réponse des plus satisfaisantes découle de mes expériences : c'est que, toutes choses
étant égales d'ailleurs, les grands mangeurs de sel
marin doivent être plus sujets aux accidents causés
par l'ingestion des préparations saturnines, et partant qu'il convient de formuler ainsi qu'il suit les
règles hygiéniques auxquelles les personnes exposées à contracter la colique de plomb doivent s'astreindre :

1° Boissons hydrosulfureuses à l'intérieur ; 2° lotions fréquentes à l'extérieur, avec une préparation
également sulfureuse ; 3° éviter autant que possible
l'usage du sel de cuisine.

Tels sont les moyens prophylactiques que mes recherches chimiques m'autorisent à mettre en première ligne. Puisse l'observation clinique en constater l'efficacité !

Des faits et remarques qui précèdent découlent

deux conséquences majeures sur lesquelles je dois attirer toute l'attention impartiale des praticiens : la première, c'est que, comme il ne se dégage aucune particule de plomb pendant la dessiccation des peintures plombiques, ces peintures ne sauraient produire la mort aux mêmes titres que les préparations saturnines ; et la seconde, c'est que, comme l'effet physiologique auquel donnent lieu les composés plombiques est toujours dû à un même composé chimique, le chlorure, il en résulte que l'ingestion, dans l'économie, d'une préparation de plomb quelconque, doit se traduire par des symptômes identiquement semblables, à l'intensité près : or, c'est précisément ce qui arrive.

Comment se peut-il donc que des praticiens d'un haut mérite continuent de penser et d'écrire que le séjour dans un appartement nouvellement peint, avec de la céruse ou de la litharge broyées avec des essences, puissent donner lieu à tous les accidents morbides qui caractérisent l'intoxication saturnine ? Il est pourtant une objection bien grave à opposer à cette manière de voir : c'est que, dans le grand nombre de cas de mort produite par les émanations gazeuses *asphyxiantes*, provenant des peintures aux essences, il y en a eu un certain nombre qui ont été déterminés par des enduits qui ne contenaient aucune particule de plomb !...

Comment se peut-il également que quelques praticiens doutent encore que la colique saturnine puisse être produite par l'ingestion des préparations de plomb, à doses thérapeutiques, malgré les exemples publiés par MM. Chomel, Tanquerel, Carrière, etc. ?

Mais quittons l'illusoire des hypothèses pour mettre au jour des faits positifs.

Lorsqu'un composé plombique insoluble pénètre dans l'économie animale, il est transformé en chlorure à la faveur des chlorures alcalins seuls, ou avec le concours de l'acide chlorhydrique, et aussi, pour le plomb métallique, de l'oxigène; mais le chlorure plombique n'est pas plus tôt formé qu'il contracte, avec l'excès de chlorure alcalin réagissant, une combinaison bien plus soluble que le chlorure simple : or, comme je l'ai déjà dit, c'est à ce chloroplombate alcalin que l'action dynamique du plomb doit être rapportée; mais comme la réaction chimique en laquelle réside la cause de l'absorption du plomb est lente à s'effectuer, il en résulte que l'effet toxique des préparations de plomb insolubles est moins prompt à se manifester que celui des préparations mercurielles correspondantes pour la composition et l'insolubilité (1).

(1) M. Orfila a lu à l'Académie royale de médecine, dans le courant de l'année 1839, un mémoire ayant pour objet de faire connaître la manière dont les sels de plomb se comportent lorsqu'ils sont introduits dans l'estomac. Il résulte de ce travail que l'acétate et l'azotate de plomb,

Quant aux préparations solubles, elles commencent, en général, par contracter avec les éléments albumineux des tissus vivants une combinaison insoluble, car elles font presque toutes partie des coagulants : aussi les a-t-on de tout temps comprises dans la classe des astringents. Ainsi donc, la plupart des composés plombiques solubles ne sont pas immédiatement absorbables ; néanmoins leur absorption a plutôt lieu que ceux des composés insolubles, attendu que le coagulum qu'ils produisent d'abord est peu à peu dissous par les chlorures et emporté par eux dans le torrent de la circulation.

Au total, l'absorption des préparations saturnines est peu active à cause du peu de solubilité du chlorure plombique ; ces préparations se rapprochent en cela, jusqu'à un certain point, des préparations salines à base de protoxide de mercure et à

donnés aux chiens, laissent dans l'estomac des *traînées de points blancs*, ou d'une substance blanche, plus ou moins adhérente à la surface de l'estomac : or, ces points blancs ne sont, selon moi, que du chlorure et du carbonate plombiques, lesquels disparaissent peu à peu à la faveur des chlorures alcalins qui les changent en chloroplombates alcalins solubles. Les sels de plomb ne sont, du reste, pas les seuls composés salins qui puissent donner lieu à des *traînées de points blancs ;* les protosels de mercure solubles agiraient de même, et les sels d'argent aussi : seulement, la nuance produite par ces derniers ne serait pas stable.

base de protoxide d'argent : aussi peuvent-elles, comme ces dernières, donner lieu à des *accumulations* de matière active dans l'économie, accumulations dont les effets fâcheux peuvent quelquefois ne se manifester que plusieurs jours après l'ingestion du composé qui leur a donné naissance ; ainsi, par exemple, dans le cas de colique saturnine cité par M. Carrière (*Bull. de thérap.*, février 1843), ce n'est que huit jours après avoir discontinué l'usage de l'acétate de plomb que les accidents apparurent. J'ai été moi-même témoin d'un cas de colique de plomb survenue longtemps après la cessation de la cause qui lui avait donné naissance, et qui n'était autre qu'une introduction immodérée d'acétate de plomb dans l'urètre et très probablement aussi dans la vessie.

Qu'il me soit maintenant permis de reproduire ici une application pratique que j'ai faite dans ces derniers temps de mes théories à des faits cliniques observés par M. le docteur Legroux.

M. Legroux a observé (*Journ. des Conn. méd.-chir.*, septembre 1843) que, lorsqu'un cérusier, atteint de colique de plomb, entre dans l'hôpital pour y être traité de la colique saturnine, et qu'on lui fait prendre immédiatement un bain sulfureux et savonneux, les sels de plomb peuvent rester longtemps sur la peau, malgré la décomposition qu'ils subissent, ou bien, dit-il, tout le plomb ne s'associe pas à l'acide sulf-hydrique des premiers bains, ou bien le composé qu'il forme avec lui est décomposé par le savon ; car, en sortant d'un bain savonneux, la peau, antérieurement noircie par le sulfure de plomb, paraît complétement nettoyée, bien qu'elle puisse ensuite (quelques jours après) noircir dans un bain sulfureux, et cela à plusieurs reprises.

En se livrant aux réflexions qu'on vient de lire, M. Legroux ne se rappelait sans doute pas le mémoire que j'ai lu à la fin de 1842 à l'Académie de médecine ; sans quoi, nul doute que cet habile praticien, éloignant de lui les vagues suppositions que je viens de rapporter, n'eût tenu le langage suivant : Dans la colique de plomb, du plomb existe dans les humeurs de celui qui en est atteint ; il y existe en combinaison avec les chlorures alcalins. Or, la sueur contient des chlorures alcalins ; donc la sueur du sujet sur lequel j'expérimente doit contenir du plomb, et par suite on peut, après quelques jours d'immersion, retrouver de nouveau du plomb à la périphérie du corps, ainsi que je viens de le constater.

(*Journ. des Conn. médic. prat.* Janvier 1844.)

Au moment même où je publiais l'explication de la présence du plomb dans la sécrétion de la transpiration des malades atteints de la colique saturnine, M. le docteur Chatain constatait le même fait de son côté, et établissait, de plus, que ce métal existe aussi dans leurs humeurs alvines, ainsi que ma théorie annonce que cela doit être.

Quels sont les principes qui doivent servir de guide aux praticiens dans l'emploi thérapeutique des préparations de plomb?

Ces principes doivent être totalement différents suivant que ces préparations sont destinées à l'usage interne ou à l'usage externe, ou, pour parler avec plus de précision, suivant que le médecin tient à ce qu'elles soient immédiatement absorbées, afin que l'effet général ou dynamique du plomb soit produit, ou bien qu'elles ne le soient que peu ou point, afin de n'avoir affaire qu'à une action locale, mécanico-chimique.

Toutefois il ne serait peut-être pas hors de propos de poser préalablement la question de savoir si le médecin a réellement intérêt à intoxiquer l'économie humaine à l'aide des préparations de plomb, comme il le fait avec les composés de mercure et d'or dans la syphilis, et avec ceux d'argent dans l'épilepsie.

Mais c'est une question qu'il ne m'est pas permis d'aborder ici.....

Formules rationnelles.

Pilules chloro-plombiques.

PR. Acétate neutre de plomb,   1 gram.
      Chlorure de sodium,   4
      Racine de guimauve pulvérisée,   5
      Sirop de gomme,   q. s.
Pour 100 pilules.

Ces pilules contiennent chacune 1 centigramme d'acétate plombique et 4 centigrammes de sel marin, ou, pour mieux dire, elles renferment chacune une quantité de chloro-plombate alcalin correspondant à 1 centigramme d'acétate de plomb.

Pommade chloro-plombique.

Pr. Acétate neutre de plomb ,   1 gram.
     Chlorure de sodium ,   4
     Axonge ,   30
Mêlez.

C'est à ces deux formules ou à des formules analogues que les médecins doivent s'adresser quand ils désirent introduire le plomb dans l'économie animale, ou, en d'autres termes, quand ils désirent obtenir l'effet général ou dynamique des préparations saturnines ; tandis que, lorsqu'ils ont en vue d'obtenir seulement une action locale, c'est toujours au sous-acétate de plomb qu'ils doivent avoir recours, mes expériences m'ayant appris que l'extrait de saturne est moins apte à être transformé en chloro-plombate alcalin soluble, et partant, absorbable, et qu'en outre, il est incomparablement plus *coagulant* ou astringent, ce qui constitue à ce composé deux propriétés dignes d'être signalées aux thérapeutistes, puisque leur connaissance nous apprend que, tout étant égal d'ailleurs, l'usage médical de l'acétate neutre de plomb expose bien plus les malades à contracter la colique saturnine que l'acétate basique.

Traitement de l'empoisonnement par les sels de plomb.

Le meilleur de tous les contre-poisons des sels plombiques est le protosulfure de fer hydraté, que j'ai le premier proposé pour cet usage, attendu qu'il transforme immédiatement tous les sels de plomb en sulfure plombique, composé insoluble et inactif. J'ajouterai que, dans un cas d'empoisonnement par les sels de plomb, j'ai eu occasion de constater pratiquement la valeur de mon antidote : aussi je n'hésite pas à le placer au-dessus des sulfates de soude et de magnésie indiqués par M. Orfila pour arriver au même résultat, et cela surtout parce que mes recherches m'ont appris que le sulfate de plomb n'est pas aussi inoffensif qu'on le suppose, puisqu'il peut être partiellement décomposé par les chlorures alcalins que nos humeurs renferment. Je ne prétends pas dire pour cela que les sulfates alcalins doivent être toujours proscrits ; car, au contraire, je suis le premier à reconnaître qu'en l'absence du sulfure de fer, il faudra se hâter de recourir à eux. Et comment pourrais-je arriver à une autre conclusion, puisque, si je suis intimement convaincu que le sulfate plombique est apte à produire l'empoisonnement saturnin lent (colique saturnine), je suis tout aussi bien persuadé que ce composé est inhabile à donner lieu à un empoisonnement aigu, qui est le seul accident que l'on ait à redouter en cette circonstance.

Étain.

Et ses composés.

L'étain est-il vénéneux ?

Non, dit M. Orfila, l'étain n'est point vénéneux, comme on peut s'en convaincre en consultant les mémoires publiés par Bayen et Charlard, et par Proust. Non, sans doute, dirai-je à mon tour, l'étain n'est point vénéneux en sa qualité de corps simple, aucun métal n'ayant d'action à l'état métallique ; mais comme des observations nombreuses, et notamment celles de M. Orfila, établissent que le chlorure d'étain constitue un poison assez énergique, il en résulte que l'étain ingéré dans l'économie animale, *et y séjournant*, peut, pour cette raison, être rangé dans la classe des métaux toxiques, aux mêmes titres que l'arsenic, le plomb et le mercure, par exemple ; et comment pourrait-il en être autrement ? l'étain n'est-il pas tout aussi avide de combinaisons que les trois métaux précités ?

L'intoxication par l'étain métallique est donc non seulement possible, mais elle est même indubitable, pourvu que ce métal puisse réagir un temps suffisamment prolongé avec l'air et les composés chlorurés contenus dans le fluide gastrique. Ce n'est ici qu'une question de temps. Ce dernier point nous explique comment il se fait que ce métal, administré comme anthelmintique, n'a jamais produit aucun accident fâcheux ; c'est qu'en cette circonstance il ne séjourne pas assez longtemps dans l'économie ; le plus souvent, au contraire, il en est promptement chassé à l'aide d'un purgatif ; mais si, par une cause quelconque, par le fait d'un *volvulus*, par exemple, ce métal était longtemps retenu dans les voies digestives, nul doute qu'alors la proportion de chlorure produit ne fût bientôt assez marquée pour donner lieu à tous les accidents morbides qui résultent de l'ingestion de ce dernier composé stannique.

M. Orfila ne pense pas, comme je l'ai déjà dit, que l'étain puisse donner lieu à un empoisonnement dans les circonstances qui précèdent ; il va même plus loin, puisqu'il croit que, « si l'étain qui sert à » fabriquer les ustensiles de cuisine a quelquefois » occasionné des accidents, cela tenait probable- » ment à une certaine quantité de plomb, avec le- » quel il est presque toujours allié. On conçoit, en » effet, dit-il, que, dans ce cas, les boissons acides, » les aliments gras et salés qui avaient séjourné » dans de pareils vases aient attaqué le plomb. »

(*Toxicologie*, t. II, p. 1.)

Malgré la haute estime que je professe pour le savant toxicologiste dont je viens de rapporter les paroles, je ne saurais partager sa manière de voir sur l'innocuité de l'étain, et voici surtout sur quels motifs je me fonde :

Pourquoi l'étain, rendu soluble par les boissons acides, les aliments gras et salés, ne pourrait-il pas expliquer les accidents que M. Orfila croit devoir rapporter au plomb, puisque cet habile observateur a constaté lui-même que quelques centigrammes de chlorure d'étain injectés dans la veine jugulaire d'un chien suffisent pour déterminer des accidents promptement mortels? Or je ne connais aucun composé plombique capable d'agir sur l'économie animale avec plus d'énergie.

Traitement de l'empoisonnement par le protochlorure d'étain.

Deux substances peuvent être employées presque avec un égal succès comme contre-poison des sels d'étain : l'une est le lait, proposé par M. Orfila; l'autre, indiquée par moi, est le protosulfure de fer hydraté. Le lait offre l'avantage de se trouver en quelque sorte partout; mais il a l'inconvénient de ne pas précipiter le chlorure stanneux d'une manière aussi absolue que l'hydrate de sulfure ferreux.

Ce dernier antidote a de plus l'avantage d'agir très efficacement sur d'autres poisons minéraux qui pourraient exister, à l'état de mélange, avec le chlorure d'étain, ou qui auraient pu être confondus avec lui : sels de plomb, de mercure, d'argent, acide arsénieux, etc., composés sur lesquels le lait n'a, comme on sait, que peu ou point d'action décomposante, et, partant, d'effet thérapeutique.

Bismuth

Et ses composés.

Bien que le bismuth soit moins avide de combinaisons que les métaux précédents, il est néanmoins transformé, comme eux, en composés absorbables par les agents de dissolution que nos humeurs renferment, et dès lors son action sur l'économie est incontestable.

Sous-nitrate de bismuth

(*Magistère de bismuth ou blanc de fard*).

Le sous-nitrate bismuthique est fort peu soluble dans l'eau, mais il est très aisément dissous par les liqueurs acidules : aussi son ingestion dans l'estomac est-elle bientôt suivie d'un effet dynamique réel.

Toutefois l'absorption de cet agent médicamenteux ne s'effectue pas avec la même promptitude que celle de certains autres composés métalliques analogues, et voici pourquoi : une fois que ce sous-sel bismuthique a éprouvé l'action décomposante des acides du suc gastrique, et que, en sa qualité de corps dissous, il tend à éprouver le phénomène de l'absorption, il rencontre sur sa route des humeurs alcalines qui le transforment de nouveau en un sous-sel insoluble et par suite inabsorbable. Or, ce sous-sel bismuthique étant très difficilement redissous par un excès de base alca line, il en résulte que, lors de l'ingestion d'un sel de bismuth dans l'estomac d'un animal, on ne peut pas constater dans l'urine la présence de ce métal aussi promptement que l'on y démontre celle du zinc, de l'étain, de l'antimoine, métaux dont les oxides sont plus solubles dans les liqueurs alcalines que ne l'est celui de bismuth; ainsi que celle du plomb, de l'argent, et surtout celle du mercure et de l'or, métaux susceptibles de donner naissance à des chlorures doubles solubles et indécomposables par aucun des éléments du fluide sanguin.

Voilà l'appréciation de l'action immédiate ou prochaine du sous-nitrate de bismuth, telle qu'elle découle de mes recherches.

Voici maintenant quelques faits pratiques empruntés à la clinique de MM. Trousseau et Pidoux, à l'appui de ma manière de voir.

« Quand on cherche à se rendre compte, disent MM. Trousseau et Pidoux, du mode d'action thérapeutique du sous-nitrate de bismuth, on est vraiment embarrassé; on ne saisit, en effet, aucun effet intermédiaire entre l'emploi du médicament et son résultat curatif. Malgré l'attention que nous y avons mise, nous n'avons pu apercevoir la moindre influence sur les fonctions générales. Quand un individu en bonne santé prend du sous-nitrate de bismuth, le seul phénomène que l'on remarque, c'est la *constipation;* mais les fonctions nerveuses, la chaleur animale, les mouvements du cœur, les sécrétions urinaire et cutanée ne sont pas influencées d'une manière appréciable.

» Ensuite, quand on étudie les effets thérapeutiques de ce sel dans les maladies externes, et ceux qu'il produit dans les affections internes, on est tenté de ranger le sous-nitrate de bismuth parmi les substances légèrement *astringentes;* mais en même temps on ne peut lui refuser des propriétés sédatives, qui nous ont déterminés à le placer dans la classe où nous l'avons rangé.

» Avant de terminer ce qui est relatif à l'action thérapeutique du sous-nitrate de bismuth, nous devons prévenir les praticiens que les garde-robes, pendant l'administration de ce sel, et encore quelques jours après, ont une teinte gris-noirâtre très prononcée, et qui inquiète souvent les familles et le médecin. »

Veut-on maintenant savoir pourquoi l'on ne peut saisir aucune influence appréciable sur les fonctions générales, lors de l'administration du magistère de bismuth ?

C'est que ce composé, comme il a été déjà dit,

ne pénètre qu'en très minime proportion dans la grande circulation, c'est-à-dire là où l'action générale ou dynamique des médicaments est produite.

Veut-on également connaître pourquoi la constipation succède toujours à l'ingestion quotidienne du sous-nitrate bismuthique? C'est parce que tout agent médical susceptible de donner naissance à un composé insoluble non irritant, la muqueuse intestinale, détermine la constipation, ainsi que le démontre l'observation des faits : c'est de cette manière qu'agissent les alumineux, les ferrugineux, le sous-phosphate calcaire, etc.

Veut-on enfin avoir l'explication de la coloration anormale des fèces produite par l'ingestion du blanc de fard ?

C'est que ce composé n'étant que très incomplétement absorbé, une partie de celui qui passe dans les garde-robes est excrété à l'état de sulfure de bismuth, composé produit à la faveur des gaz sulfurés contenus dans la partie inférieure du canal alimentaire. Ce qu'on vient de lire prouve que le sous-nitrate de bismuth, de même que la plupart des substances médicamenteuses non immédiatement absorbables, ne pénètre pas en entier dans nos humeurs internes, mais que toujours une proportion notable en est excrétée au-dehors, soit que cette partie ait échappé à l'action dissolvante du fluide gastrique, soit que, après avoir franchi le pylore, elle soit redevenue insoluble par une décomposition subséquente.

De la connaissance de ces faits découle une conséquence pratique, qu'il importe de signaler à l'attention des thérapeutistes : c'est que l'administration du sous - nitrate bismuthique ne doit pas être également fructueuse pour tous les malades : aussi MM. Trousseau et Pidoux ont-ils noté que le sous-nitrate de bismuth convient aux personnes dont les digestions sont habituellement laborieuses et s'accompagnent souvent d'éructations nidoreuses, et de tendance à la diarrhée ; mais que, quand les éructations sont *acides*, le médicament échoue presque toujours.

Traitement de l'empoisonnement par les sels de bismuth.

On ne connaissait jusqu'ici aucun antidote des sels de bismuth ; mais mon contre-poison, l'hydrate de protosulfure de fer, atteint parfaitement ce but. C'est donc au sulfure ferreux hydraté que les praticiens devraient s'adresser, s'ils avaient à combattre les effets délétères des composés bismuthiques.

Cuivre

Et ses composés.

Le cuivre est-il vénéneux ?

Le cuivre est ou n'est pas vénéneux, suivant les

circonstances : quand il ne séjourne dans l'économie animale qu'un temps très circonscrit, l'observation clinique démontre que son ingestion ne donne jamais lieu à de fâcheux résultats. Mais nul doute que si, étant d'ailleurs divisé, il y séjournait un temps suffisamment prolongé, il ne pût devenir apte à produire tous les symptômes de l'empoisonnement par les sels de cuivre. Le fait suivant prouve jusqu'à l'évidence la vérité de mon assertion (1) :

Observation. Des étudiants en médecine s'étaient imaginé de traiter une hydropisie ascite avec de la limaille de cuivre incorporée dans de la mie de pain. Ils en administrèrent d'abord 3 centigrammes, qui ne firent point d'effet sensible ; ils augmentèrent la dose par degrés, et allèrent jusqu'à 20 centigrammes par jour. Les urines devinrent très abondantes, l'enflure était sensiblement diminuée, et tout annonçait une convalescence prochaine, lorsque le malade se plaignit de ténesmes ; des vomissements survinrent ; il éprouva des coliques atroces ; son pouls était petit, concentré, lorsque je fus appelé ; je lui fis boire beaucoup de lait ; je prescrivis la saignée, et le maintins plusieurs heures dans un bain à diverses reprises. Les symptômes se calmèrent ; et par le moyen du lait d'ânesse, qui fut pris pendant longtemps, le malade recouvra sa santé et son embonpoint.

(1) Observation sur les effets des vapeurs méphitiques chez l'homme ; par Portal, 6ᵉ édit., p. 437.

M. Orfila ne pense pas que ce fait soit suffisant pour détruire ce qu'il a précédemment établi relativement à l'innocuité du cuivre métallique ; il considère comme probable que la limaille de cuivre, enveloppée dans la mie de pain, avait été préparée quelque temps avant son administration et s'était oxidée.

En professant une semblable opinion, M. Orfila se trouve en contradiction avec lui-même, car il a précédemment admis que « le mercure métallique » agit évidemment comme poison, toutes les fois » qu'il séjourne assez longtemps dans le canal diges- » tif, pour s'y oxider et pour se transformer en bi- » chlorure de mercure. »

> (*Traité de toxicologie*, t. I, p. 600. *Voyez*
> aussi p. 605.)

Or le cuivre étant plus électro-positif que le mercure, il s'ensuit nécessairement qu'à circonstances égales, le cuivre doit être plus promptement attaqué que lui ; et que M. Orfila doit admettre pour l'un ce qu'il admet pour l'autre, d'autant plus que dans des expériences sur le bouillon de bœuf préparé dans des vases de cuivre décapé, avec 2500 grammes d'eau et 130 grammes de sel commun, il a pu constater que le bouillon et même la viande contenaient une notable proportion de cuivre.

Quant à moi, je crois pouvoir conclure des faits et remarques qui précèdent, que, contrairement à l'opinion de ce savant toxicologiste, le cuivre mé-

tallique, simplement divisé, mais non oxidé, introduit dans la cavité stomale de l'homme, peut donner
lieu à des accidents graves et même mortels, aux
mêmes titres que l'étain, le plomb et le mercure,
c'est-à-dire après avoir subi, pendant un temps
suffisamment prolongé, l'influence multiple de l'air,
des acides et des chlorures alcalins contenus dans
le suc gastrique.

Oxides et carbonates de cuivre.

Bien que les oxides de cuivre libres ou carbonatés
soient insolubles dans l'eau, ils n'en constituent pas
moins des composés très délétères, à cause de la facilité avec laquelle les agents chimiques contenus
dans les liquides des premières voies en opèrent la
dissolution.

COUP D'ŒIL GÉNÉRAL SUR L'ABSORPTION DES SELS DE CUIVRE.

L'absorption des sels de cuivre mérite une attention toute spéciale de la part des praticiens, ainsi
que je vais le démontrer.

Il résulte en effet de mes recherches que les sels
de cuivre sont loin d'être aussi promptement absorbables les uns que les autres. La différence qu'ils
présentent est même assez marquée pour qu'ils puis-

sent être, à ce sujet, divisés en deux grandes séries.

Première série. — Sels de cuivre immédiatement absorbables.

Ce groupe comprend tous les sels de cuivre à acides organiques ; exemple : acétate de cuivre.

Deuxième série. — Sels de cuivre non immédiatement absorbables.

Ce groupe contient tous les sels cuivriques à acides inorganiques ; exemple : sulfate de cuivre.

Pour se convaincre de la vérité du fait que j'avance, il suffit, pour cela, de faire dissoudre, d'une part, 10 grammes d'acétate neutre de cuivre dans 150 grammes d'eau distillée, et, d'autre part, 10 grammes de sulfate cuivrique dans également 150 grammes d'eau pure ; puis de placer dans deux verres à expérience la même dose de blanc d'œuf battu et filtré, soit par exemple 1 gramme, et puis enfin d'ajouter dans les deux verres à expérience, dans l'un, de l'acétate, et dans l'autre, du sulfate cuivriques en proportion suffisante pour en opérer la coagulation, puis la redissolution du coagulum : l'expérience démontre qu'il faut plus de vingt fois plus de sulfate que d'acétate pour arriver au même résultat. Or il est incontestable que les phénomènes que je viens de rapporter ont lieu également dans l'économie animale quand des sels de cuivre y sont introduits. De là résulte qu'à poids égaux et dans un temps donné, l'ingestion des sels de cuivre à acides organiques est incomparablement plus à redouter que celle des mêmes composés salins à acides inorganiques.

Et que l'on ne pense pas que les choses se passent dans l'organisme autrement que je viens de le rapporter : ici comme toujours les faits pratiques parlent, au contraire, hautement en faveur de mes théories.

Je ferai observer tout d'abord qu'aucun physiologiste, qu'aucun toxicologiste n'a jamais douté que l'acétate de cuivre ne soit absorbé, ainsi que ma théorie indique que cela doit être ; mais qu'il n'en a pas été de même du sulfate, ce que ma théorie fait également pressentir.

C'est ainsi, par exemple, que M. Campbell conclut d'une expérience rapportée dans l'ouvrage de M. Orfila, que le sulfate de cuivre agit en altérant la texture des parties sur lesquelles il est appliqué, et que M. Smith, à son tour, s'exprime en ces termes en parlant de ce poison : « Appliqué à l'extérieur à des doses beaucoup plus fortes que celles qu'on est dans le cas d'employer, le sulfate de cuivre borne son action à la partie qu'il cautérise. Il paraît que la force astringente dont il est doué s'oppose à son absorption. »

Comme on le voit, ces deux auteurs s'accordent à regarder le sulfate cuivrique comme un poison irritant qui borne son action aux parties qu'il touche.

Mais empressons-nous de faire remarquer que ces deux physiologistes ont été trop loin dans leurs conclusions, et que s'il est parfaitement vrai que le sulfate de cuivre est contrarié dans ses effets généraux par son action coagulante, il n'est pas moins certain que ce phénomène retarde, mais n'empêche pas que l'absorption ne s'effectue : aussi M. Orfila a-t-il été porté, avec juste raison, à conclure de ses recherches *que le sulfate de cuivre est absorbé*. Mais ce qui prouve que la première action de ce sel est d'abord locale ou coagulante, contrairement à celle de l'acétate, dont l'action est presque immédiatement dynamique, c'est que cet habile toxicologiste a conclu, en outre, *qu'il porte son action d'abord sur la membrane muqueuse de l'estomac, puis sur celle du gros intestin.*

RÉSUMÉ.

La première action des sels de cuivre est primitivement locale ; elle consiste en une combinaison de ces sels avec les éléments protéiques des tissus vivants ; mais, tandis que le coagulum produit par les composés à acides organiques est immédiatement redissous par un petit excès de ces sels, le coagulum auquel donnent lieu les sels cuivriques à acides inorganiques n'est rendu soluble qu'à la faveur d'une énorme proportion du sel réagissant. D'où il est naturellement permis d'inférer que les sels de cuivre administrés à petites doses, surtout ceux à acides inorganiques, doivent agir à la ma-

nière des coagulants ou astringents les plus énergiques; tandis que ces mêmes composés administrés à hautes doses, surtout ceux à acides organiques, doivent traduire leurs effets thérapeutiques par
une action fluidifiante ou désobstruante des plus
marquées.

La première de mes propositions figure depuis
longtemps au rang des axiomes thérapeutiques les
mieux établis. Quant à la seconde, elle n'a pas cours
dans la science; mais pour en faire sentir la valeur,
il me suffira de rappeler ici que l'ingestion quotidienne du cuivre, chez les ouvriers qui manient
habituellement ce métal, donne constamment lieu
à une espèce de colique qui diffère, surtout, de la
colique saturnine, parce qu'elle est toujours accompagnée d'une diarrhée plus ou moins violente, ainsi
que ma théorie indique que cela doit être.

Formules rationnelles.

Les sels de cuivre employés à dose fluidifiante,
c'est-à-dire à haute dose, constituent des agents
modificateurs redoutables dont les médecins ont eu
rarement à se louer; c'est pourquoi je m'abstiendrai
de donner ici aucune formule ayant pour but de
donner lieu aux effets généraux ou dynamiques des
composés à base d'oxide cuprique; mais, en revanche, je m'étendrai assez longuement sur le mode

d'emploi du sulfate de cuivre, administré à dose coagulante, c'est-à-dire à faible dose.

Collyre astringent.

PR. Sulfate de cuivre,   5 à 10 centigram.
    Eau distillée,   150 gram.
Mêlez.

Ce collyre convient dans toutes les circonstances où les astringents sont indiqués, et notamment le sulfate de zinc.

La dose du sulfate cuivrique peut certainement être doublée sans que l'on ait à craindre encore l'action fluidifiante de ce précieux agent modificateur ; mais alors la coagulation ou l'astriction s'effectue un peu plus avant dans les tissus, ce qui doit être rarement avantageux. Cette remarque n'avait pas échappé à Scarpa : je tiens de mon ami le docteur Maroncelli que ce célèbre praticien recommandait sans cesse de n'employer les astringents, en collyres, qu'à de très faibles doses, et notamment le sulfate cuivrique : c'était ordinairement à la dose de 5 centigrammes pour 125 grammes de véhicule qu'il le prescrivait.

Injection astringente.

PR. Sulfate de cuivre, de 15 à 30 centigram.
    Eau distillée,   150 gram.
Mêlez.

Cette injection peut être employée avec avantage dans le traitement de la blennorrhagie et de la leucorrhée chroniques, à la dose de trois ou quatre injections par jour ; une seule injection à chaque fois.

Pâte caustique.

(Payan.)

Pr. Sulfate de cuivre pulvérisé,   q. v.
Jaune d'œuf,   q. s.
Pour faire une pâte molle.

Suivant M. Payan, qui préconise beaucoup cette pâte, l'effet de ce caustique est le suivant : convenablement étendue et appliquée, une vive excitation se produit bientôt sur la partie ; on en voit tout le pourtour se fluxionner un peu et rougir ; la partie qui est en contact avec la pâte cautérisante devient le siége d'une douleur assez vive, qui cesse au bout de trois ou quatre heures : c'est qu'alors l'effet caustique est produit. La partie touchée est devenue grisâtre et escarrifiée : seulement, l'escarre n'est point profonde comme elle l'est avec la plupart des caustiques ; lorsqu'elle s'est desséchée, il n'en résulte jamais de ces cicatrices vicieuses que l'on remarque souvent après les autres cautérisations ; la trace du caustique est imperceptible. Cette précieuse propriété doit faire attacher un grand prix à ce caustique.

M. Payan a traité et guéri une pustule maligne à la figure avec cette pâte, *sans cicatrice.*

Le sulfate cuivrique, allié à l'albumine du jaune d'œuf, est encore apte à manifester son action coagulante ou astringente ; mais il ne saurait produire son action fluidifiante : aussi me crois-je autorisé à engager les chirurgiens à soumettre au creuset de l'expérience clinique les données du praticien distingué de Marseille : la théorie est tout en sa faveur.

Traitement de l'empoisonnement par les sels de cuivre.

De tous les contre-poisons indiqués jusqu'à ce jour pour annuler les effets délétères de sels cuivriques : sucre, albumine, fer métallique divisé, etc., aucun n'agit aussi efficacement que celui que j'ai proposé à cet effet, savoir : le protosulfure de fer hydraté, composé qui a, en outre, l'avantage inappréciable d'exercer une action décomposante analogue sur plusieurs autres poisons avec lesquels les sels de cuivre peuvent être confondus dans la pratique médicale : tels sont les sels d'étain, de bismuth, de plomb, de mercure, d'argent, d'or, l'acide arsénieux, etc.

Mercure.

Le mercure étant, à la fois, et l'un des métaux dont les combinaisons chimiques offrent le plus d'intérêt, et l'un des métaux auxquels la thérapeutique a le plus souvent recours, et avec le plus de succès, a dû, par cela même, être l'objet d'une étude toute spéciale de la part des chimistes et des médecins. Et pourtant aucun métal peut-être ne laissait autant à faire que le mercure au moment où j'en fis le sujet d'un mémoire *ex professo*, mémoire auquel le lecteur est prié de vouloir bien se reporter pour tout ce que j'ai à dire sur les mercuriaux, les préparations pharmaceutiques rationnelles exceptées, desquelles je vais m'occuper en ce moment.

Avant d'entrer en matière, qu'il me soit permis de rappeler ici qu'il résulte des recherches chimico-thérapeutiques auxquelles je viens de faire allusion :

1° Que toutes les préparations mercurielles employées en médecine produisent, durant leur ingestion dans l'économie animale, une certaine quantité de sublimé corrosif en lequel résident leurs propriétés thérapeutiques et toxiques ;

2° Que cette action chimique remarquable est due à la présence des chlorures alcalins que nos humeurs renferment ;

3° Que la proportion de bichlorure de mercure formé est en rapport avec la quantité de chlorures alcalins existants dans nos organes, d'une part, et plus en rapport encore avec la nature chimique du composé mercuriel ingéré ; l'expérience m'ayant appris que les deutosels sont transformés immédiatement en sublimé corrosif, tandis que les protosels commencent par passer à l'état de protochlorure, et que ce n'est que par une réaction secondaire qu'une certaine quantité de deutochlorure est produite ;

4° Enfin, que le sublimé corrosif contracte avec les chlorures alcalins et les éléments albumineux du sang une combinaison chimique remarquable, susceptible de parcourir tout le cercle circulatoire sans éprouver aucune altération appréciable.

De ce qui précède, n'est-il pas permis de conclure que toute préparation hydrargyrique, destinée à agir sur tout l'organisme, doit, pour constituer une préparation vraiment rationnelle, avoir pour base le sublimé corrosif ?

Telle n'est cependant pas l'opinion générale des thérapeutistes, et cela, sans doute, parce que la plupart pensent encore que le bichlorure de mercure constitue un composé éminemment altérable dans sa constitution intime ; c'est qu'ils croient encore que l'albumine transforme le bichlorure de mercure en protochlorure, et qu'il en est de même d'un très grand nombre de substances organiques extractives et autres ; erreur grave qu'il convient de se hâter de réfuter, rien n'étant moins exact que de supposer que les matières albuminoïdes ramènent le sublimé corrosif à l'état de mercure doux.... Dans cette circonstance, le chlorure mercurique entre en combinaison avec la matière animale, sans éprouver le moindre changement moléculaire, ainsi que les expériences de MM. Chantourelle, Lassaigne, Selmi et les miennes propres, l'ont irrévocablement démontré.

Quant à l'action décomposante des matières organiques en général, extractives et autres, sur le sublimé corrosif, cette action est le plus ordinairement nulle, ou du moins insignifiante; il résulte, en effet, de mes recherches que les pilules de Dupuytren, que des pilules contenant la même dose de chlorure mercurique, et ayant pour excipient, soit le sucre pur, soit la gomme, soit l'amidon, soit l'albumine, soit enfin l'extrait de ménianthe, peuvent se conserver *au moins un mois* sans éprouver aucune décomposition chimique appréciable à l'analyse. Ces résultats permettent de concevoir comment M. Soubeiran a pu être conduit à professer, avec juste raison, dès l'année 1840, contrairement aux idées reçues alors :

« Qu'il y a avantage à allier le sublimé corrosif, dans son emploi thérapeutique, avec certaines matières organiques : l'action est plus douce et en même temps plus sûre. On conçoit parfaitement comment le bichlorure de mercure, mitigé par sa combinaison avec la matière animale, et rendu soluble, sans causticité dans les liqueurs albumineuses, offre plus de chances dans l'absorption, sans présenter les mêmes dangers. Ainsi le lait, les émulsions d'amandes, le lait de poule, le blanc d'œuf ou la farine, par la matière caséeuse qui s'y trouve, réalisent cette édulcoration du sublimé. »

Mais elles ne nous permettent pas d'expliquer aussi aisément comment il se fait que cet habile pharmacologiste a été porté à établir en principe que :

« Il ne faudrait pas croire, toutefois, que toutes les matières d'origine organique ont une même action sur le deutochlorure de mercure. Il en est plusieurs qui le décomposent lentement, en le transformant successivement en protochlorure de mercure, puis en mercure métallique. Telle est la manière d'agir des liqueurs chargées de la partie extractive des plantes, des sirops composés et des extraits. Le médecin doit tenir compte de ces effets, et ne prescrire de semblables mélanges qu'au moment où ils doivent être employés. Le sirop sudorifique composé, ou de Cuisinier, dans lequel on administre souvent le sublimé corrosif, est l'une des préparations qui produisent le plus promptement cet effet de réduction. »

(Traité de pharmacie, t. II, p. 500.)

Toutefois, pour concilier les assertions qu'on vient de lire avec celles qui les précèdent, il me suffira de faire connaître que, s'il n'est pas exact de croire que le sublimé soit transformé en calomel par l'albumine et par une multitude d'autres substances organiques, comme cela était admis jusqu'en ces dernières années, il est pourtant bien certain qu'un bon nombre de compositions pharmaceutiques renferment une substance capable de ramener immédiatement le chlorure mercurique à l'état de chlorure mercureux. Cette substance n'est autre chose que de l'acide formique, lequel provient de la décomposition du sucre ou, pour mieux dire, du glucose, par les alcalis.

Pour s'assurer de la vérité du fait que je viens d'avancer, il suffit de faire bouillir pendant quelques minutes une dissolution mixte de potasse et de sucre de raisin ou de sucre de canne incristallisable ; on obtient par ce moyen une liqueur brune qui, après saturation, possède la propriété de décomposer immédiatement le nitrate d'argent en argent métallique, le sublimé en calomel, puis en mercure métallique, etc., laquelle, en un mot, est douée d'un pouvoir réducteur en tout semblable à celui de l'acide formique. Or, ce qui démontre d'une manière péremptoire que c'est bien au produit résultant de la décomposition du sucre par les substances alcalines que la transformation du chlorure mercurique en chlorure mercureux doit être rapportée lors de l'addition du sublimé aux compositions pharmaceutiques avec lesquelles cette réduction s'effectue, c'est que les matières organiques qui ne renferment ni sucre, ni glucose, ni substances pouvant être saccharifiées, ne font éprouver au bichlorure de mercure aucun effet de réduction ; et que, parmi les préparations pharmaceutiques sucrées, celles qui ont été obtenues à l'aide de l'ébullition sont précisément celles qui offrent le pouvoir réducteur au plus haut degré. C'est ainsi, par exemple, que du sirop de sucre candi fait à froid n'a aucune action sur le sublimé, tandis que du sirop de sucre, préparé par coction et clarification avec des blancs d'œufs, qui, comme on sait, sont alcalins, exerce sur ce composé mercuriel une action décomposante manifeste. Mais c'est surtout avec certains sirops composés, et notamment avec ceux de salsepareille, qu'il est aisé de faire l'application de la théorie que je viens de faire connaître; l'observation démontre, en effet, que le sublimé, introduit dans du sirop de salsepareille simple, préparé avec l'extrait et le sirop de sucre, se conserve pendant un assez long espace de temps sans éprouver un effet de réduction bien préjudiciable à son action; tandis que le sirop de salsepareille composé, qui est préparé par coction et clarification, et qui, outre le sucre, contient du sucre de miel ou glucose, transforme presque immédiatement le deutochlorure de mercure en mercure doux; au point même que je crois pouvoir affirmer que, lors de l'administration du sublimé dans du sirop de Cuisinier, c'est tout au plus si, par chaque bouteille de sirop, le malade ingère une ou deux fois le médicament héroïque à l'action duquel le médecin avait jugé convenable de le soumettre, c'est-à-dire qu'ici encore les choses se passent absolument comme la théorie indique qu'elles doivent se passer.

De ce qui précède, il résulte que le sublimé corrosif ne doit jamais être associé à des matières qui renferment à la fois, et du sucre, ou des substances pouvant en produire, et des alcalis; mais que l'on peut le prescrire avantageusement avec du lait, de l'albumine, du gluten, etc., ainsi que la pratique médicale avait appris à le faire, bien avant que la théorie eût confirmé qu'il était rationnel d'agir ainsi.

Toutefois il n'est très certainement pas nécessaire d'associer le chlorure mercurique avec ces matières organiques dans le but de le dulcifier, afin d'empêcher son action sur les membranes du canal digestif; il suffit pour cela de le combiner avec un chlorure alcalin quelconque, chlorure sodique, chlorure ammonique, etc., pour annuler son action *coagulante*, action en laquelle réside l'explication de ce pincement douloureux, de cette sorte de ténesme gastrique que son ingestion détermine.

Formules rationnelles.

Liqueur mercurielle normale (1).

PR. Eau distillée, 500 gram.
    Sel marin,
    Sel ammoniac, de chaque, 1
    Blanc d'œuf n° 1,
    Sublimé corrosif, 0,30 centigram.

On bat le blanc d'œuf dans l'eau distillée, on fil-

(1) Comme il est incontestable pour moi que le su-

p

tre, puis on fait dissoudre les trois composés salins dans l'eau albumineuse, et l'on filtre de nouveau.

La liqueur mercurielle normale contient 2 centigrammes de sublimé par 30 grammes, ou 1 centigramme par cuillerée.

La liqueur mercurielle normale étant tout aussi efficace que la liqueur de Van-Swiéten, et étant bien plus aisément supportée par les malades, me parait appelée à remplacer cette préparation hydrargyrique justement célèbre.

Liqueur de Van-Swiéten.
(Réformée.)

Pr. Eau distillée,   500 gram.
    Chlorhydrate d'ammoniaque,   1
    Chlorure de sodium,   1
    Bichlorure de mercure,   40 centigram.
Mêlez.

Cette préparation contient exactement la même

blimé, lors de son ingestion dans l'économie animale, contracte avec les chlorures alcalins et les éléments albumineux du sang une combinaison chimique remarquable, susceptible de parcourir tout le cercle circulatoire sans éprouver aucune altération appréciable, comme je l'ai déjà dit, et comme, à mon avis, il est également incontestable que c'est à cette combinaison triple que les propriétés dynamiques du deutochlorure de mercure doivent être rapportées, j'ai eu l'idée, il y a quelques années, de proposer l'emploi médical de ce composé, et je suis heureux de dire qu'à ce sujet l'observation clinique a confirmé la valeur de mes théories.

proportion de principe actif que la véritable liqueur de Van-Swiéten, et cependant elle n'a pas, comme elle, l'inconvénient de causer des douleurs épigastriques, ce qui tient à ce que le sublimé, en s'unissant avec les chlorures alcalins, a perdu ses propriétés coagulantes.

Les deux liqueurs mercurielles qui précèdent se prescrivent l'une et l'autre à la dose d'une cuillerée à bouche, matin et soir ; mais la liqueur de Van-Swiéten réformée contient 1/4 de sublimé en plus que la liqueur normale.

Pilules antisyphilitiques.

(Dupuytren.)

Pr. Sublimé corrosif,   0,40 centigram.
    Extrait d'opium,   0,50
    — de gayac,   6 gram.
Faites 40 pilules, à prendre 1 à 3 par jour.

Ces pilules sont très fréquemment usitées pour combattre les affections syphilitiques constitutionnelles, et elles méritent de l'être ; le sublimé s'y conserve intact, et je me suis, en outre, assuré que la présence de l'extrait d'opium paralyse l'action coagulante de ce composé mercuriel à l'instar des chlorures alcalins : aussi ces pilules sont-elles aisément supportées par presque tous les malades.

Toutefois, comme l'opium peut, au moins en

quelques circonstances, être contre-indiqué, voici une autre formule exempte d'extrait thébaïque et contenant la même dose de sublimé corrosif.

Pilules chloro-mercuriques.

Pr. Bichlorure de mercure, 0,50 centigram.
 Chlorure de sodium , 2 gram.
 Amidon , 3
 Gomme arabique pulvérisée , 1
 Eau distillée , q. s.

F. S. A. 50 pilules, à prendre aux mêmes doses et dans le même cas que les pilules de Dupuytren.

Pommade chloro-mercurique.

Pr. Bichlorure de mercure , 4 gram.
 Chlorhydrate d'ammoniaque , 8
 Axonge , 30

Broyez exactement le sublimé et le sel ammoniac, ajoutez peu à peu l'axonge et continuez de broyer jusqu'à ce que le mélange soit d'une homogénéité parfaite. Cette pommade doit être employée en frictions dans les mêmes cas et aux mêmes doses que la pommade de Cyrillo, qu'elle est destinée à remplacer, c'est-à-dire à la dose de 1 à 4 grammes. C'est une préparation très active, plus active même que la pommade de Cyrillo, bien qu'elle contienne un quart de moins de chlorure mercurique ; mais la présence du sel ammoniac en rend l'absorption plus prompte. Cette pommade, employée avec *circonspection*, pourrait, selon moi, être avantageusement substituée à la pommade napolitaine dans le traitement abortif de certaines affections inflammatoires locales.

Emplâtre chloro-mercurique.

Pr.	Chlorure mercurique,	1 gram.
	Chlorhydrate d'ammoniaque,	2
	Cire blanche,	15
	Résine élémi purifiée,	30

Faites fondre ensemble la cire et la résine élémi, retirez du feu, et quand le mélange sera en grande partie refroidi, ajoutez les deux composés salins, préalablement broyés, en ayant soin d'agiter sans discontinuer jusqu'à refroidissement complet. Cet emplâtre pourrait, à mon avis, remplacer avec grand avantage l'emplâtre de Vigo dans presque toutes les circonstances où celui-ci est indiqué.

Argent
Et ses composés.

L'argent métallique n'étant nullement attaquable par les dissolutions des chlorures alcalins aérées

p.

seules ou avec le concours de l'oxigène, il en résulte que ce métal ne saurait avoir sur l'économie vivante qu'une action matérielle ou de contact de peu d'importance pour le médecin ; de là l'explication de l'usage journalier et *innocent* de l'emploi des feuilles d'argent pour recouvrir les pilules.

Chlorure d'argent. — Le chlorure argentique était jadis assez fréquemment usité en médecine ; mais il avait cessé depuis longtemps de l'être, lorsque M. Trousseau se chargea de remettre de nouveau cette préparation en vigueur. Cependant, à vrai dire, ce composé chimique n'a jamais cessé de faire partie du domaine de la thérapeutique, puisque c'est uniquement à lui que l'action dynamique ou générale du nitrate d'argent doit toujours être rapportée, comme je l'ai depuis longtemps établi, ainsi que l'atteste le passage suivant :

« Le nitrate d'argent, administré à l'intérieur à » petites doses, se change immédiatement en chlo- » rure argentique, qui, comme on le sait, est inso- » luble ; mais néanmoins il reste en partie en disso- » lution à la faveur des chlorures alcalins contenus » dans les liquides du tube digestif, avec lesquels il » forme une combinaison soluble ; ce qui nous ap- » prend, d'un côté, pourquoi l'ingestion de ce violent » caustique peut avoir lieu sans danger, et, de l'au- » tre, comment il se fait cependant que son intro- » duction dans l'économie modifie heureusement » l'organisation. » (*Nouv. form. des hôp.*, p. xLv.)

Un fait clinique qui démontre, jusqu'à la dernière évidence, que c'est bien par le chloro-argentate alcalin, que je viens de signaler, que le nitrate d'argent administré contre l'épilepsie manifeste son action dynamique, c'est que l'ingestion de ce composé salin longuement continuée donne peu à peu à la peau une teinte brune ardoisée presque indélébile : couleur qui est précisément celle que prennent les membranes organiques imprégnées de chlorure argentique quand elles ont été exposées à la lumière solaire.

La théorie de la cause de l'action *coloratrice* de l'azotate argentique est certainement exacte ; elle n'est pourtant pas admise par tous les praticiens : quelques uns d'entre eux la repoussent, et la repoussent même à l'aide d'un raisonnement qui ne laisse pas que d'être très captieux : si, disent-ils, la teinte olivâtre de la peau, lors de l'administration du nitrate d'argent, était réellement produite par le chlorure résultant de sa décomposition par les chlorures de l'économie animale, le chlorure d'argent pris en substance devrait, à plus forte raison, déterminer cette même coloration : or, c'est ce qui n'arrive pas, ce qui, à leur dire, prouve à la fois, et que ce changement de couleur ne saurait être rapporté à la décomposition du chlorure, et que le nitrate d'argent est bien l'agent curatif des névroses qu'il est appelé à combattre.

Rien de plus aisé cependant que de répondre vic-

:orieusement à cette double objection et de la faire même, qui plus est, tourner à l'avantage de la théorie que je professe.

Si le nitrate d'argent produit une action médicale plus marquée et une coloration dermique plus prompte, c'est parce que le chlorure provenant de sa décomposition par les liquides chlorurés que nos humeurs renferment est dans des circonstances moléculaires bien autrement favorables à la combinaison avec les chlorures alcalins que le chlorure argentique sec, ainsi que je m'en suis expérimentalement convaincu. Ce fait démontre donc que lorsqu'on introduit du nitrate d'argent dans l'économie, la proportion d'argent absorbable est plus grande que lors de l'ingestion du chlorure. De là l'explication de tous les phénomènes physiologiques consécutifs à l'absorption.

Ceci admis, voyons si les moyens proposés jusqu'ici pour empêcher l'action de l'effet du chlorure d'argent sur la peau offrent le degré de valeur qu'on leur a supposé.

Le plus irrationnel de tous est, sans aucun doute, celui proposé par le docteur Thomson, et qui consiste à administrer, en même temps que le nitrate d'argent, de l'acide nitrique, *afin d'empêcher la transformation du nitrate en chlorure;* car, qui ne sait que le chlore précipite l'argent, même alors que ce métal est en dissolution dans l'acide nitrique concentré?

Iodure d'argent. M. Pátterson a proposé de substituer au nitrate d'argent l'iodure argentique, ce composé n'ayant pas, comme le chlorure, l'inconvénient de se décomposer à la lumière ni au contact de la plupart des substances animales et végétales. M. Patterson assure d'ailleurs que les propriétés de l'iodure sont en tout semblables à celles du nitrate.

Oxide d'argent. On a aussi considéré, dans ces derniers temps, l'oxide d'argent comme jouissant de toutes les propriétés thérapeutiques du nitrate, sans avoir l'inconvénient de colorer la peau en brun.

Mais les faits sur lesquels s'appuie le docteur Patterson pour conseiller l'emploi de l'iodure sont loin d'être concluants ; il suffit, pour le prouver, de faire observer que ce praticien n'a jamais porté la dose de l'iodure au-delà de 6 à 12 milligrammes. Et puis, est-il bien avéré que l'iodure d'argent, administré à cette faible dose, ne se change pas en chloro-argentate avant d'arriver à la périphérie du corps? Il est bien certain qu'à poids égal, c'est l'iode qui a le plus d'affinité pour l'argent ; mais en est-il de même alors que des atomes d'iode se trouvent en présence d'une masse imposante de chlore ?

C'est ce que je ne crois pas ; toujours est-il que l'iodure d'argent est incomparablement plus soluble dans l'eau chargée de sel marin, ou de sel ammoniac, que dans l'eau pure, et que, de plus, sa dissolution dans l'iodure de potassium précipite par un excès de chlorure de sodium.

Quant à l'oxide d'argent, il ne saurait y avoir le même doute ; ce composé argentique ne pénètre très certainement dans la grande circulation qu'après avoir été préalablement transformé en chlorure, tant par l'acide chlorhydrique que par les chlorures avec lesquels il se trouve en contact, quand on l'ingère dans l'économie humaine ; et s'il produit moins promptement la coloration de la peau que le nitrate, c'est uniquement parce qu'il donne naissance à une moindre proportion de chlorure que lui, et que, de plus, il est ordinairement administré à de plus faibles doses que le nitrate lui-même ; ce qui, pour juger la question qui nous occupe, ne devait pas être.

Formules rationnelles.

Pilules chloro-argentiques.

PR. Nitrate d'argent cristallisé ,   1 gram.
    Chlorure de sodium ,   4
    Amidon ,   3
    Gomme arabique pulvérisée ,   1
    Eau ,   q. s.
Pour 100 pilules argentées.

Broyez d'abord le nitrate d'argent dans un mortier de porcelaine ; ajoutez ensuite l'eau , puis le sel marin , puis enfin l'amidon et la gomme.

Chacune de ces pilules renferme une quantité de

chlorure d'argent correspondant à 1 centigramme de nitrate argentique.

C'est, à mes yeux, à la préparation qui précède qu'il conviendrait de recourir pour obtenir des préparations argentiques leur maximum d'effet dynamique. Si, cependant, quelques praticiens désiraient soumettre à l'expérience clinique les assertions du docteur Patterson, voici comment ils devraient administrer l'iodure d'argent.

Pilules iodo-argentiques.

Pr. Nitrate d'argent cristallisé,	1 gram.	
Iodure de potassium,	2	
Amidon,	3	
Gomme arabique pulvérisée,	1	
Eau,	q. s.	

Pour 100 pilules argentées.

Je ne crois pas devoir parler ici de la dose à laquelle il convient d'administrer ces deux espèces de pilules argentiques, c'est aux praticiens eux-mêmes à la déterminer ; je dirai seulement que le chlorure et l'iodure argentique peuvent être prescrits à la dose de 30, 40, 50 centigrammes, et même plus, par jour ; mais que, pour obtenir de ces deux composés toute l'action physiologique que peut produire leur ingestion, il faut les administrer à doses fractionnées. Si, pendant l'emploi continu de l'une ou l'autre des pilules qui précèdent, ou tout au moins de celles à base de chlorure, on voulait essayer de quelques moyens prophylactiques propres à empêcher l'action du chlorure argentique sur la peau, il conviendrait d'avoir recours à l'usage quotidien de l'iodure de potassium, employé en lotions sur toutes les parties du corps exposées à l'action de la lumière. Ayant généralement pour principe de n'affirmer qu'un fait est vrai qu'autant que j'en ai constaté moi-même la réalité par l'expérience, je ne saurais indiquer jusqu'à quel point il est permis de compter sur le moyen préservatif que je viens de relater ; je dirai cependant que l'analogie chimique est toute en sa faveur.

Il est du moins certain que du papier imprégné de chlorure d'argent, noirci par les rayons lumineux, ne tarde pas à reprendre sa blancheur première, alors qu'on le plonge dans une dissolution d'iodure de potassium.

Traitement de l'empoisonnement par le nitrate d'argent.

Mes recherches expérimentales me portent à conclure que le sulfure de fer hydraté constitue le meilleur des antidotes du nitrate argentique ; et, en effet, le sulfure ferreux jouit du précieux avantage de transformer immédiatement ce poison en deux composés salins, à peu près aussi inactifs l'un que l'autre, le nitrate ferreux et le sulfure argentique.

Je me crois donc autorisé à placer le sulfure de fer hydraté, comme antidote du nitrate d'argent, au-dessus du chlorure de sodium, proposé par M. Orfila, pour atteindre le même but, attendu qu'il résulte de mes recherches que le chlorure d'argent est rendu très sensiblement soluble à la faveur des chlorures alcalins, et, par conséquent, absorbable. Toutefois je me hâte d'ajouter qu'à défaut de sulfure ferreux, c'est, sans aucun doute, au chlorure sodique qu'il conviendrait d'avoir recours.

Or

Et ses composés.

Aucun des agents de dissolution dans lesquels réside la clef de l'absorption des corps médicamenteux insolubles n'ayant de l'action sur l'or métallique, il s'ensuit que ce corps simple ne saurait être doué des propriétés médicales que quelques praticiens estimables ont cru lui reconnaître. Je dis : ont cru lui reconnaître, car les données cliniques de deux observateurs, dont personne ne conteste l'exactitude, permettent de supposer qu'il y a eu erreur dans l'appréciation de l'action thérapeutique de l'or, et que, contrairement aux idées médicales reçues, et conformément à mes recherches, les effets dynamiques de ce métal sont pour le moins problématiques.

« L'or en poudre est la première préparation d'or » employée par Chrestien contre la syphilis. Il agirait

» à la manière des toniques, sans avoir les incon-
» vénients du mercure. Les expériences que nous
» avons faites, Biett et moi, à l'hôpital Saint-Louis,
» n'ont pas confirmé ce résultat, et nous avons tou-
» jours trouvé l'or métallique à peu près inerte sous
» le rapport physiologique et thérapeutique. » (CA-
ZENAVE, *App. thérap. du Codex*, p. 5.)

Oxide, cyanure et iodure d'or. Ces trois composés
aurifères, quoiqu'étant insolubles, exercent néanmoins une action marquée sur l'économie animale,
à la faveur des chlorures alcalins que nos humeurs
renferment; mais, comme ces trois composés ne
produisent leur action dynamique qu'après avoir été
transformés en chlorure, ou, pour mieux dire, en
chloro-aurates alcalins, je ne crois pas devoir leur
consacrer ici un article spécial.

Formules rationnelles.

Sirop de chlorure d'or et de sodium.

(Chrestien.)

Pᴿ. Chlorure d'or et de sodium,   5 centigram.
    Sirop de sucre,   180 gram.
F. S. A.

Tablettes de chlorure d'or et de sodium.

(Chrestien.)

Pr. Chlorure d'or et de sodium,   25 centigram.
    Sucre blanc pulv.,   30 gram.
    Mucilage de gomme adragante,   q. s.
F. S. A. 60 pastilles.

Pilules de chlorure d'or et de sodium.

(Chrestien.)

Pr. Chlorure d'or et de sodium,   50 centigram.
    Fécule de pomme de terre,   20
    Gomme arabique pulv.,   4 gram.
    Eau distillée,   q. s.
F. S. A. 120 pilules.

Pommade de chlorure d'or et de sodium.

(Magendie.)

Pr. Chlorure d'or et de sodium,   10 centigram.
    Axonge,   30 gram.
Mêlez.

Pommade de chlorure d'or et de sodium.

(Niel.)

Pr. Chlorure d'or et de sodium,   1 gram.
    Axonge,   30
Mêlez.

Toutes ces préparations ne doivent être préparées qu'au fur et à mesure du besoin, à cause de la décomposition qu'éprouve le chlorure d'or par les matières organiques. On retarderait très certainement cette décomposition en ajoutant au chloro-aurate alcalin une plus forte proportion de chlorure de sodium, en même temps qu'on rendrait son absorption plus aisée; néanmoins comme, encore ici, la pratique médicale avait devancé mes recherches, je n'ai pas cru devoir modifier des formules sanctionnées par l'usage, d'autant moins qu'elles sont loin d'être irrationnelles.

Traitement de l'empoisonnement par le chlorure d'or.

Le chlorure d'or constitue un poison énergique; cependant aucun toxicologue n'a indiqué un traitement spécial à lui opposer; l'hydrate de protosulfure de fer, que j'ai proposé, comble heureusement cette lacune; et, en effet, le chlorure aurique est décomposé comme par enchantement par le sulfure ferreux; il se produit d'abord du sulfure aurique et du chlorure ferreux, et comme les protosels de fer ont la propriété de décomposer eux-mêmes le chlorure d'or, il en résulte que la décomposition de ce dernier est, pour ainsi dire, instantanée.

Platine

Et ses composés.

De même que l'or, l'argent et généralement tous les métaux nobles, c'est-à-dire non immédiatement oxidables, le platine n'exerce aucune action sur les êtres vivants. Je dirai plus, tout composé platinique non susceptible d'être transformé en chlorure, lors de son contact avec les liqueurs chlorurées de l'économie animale, est également incapable de modifier l'organisme autrement que par un effet de contact, attendu que l'action physiologique ou dynamique du platine est toujours due au perchlorure de platine, ou, pour mieux dire, aux chloroplatinates alcalins.

Les vérités qui précèdent ne pouvaient échapper, du moins en entier, à M. Hœfer, médecin aussi instruit que chimiste habile : aussi, dans ses *Recherches sur les propriétés physiologiques et thérapeutiques des préparations de platine*, ce praticien n'a-t-il fait connaître que des formules ayant pour base, soit le chlorure de platine simple, soit le chlorure platinico-sodique, c'est-à-dire le chlorure double de platine et de sodium.

Formules rationnelles.

M. Hœfer, qui considère le perchlorure de platine comme un remède très efficace dans le traitement des maladies syphilitiques, surtout celles qui sont anciennes et invétérées (constitutionnelles), emploie cet agent modificateur sous les formes et aux doses suivantes :

Potion chloroplatinique.
(Hœfer.)

Pʀ. Perchlorure de platine ,   10 centigram.
     Potion gommeuse du *Codex* , 180 gram.

F. S. A. une potion à prendre par cuillerées dans les vingt-quatre heures.

Pilules chloroplatiniques.
(Hœfer.)

Pʀ. Perchlorure de platine ,   5 centigram.
     Extrait de gayac,   4 gram.
     Poudre de réglisse,   q. s.

F. S. A. 24 pilules qui devront être administrées à la dose de 1, 2, 3 et même 4, matin et soir.

Pommade chloroplatinique.
(Hœfer.)

Pʀ. Axonge ,   30 gram.
     Perchlorure de platine,   1
     Extrait de belladone ,   2

     Mêlez.

En frictions sur les ulcères indolents.

Potion de chloroplatinate de sodium.

(Hœfer.)

Pr. Perchlorure de platine,   30 centigram.
    Chlorure de sodium pur,   50
    Potion gommeuse du *Codex*,   200 gram.

A prendre par cuillerées dans les vingt-quatre heures.

Injection de chloroplatinate de sodium.

(Hœfer.)

Pr. Chloroplatinate de sodium,   2 gram.
    Décoction de têtes de pavots,   250

Mêlez.

Telles sont les formules adoptées par M. Hœfer; je les ai rapportées toutes, bien que, à mon avis, elles ne soient pas toutes également rationnelles; selon moi, toute préparation platinique, destinée à agir dynamiquement, devrait avoir pour base, non le chlorure simple, mais bien un chloroplatinate alcalin, attendu que le perchlorure de platine est doué d'une action irritante (coagulante) locale, dont les chlorures doubles sont dépourvus, ainsi que l'attestent, du reste, les remarques suivantes, qui sont dues à M. Hœfer lui-même :

« Le perchlorure de platine, en dissolution con-

» centrée, produit sur la peau de vives démangeai-
» sons, suivies d'une légère éruption à l'endroit où
» la dissolution a été appliquée. »

« Le chloroplatinate de sodium ne produit pas
» d'irritation locale sur la peau. »

Traitement de l'empoisonnement par le perchlorure de platine.

C'est encore au sulfure de fer hydraté qu'il conviendrait d'avoir recours dans le cas d'un empoisonnement par le chlorure platinique; et je puis assurer
que, pourvu que cet antidote fût administré en temps
opportun, nul doute que son ingestion ne donnât
lieu à des résultats thérapeutiques on ne peut plus
satisfaisants.

Antimoine

Et ses composés.

L'antimoine appartient à la classe des métaux ré-
putés peu avides d'oxigène; cependant, exposé à l'air
humide, il se transforme, en partie, assez rapidement
en protoxide, et cette oxidation est notablement accélérée par la présence des acides faibles, des chlorures alcalins, éléments constitutifs de nos dissolvants gastriques. C'est à la production de cet oxide
qu'est dû l'effet éméto-cathartique de l'antimoine
métallique porphyrisé, et l'action purgative des glo-

bules d'antimoine usités jadis sous le nom de pilules perpétuelles.

Sulfure d'antimoine naturel.

Le sulfure d'antimoine naturel est insoluble dans l'eau ; et, comme je me suis, en outre, assuré par l'expérience que, lorsque ce composé est exempt de sulfure d'arsenic, il est très peu accessible à l'action des agents dissolvants que nos humeurs renferment, on peut inférer de là qu'il doit constituer un agent médical peu efficace, ce qui est confirmé par l'observation clinique.

Oxide d'antimoine, acide antimonieux, acide antimonique, kermès.

Les trois combinaisons que l'antimoine forme avec l'oxigène sont toutes trois *sensiblement* solubles dans l'eau, quand elles sont hydratées, ainsi qu'il résulte des expériences de M. H. Capitaine ; expériences dont j'ai été maintes fois à même de vérifier toute la justesse. Toutefois les oxide et acides antimoniques n'auraient qu'une bien faible action sur l'économie animale, s'ils ne trouvaient moyen de pénétrer dans la circulation générale autrement qu'à la faveur de leur propre solubilité dans l'eau ; mais la majeure partie de leur effet thérapeutique leur est communiquée par les acides gastriques et par les alcalis intestinaux, attendu que ces combinaisons oxi-génées de l'antimoine sont du petit nombre des médicaments à la fois solubles dans les acides et dans les alcalis. De plus, il est nécessaire que ces combinaisons oxi-antimoniques soient à l'état d'hydrate, pour devenir aisément solubles dans l'eau faiblement acidulée ou alcalinisée : j'insiste sur cette circonstance, qui me semble avoir une grande importance, et à laquelle je dois l'explication de certaines anomalies d'action médicale relatives aux antimoniaux.

Le kermès préparé par le procédé de Clusel est, d'après mes investigations, le composé antimonial insoluble le plus apte à éprouver l'action dissolvante des solutions aqueuses, acidules et alcalines faibles. Mais lorsque le kermès a été obtenu à l'aide des alcalis ou au moyen des carbonates alcalins, à une haute température (par la voie sèche), il se trouve dans des conditions différentes.

D'après ces remarques, il est permis de conclure que les composés stibiés, dont les propriétés actives sont incontestables, et qui sont considérés comme insolubles, ne peuvent exercer leur action qu'en raison de la solubilité qu'ils acquièrent dans certaines circonstances ; et, de plus, il est possible de donner une solution satisfaisante de phénomènes qui, jusqu'à présent, ont paru inexplicables aux plus habiles thérapeutistes.

M. Trousseau dit, dans son excellent ouvrage, que « l'action irritante locale des antimoniaux est

» en raison directe de leur solubilité. Cette formule
» nous semblait vraie ; mais nous n'avons pas été
» médiocrement étonné, dans le cours de nos expé-
» riences, en voyant que l'antimoine métallique,
» parfaitement pur et porphyrisé, avait une action
» presque aussi énergique que le tartre émétique. Il
» était, nous l'avouons, bien difficile d'expliquer
» une pareille anomalie ; car, en admettant qu'il
» s'oxidât promptement dans les voies digestives
» pour passer à l'état de sel , encore ne pouvait-on
» concevoir comment des oxides d'antimoine avaient
» une action si différente de celle du métal. »

Eh bien ! je vais démontrer que la thèse générale
établie par M. Trousseau est parfaitement juste, et
que l'anomalie signalée par cet habile thérapeutiste
n'est qu'apparente. Je me suis, en effet, convaincu
par l'expérience que l'antimoine exposé à l'air humide ne tarde pas à se transformer, en partie, à l'état
de protoxide, et que le composé oxigéné qui prend
alors naissance est, de plus, à l'état d'hydrate, c'est-
à-dire à l'état le plus convenable pour être aisément
attaqué par les dissolvants humoriques.

Ayant traité parties égales en poids d'antimoine
métallique simplement divisé et de protoxide d'antimoine ordinaire, par de l'eau à peine acidulée,
comme l'est celle qui existe dans le suc gastrique,
je me suis assuré que la proportion de sel antimonique produit avec le métal est incomparablement
plus grande qu'avec l'oxide.

On peut donc établir, en principe, que l'action des préparations antimoniales est en raison directe de leur solubilité, ou de leur aptitude à acquérir de la solubilité, à la faveur des agents dissolvants que nos humeurs renferment.

D'après M. Trousseau, « le tartre stibié est, de » tous les antimoniaux, celui qui provoque le plus » activement les vomissements et la diarrhée. Ces » effets sont produits par une dose qui varie depuis » un centigramme jusqu'à vingt centigrammes. Vient » ensuite l'antimoine métallique, dont la dose ne » doit pas être plus que quadruple de celle du tartre » stibié ; puis les combinaisons des oxides d'anti- » moine avec un excès de potasse, le kermès, la » poudre d'Algaroth, et enfin les oxides d'antimoine » purgés de l'excès de potasse qu'ils pouvaient con- » tenir ; enfin l'oxide pur, l'acide antimonieux et » l'acide antimonique. »

Mes recherches m'autorisent à effectuer un changement à cette classification, qui est certainement vraie dans son ensemble. Ce changement consiste à placer le kermès préparé d'après la méthode de Clusel immédiatement après l'émétique, le kermès ainsi préparé étant sans contredit infiniment plus actif que l'antimoine métallique simplement divisé, même alors que ce dernier corps a été porphyrisé par un temps chaud et humide, c'est-à-dire dans les circonstances les plus favorables à l'oxidation.

Mais je dois ajouter que c'est seulement au kermès

préparé par cette méthode que j'accorde cette active propriété : en effet, tout kermès minéral obtenu par d'autres méthodes a une action médicale bien inférieure, ainsi que je m'en suis assuré par une double série de recherches chimiques et thérapeutiques que je vais indiquer.

Connaissant l'inégale énergie d'action médicale des diverses espèces de kermès que l'on trouve dans les pharmacies, j'ai d'abord cherché la cause de cette anomalie, et l'analyse chimique m'a bientôt révélé que la proportion d'hydrate de protoxide d'antimoine est bien différente dans ces différents composés antimoniaux. Restait à savoir si, comme tout me le faisait pressentir, les kermès qui cédaient le plus d'oxide antimonique à de l'eau faiblement acidulée étaient réellement les plus actifs. A cet effet, j'ai désigné par les quatre premières lettres de l'alphabet quatre échantillons de kermès, dont la constitution chimique m'était connue, désignant par A le kermès que je considérais comme devant être le plus actif, par B celui que je plaçais après, et ainsi de suite pour les deux autres, et j'ai remis ces quatre kermès à M. Trousseau, avec prière d'en examiner l'action dans l'économie vivante. Voici quel est le résultat de son expérimentation : le kermès A fait horriblement vomir; le kermès B est vomitif, mais à un degré moindre; le kermès C est presque sans action ; le kermès D est tout-à-fait sans action : or, le kermès A avait été préparé par la méthode de Clusel,

le kermès B par le procédé de Joseph Pessina, le kermès C par la méthode de Thierry, et le kermès D
était un kermès commercial de qualité inférieure.

Il suit de ces faits que les kermès les plus actifs
sont ceux qui sont préparés par la voie humide,
parce qu'ils contiennent le plus de protoxide d'antimoine hydraté, et parce qu'alors ils sont plus facilement attaquables par les acides gastriques et les
alcalis intestinaux.

Le kermès de Clusel, ou kermès officinal du Codex, constitue donc la meilleure préparation anti-
moniale de ce genre, préparation à laquelle les médecins devraient avoir plus fréquemment recours ;
tandis que les kermès préparés par la voie sèche
constituent des agents infidèles, qui devraient être
proscrits des officines.

C'est, sans aucun doute, au kermès de Clusel qu'il
convient de rapporter cet excellent jugement porté
par M. Trousseau : « De toute évidence, le kermès,
dans le traitement de la pneumonie, ne le cède en
rien à l'émétique ; il a même sur lui cet avantage qu'il
est beaucoup moins irritant, et qu'il cause bien plus
rarement ces phlegmasies de la bouche et de la gorge
et ces inflammations gastro-intestinales, qui ne
permettent pas toujours de continuer l'emploi de
l'émétique aussi long-temps qu'il serait convenable
de le faire, pour amener à bien une pneumonie, et
surtout pour s'opposer à toute récidive. »

Et c'est très probablement l'emploi du kermès

obtenu par la voie ignée qui a conduit M. Bonjean de Chambéry à cette erreur, « que le kermès minéral administré à l'intérieur, même à haute dose, n'est pas absorbé comme les sels solubles d'antimoine, et qu'il en est probablement de même pour tous les composés insolubles de ce métal. »

Les préparations antimoniales ont deux effets thérapeutiques incontestables :

1° Elles donnent lieu à des nausées, des vomissements et à la diarrhée ;

2° Elles occasionnent une série de phénomènes, qui consistent surtout dans un sentiment de défaillance, dans le ralentissement du pouls, la lenteur de la circulation, etc.

Le premier effet est, selon moi, tout-à-fait local, et est dû à l'action de l'acide chlorhydrique sur le composé antimonial ingéré, c'est-à-dire à un chlorhydrate de chlorure d'antimoine, composé très acerbe et très irritant.

Le second effet est consécutif à l'absorption du composé stibié ; il reconnaît pour cause la précipitation dans le sang d'un composé antimonial insoluble, le plus ordinairement le protoxide : précipitation due à l'action décomposante des alcalis du sang sur le composé salin à base d'antimoine.

Je vais exposer les arguments qui militent en faveur de ces opinions :

Toute préparation stibiée, agissant comme vomitif, doit forcément produire le chlorure antimonial que je viens de signaler, et dès lors il est permis de rapporter le vomissement à ce composé ; l'émétique, à la dose de quelques centigrammes, doit certainement le produire ; donc, à petite dose, il doit agir comme vomitif ; c'est ce qui en effet a lieu ; mais ingéré à dose élevée, il ne doit pas produire le chlorhydrate de chlorure d'antimoine, car l'acide chlorhydrique contenu dans le suc gastrique n'est plus alors suffisant pour déplacer l'acide tartrique : or, on sait que, pour empêcher l'effet vomitif, il faut précisément administrer le tartre stibié à dose élevée.

On objectera peut-être que l'émétique injecté dans les veines provoque le vomissement tout aussi sûrement que lorsqu'il est pris par la bouche ; mais je répondrai que le vomissement n'a lieu que lorsque la membrane stomacale a perspiré dans l'estomac une certaine proportion d'oxide d'antimoine, susceptible d'être réactionné par l'acide chlorhydrique, ainsi que je l'ai indiqué. Et comment expliquer que « l'action générale de l'antimoine sur l'économie « animale est d'autant plus puissante que la diète « est plus sévère, et, au contraire, l'action irritante « locale est d'autant plus vive que la quantité des « aliments est plus considérable (Trousseau), » si l'on n'admet point mon opinion à ce sujet ? En effet, pendant l'alimentation, le suc stomacal est toujours très acide, et pendant l'abstinence, au contraire, il est très peu acide, et même assez souvent il ne l'est pas du tout. Est-il besoin d'ajouter que dans le premier cas le chlorure antimonial vomitif doit se produire en quantité marquée, et que dans le second cas il ne doit s'en former que peu ou point?

Pour étayer convenablement mon opinion sur la précipitation dans le sang d'un composé antimonial insoluble, je ne saurais mieux faire que de relater quelques uns des arguments qui ont servi à M. Trousseau, pour établir en principe que l'antimoine agit comme toxique; je démontrerai ensuite en quoi ma théorie diffère de celle de cet habile professeur.

« Pourquoi donc ne pas admettre, dit M. Trous-
» seau, que l'antimoine agit comme toxique, et que
» son influence se fait sentir spécialement sur le
» cœur et sur les organes respiratoires; que cette
» action d'ailleurs s'exerce directement ou par l'in-
» termédiaire du système nerveux? En quoi, nous
» le demandons, cette explication, si conforme aux
» résultats cliniques, est-elle en dissonance avec les
» considérations dans lesquelles nous entrions tout-
» à-l'heure, relativement à l'influence des différents
» poisons? Si donc nos expériences prouvent que
» l'antimoine, indépendamment de toute action ir-
» ritante locale, produit le ralentissement des phé
» nomènes de la respiration, avec quelle facilité ne
» comprendrons-nous pas comment il amène si fa-

r.

» cilement la guérison de la péripneumonie ! En
» effet, supposons un péripneumonique dont le
» pouls batte cent vingt fois par minute, avec une
» force que nous représenterons par dix, et qui res-
» pire quarante fois par minute, avec des efforts que
» nous représenterons par quatre; supposons main-
» tenant que, par l'administration des antimoniaux,
» le pouls ne batte plus que soixante fois par mi-
» nute et avec une force moitié moindre, il en ré-
» sulte que, d'une part, le ventricule droit et les ar-
» tères bronchiques se déchargent moitié moins
» souvent dans le poumon, et que, d'autre part,
» l'impulsion du cœur étant moins forte, la masse
» de sang envoyée dans l'espace d'une minute est di-
» minuée d'autant. Le poumon enflammé reçoit donc,
» d'abord, beaucoup moins de sang par les artères
» bronchiques en tant qu'organe parenchymateux;
» ensuite, en tant qu'instrument d'hématose, il a
» bien moins de sang à élaborer. »

La théorie de M. Trousseau diffère de la mienne
en ce que M. Trousseau rapporte tout l'effet médical
de l'antimoine à l'intoxication qu'il occasionne; tandis que moi, tout en admettant aussi que l'oxide
antimonial, mis en liberté par les alcalis du sang,
peut contracter avec les éléments protéiques de l'é-
conomie vivante une combinaison chimique propre
à entraver les mutations organiques, sans lesquelles
la vie ne saurait être possible, je cherche à établir
que le ralentissement circulatoire, lors de l'ingestion

des antimoniaux, est dû à un effet mécanique résultant de la production d'un composé insoluble dans le sang.

Quoi qu'il en soit des théories, le ralentissement du pouls et la diminution de fréquence de la respiration, si bien observés par M. Trousseau, démontrent suffisamment l'action bienfaisante de l'antimoine sur la pneumonie. Et cette action vient de recevoir une sanction nouvelle par les intéressantes recherches de Mulder, desquelles il résulte que la couenne inflammatoire, considérée jusqu'ici comme constituée par de la fibrine, n'est, au contraire, qu'un produit d'oxidation des éléments protéiques du sang. Si donc ces recherches sont exactes (et je les considère comme telles), on conçoit quel immense avantage la thérapeutique peut retirer, dans le traitement des maladies inflammatoires, de l'administration des agents modificateurs qui ont pour effet de produire le ralentissement des phénomènes de la respiration, et par suite de rendre l'oxidation protéique moindre : or, c'est ainsi qu'agissent les antimoniaux lors de leur passage dans la circulation générale.

Si MM. Rasori, Giacomini, Trousseau et leurs disciples se sont proposé comme problème à résoudre « de faire absorber au malade autant d'antimoine « que l'on peut, et déterminer le moins possible « d'accidents locaux, » un grand nombre de thérapeutistes ne recherchent encore dans l'administra-

tion de ce médicament que l'effet vomitif ou purgatif, et ne lui accordent aucune action modificatrice
générale, alors qu'il est parfaitement toléré par les
voies digestives. Or, pour déterminer l'absorption
générale et empêcher, autant que possible, les accidents locaux, il est nécessaire, d'après les considérations que j'ai indiquées précédemment, de tenir
d'abord le malade à une diète sévère pendant l'ingestion de l'émétique administré à haute dose, ou
l'ingestion du kermès à doses fractionnées. Si, au
contraire, on ne veut obtenir que l'effet local de ces
deux médicaments, on ne doit les administrer qu'en
une fois, et à la dose minime de quelques centigrammes.

Résines.

Les résines sont des substances insolubles dans
l'eau; mais un grand nombre d'entre elles possèdent
la propriété d'être rendues solubles, en tout ou en
partie, par les alcalis libres ou carbonatés, avec lesquels elles forment de véritables combinaisons salines : or, c'est à cette propriété que leur absorption,
et par suite leur action thérapeutique, doivent être
rapportées. Ce qui prouve qu'il en est ainsi, c'est que
l'observation démontre que toutes les résines actives
appartiennent à la classe des résines électro-négatives, c'est-à-dire à la classe des résines susceptibles
de se combiner aux bases et de les saturer; tandis

que celles dont l'ingestion n'est suivie d'aucun effet physiologique appréciable appartiennent, au contraire, à la classe des résines non électro-négatives.

Un fait clinique qui prouve également que l'action médicale de ce genre de corps est évidemment due à leur union avec les alcalis, c'est que ces agents modificateurs n'exercent leur effet thérapeutique qu'à la partie inférieure du canal digestif, c'est-à-dire précisément là où l'analyse fait reconnaître que le suc intestinal offre une réaction alcaline manifeste.

Il est encore une autre observation pratique qui peut être indiquée en faveur de cette théorie de l'absorption des résines : c'est que l'addition d'une petite quantité d'alcali diminue la tendance des résines drastiques à produire la colique ; ce qui tient à ce qu'alors leur effet médical se fait sentir sur une plus grande surface : aussi remarque-t-on que si, par ce moyen, les tranchées intestinales sont moindres, par contre, l'action sur la muqueuse des premières voies est incomparablement plus marquée ; ces substances agissent assez souvent alors à la manière des éméto-cathartiques.

Ainsi donc, tout agent susceptible de rendre les résines miscibles à l'eau diminue leur action sur le gros intestin et augmente leur effet sur la muqueuse gastrique ; voilà pourquoi la gomme-gutte, qui s'émulsionne naturellement avec l'eau, détermine plus fréquemment le vomissement que les autres drastiques : aussi, pour qu'elle ne provoque pas de nausées, doit-on l'associer à des substances qui en rendent moins facile sa solution dans l'estomac.

Térébenthines et Baumes.

Les baumes et les térébenthines constituent des agents modificateurs d'une énergie très marquée, qui leur est surtout communiquée par les huiles essentielles et par les résines qu'ils renferment.

Bien que les huiles volatiles ne soient que très imparfaitement solubles dans l'eau, leur absorption s'effectue néanmoins avec assez de promptitude, à cause de leur grande expansibilité. Toutefois, de même que les résines, les huiles essentielles administrées à hautes doses échappent en partie au phénomène de l'absorption. C'est ainsi que lors de l'ingestion de l'huile de térébenthine dans le traitement du tænia, une portion de cette essence arrive en nature dans les garde-robes. C'est même très probablement à cette propriété qu'il convient de rattacher l'action toxique qu'elle exerce sur le ver solitaire. Il est bon de faire observer que l'association des essences aux résines, en facilitant la division de ces dernières, favorise l'action des alcalis sur ces substances, et par suite augmente leur effet thérapeutique.

Huiles fixes.

L'absorption des huiles fixes s'effectue à l'aide

des mêmes réactions chimiques que les résines, c'est-
à-dire à la faveur des bases alcalines contenues
dans le liquide sécrémentitiel de la muqueuse intestinale ; d'où il résulte que ces substances ne deviennent absorbables qu'après avoir été saponifiées
en tout ou en partie.

Pour obtenir des résines et des huiles le maximum
d'effet thérapeutique que ces substances peuvent
produire, il est quelques préceptes dont l'exécution
est indispensable :

1° Il ne faut jamais associer les résines et les huiles avec des acides, ni même avec des substances
organiques très aisément acidifiables, telles que le
sucre et l'amidon ;

2° Il faut tâcher de leur faire franchir le pylore le
plus tôt possible, en ingérant, immédiatement après
leur administration, deux ou trois verres d'une infusion théiforme non sucrée, ou du bouillon gras
coupé ;

3° Il faut supprimer alors toute espèce de boisson
pendant plusieurs heures.

Les préceptes qu'on vient de lire doivent être considérés comme étant des vérités d'une valeur absolue.

Voyons actuellement si mes théories permettent
d'en donner une explication satisfaisante :

1° L'inopportunité de l'association des acides aux
résines et aux huiles tient à ce que les acides satu-
rent, en pure perte pour l'effet médical, une partie

des bases alcalines, par lesquelles a lieu l'absorption des huiles et des résines ;

2° La nécessité de ne pas laisser séjourner ces matières dans l'estomac se tire de ce que toute substance insoluble, digestible ou non, introduite dans la cavité stomacale, active l'excrétion du fluide gastrique acide ;

3° Et enfin la suppression des boissons est commandée par ce fait que la saponification a lieu d'autant plus promptement que l'on opère avec des liqueurs alcalines plus concentrées. Ajoutons que, puisque les résines et les huiles appartiennent à la classe des médicaments qui, pour acquérir de l'énergie, ont besoin de l'intervention d'un dissolvant spécial, dont la proportion dans l'économie animale est toujours bornée, il est impossible que ces substances puissent produire une action thérapeutique directement en rapport avec la masse qui en est ingérée. C'est en effet ce que l'observation démontre :

15 à 30 grammes d'huile de ricin purgent aussi bien que 50 à 60 grammes.

4 à 8 grammes de baume de copahu déterminent, sur les écoulements muqueux, le maximum d'effet thérapeutique que cette substance peut produire.

25 à 50 grammes de jalap donnent lieu à un effet purgatif aussi manifeste que l'administration de 1 gramme et plus, etc.

Formules rationnelles.

Pilules purgatives à la résine de jalap.

Pr. Résine de jalap pure ,   0,50 centigram.
   Potasse caustique ,   0,10
   Eau ,   2 gouttes.
   Savon amygdalin ,   0,40 centigram.
   Magnésie calcinée ,   2,80

Broyez très exactement, dans un mortier de fer,
la résine, la potasse et l'eau, ajoutez le savon, puis
enfin la magnésie calcinée, et divisez la masse pilulaire en 10 pilules argentées.

Ces pilules purgent très bien à la dose de 4 ou 5,
et les 10 constituent une purgation des plus efficaces.

Il faut les avaler à l'aide d'un ou deux grands
verres d'eau, et puis suspendre toute boisson jusqu'au moment même où commence l'effet purgatif.

Émulsion purgative,

Pr. Huile d'amandes ,   20 gram.
   Résine de scammonée d'Alep ,   0,40 centigr.
   Lait de magnésie ,   15 gram.
   Eau ,   30
   — de fleurs d'oranger ,   10
   Sucre blanc ,   15
   Gomme arabique pulv.,   5

s

Faites dissoudre d'abord la résine dans l'huile, ajoutez ensuite le sucre, la gomme et le lait de magnésie, et broyez exactement jusqu'à ce que vous ayez obtenu un mélange très homogène, puis enfin ajoutez S. A. l'eau simple et l'eau aromatique.

A prendre en une seule fois, et immédiatement après, boire un ou deux grands verres d'eau pure ou de thé non sucré, puis supprimer toute boisson jusqu'au moment de l'effet purgatif.

Savon de térébenthine.

(*Savon de Starkey.*)

Pr. Carbonate de potasse sec,   100 gram.
  Essence de térébenthine,   100
  Térébenthine de Venise,   100

Triturez le carbonate de potasse dans un mortier de marbre, avec un pilon de verre, mêlez-y d'abord l'huile essentielle, puis la térébenthine ; lorsque ces matières auront été bien mélangées, porphyrisez le mélange par parties jusqu'à ce qu'il ait acquis la consistance d'un miel épais et qu'il soit devenu bien homogène. (Codex.)

Ce savon était employé autrefois comme stimulant, apéritif et fondant, surtout contre la gonorrhée, l'hydropisie, les engorgements du foie. Il est inusité aujourd'hui, mais bien à tort, selon moi, car aucune des préparations pharmaceutiques ayant la té-

rébenthine ou son huile pour base, actuellement
employées en médecine, ne constitue un médicament aussi rationnel.

Lavement antispasmodique.

Pʀ. Infusion de valériane, 10 gram., 200 gram.
      Assa-fœtida,   1
      Carbonate de potasse,   0,50 centigr.
      Jaune d'œuf n° 1.

Broyez l'assa=fœtida avec le carbonate potassique
et quelques gouttes d'eau, ajoutez ensuite le jaune
d'œuf, puis enfin l'infusion de valériane.

Potion balsamique.

Pʀ. Baume de copahu,   50 gram.
      Alcoolat de menthe,   30
      Lait de magnésie,   20
  Mêlez.

A prendre à la dose de trois petites cuillerées à
café par jour, une le matin, une dans le courant
de la journée, et l'autre au moment de se coucher,
dans le traitement de la gonorrhée et d'autres écoulements muqueux analogues. Il est bon de boire un
verre d'eau après l'ingestion de chaque cuillerée de
cette potion, mais il est urgent de supprimer, hors
des repas, toute espèce de boisson.

Baume de copahu solidifié officinal.

(Mialhe.)

Pr. Baume de copahu ,   500 gram.
     Magnésie nouvellement calcinée ,   30

     Mêlez.

Il faut huit à douze jours pour que la solidification
s'opère. Dose 8 à 16 grammes par jour dans du pain
azyme, en quatre ou cinq fois. C'est une bonne préparation et qui est très fréquemment usitée, surtout
dans la blennorrhagie et la leucorrhée.

En n'ajoutant au baume de copahu que $1/40^e$ de
son poids de magnésie décarbonatée; en divisant ensuite cette masse en bols et en la recouvrant d'une
couche de gluten dissous dans l'alcool, on obtien-
drait des capsules balsamiques pareilles à celles de
Raquin, lesquelles constituent une préparation de
copahu aussi commode dans son administration
qu'efficace dans ses effets.

Potion purgative à l'huile de ricin.

Pr. Huile de ricin récente ,   20 gram.
     Alcoolat de menthe,   15
     Lait de magnésie ,   10
     Mêlez.

Cette potion doit être prise en une seule fois, et

immédiatement après son ingestion, il faut boire un ou deux grands verres de bouillon coupé ou de thé non sucré, puis supprimer toute espèce de liquide jusqu'au moment où la purgation a lieu.

Un mot sur l'emploi des semences de ricin comme purgatif.

L'huile de ricin, dit M. Soubeiran, est moins purgative que les semences qui l'ont fournie. C'est que l'huile qui s'écoule entraîne comparativement moins de résine qu'il n'en reste dans le marc.

J'ai rapporté ailleurs, à l'occasion d'émulsion préparée avec les semences de ricin fraîches, divers résultats thérapeutiques qui viennent à l'appui de cette opinion ; 10 grammes de semences dépouillées de leurs enveloppes donnèrent lieu à un effet éméto-cathartique très énergique ; une émulsion préparée avec une dose moitié moindre, c'est-à-dire avec 5 grammes, détermina vingt-huit vomissements et dix-huit évacuations alvines.

Enfin une troisième émulsion, contenant seulement 1 gramme de semences de ricin, produisit un effet éméto-cathartique très marqué ; il en fut de même avec une préparation ne renfermant que 20 centigrammes de semences.

Je conclus de ces faits :

1° Que le principe oléo-résineux trouvé par M. Soubeiran dans la semence du ricin n'existe qu'en proportion très faible dans l'huile, tandis qu'il se trouve en totalité dans l'émulsion ;

2° Que les ricins de France renferment une grande proportion d'un principe éméto-cathartique, qui est propre à un grand nombre de plantes de la famille des euphorbiacées ;

3° Que l'émulsion de semence de ricin, préparée avec 30, 25, 20 centigrammes de ces semences, constitue peut-être le purgatif le plus agréable au goût, mais que par malheur, même à cette faible dose, cette médication, outre son effet purgatif, détermine assez fréquemment le vomissement ; ce qui doit la faire bannir de la pratique médicale toutes les fois que les vomitifs sont contre-indiqués.

Alcalis végétaux,

ou bases alcalines organiques.

Les bases alcalines végétales méritent de notre part une attention toute spéciale.

Les alcalis végétaux ne sont qu'à peine solubles dans l'eau ; mais nous ferons observer qu'ils acquièrent la propriété de s'y dissoudre avec une extrême facilité à la faveur des acides lactique, chlorhydrique et autres, contenus dans le suc stomacal ; et nous ajouterons qu'aucune substance peut-être ne se dissout dans une aussi faible proportion d'acide ; pour en donner une idée, il me suffira de rappeler que tandis que les sulfates de soude, de chaux et d'ammoniaque contiennent plus de la moitié de leurs poids d'acide sulfurique, le sulfate de quinine effleuri n'en renferme même pas dix pour cent du sien.

Ce qui précède permet de prévoir que toutes les fois qu'un alcali végétal sera administré par la bouche, à dose thérapeutique *rationnelle*, il pourra être entièrement dissous à l'aide des acides du suc gastrique, et par suite être absorbé en totalité ; et qu'il n'en sera pas de même lorsqu'il sera introduit par l'anus, attendu que le suc intestinal, au lieu d'être acide, comme le suc stomacal, est alcalin et partant inhabile à agir sur les alcalis végétaux à titre de dissolvant. L'absorption n'aura donc pas lieu ; le médicament sera administré sans résultat, mais on pourra rendre cette absorption également facile en acidifiant convenablement le sel quinique. Tous ces faits sont démontrés par des observations cliniques.

Cependant quelques alcalis végétaux, et notamment la morphine, sont bien absorbés par toutes les parties du tube digestif et aussi par la peau dénudée.

Mais ces faits exceptionnels, au lieu d'infirmer ma manière de voir, la confirment ; car, tandis que le plus grand nombre des bases alcalines végétales sont insolubles dans les liqueurs alcalines, la morphine y est très soluble et est absorbable dans toute la longueur du tube digestif, par cette propriété de se combiner avec les alcalis aussi bien qu'avec les acides.

Ceci me conduit tout naturellement à aborder la question de savoir si les alcalis végétaux administrés par la méthode endermique sont absorbés.

En réalité, ils le sont tous, mais à des degrés bien différents. C'est ainsi que la morphine, qui est très soluble dans les alcalis, est absorbée en totalité; tandis que la vératrine, la strychnine et la quinine, qui sont à peine solubles dans les liqueurs alcalines, échappent en quelque sorte à l'absorption dermoïde.

Ces remarques nous expliquent pourquoi on apaise si aisément les douleurs en saupoudrant un vésicatoire avec un composé morphique, et pourquoi, au contraire, l'action fébrifuge de la quinine est si peu marquée alors qu'on l'administre par la méthode endermique; en effet, lorsqu'un sel d'alcali organique, non soluble dans les liqueurs alcalines, par exemple le sulfate neutre de quinine, est appliqué sur la peau privée de son épiderme, il l'impreigne d'abord, et puis, par un phénomène d'imbibition ou d'endosmose, il est peu à peu absorbé; mais pendant cette imbibition lente due à un phénomène plutôt physique que vital, l'alcali organique est décomposé et est rendu presque insoluble par les carbonates alcalins que nos humeurs renferment, avant d'avoir pu entrer dans la grande circulation. On conçoit dès lors que la proportion qui arrive à la circulation générale, après cette décomposition, soit assez faible pour qu'il devienne à peu près impossible d'en constater la présence dans les urines : c'est ce qui avait porté quelques praticiens à conclure que les alcalis végétaux ne sont point absorbables par la peau dénudée. C'est une erreur : ils le sont tous, mais, comme je l'ai dit, à des degrés bien différents et suivant leur plus ou moins de solubilité dans les liqueurs alcalines.

Toutefois je dirai, sans craindre d'être démenti par l'observation clinique, que l'administration endermique des alcalis végétaux qui n'agissent qu'à dose élevée, et spécialement de la quinine, est une méthode vicieuse, surtout en considérant qu'il n'existe peut-être pas un cas bien avéré dans lequel un sel de quinine acide n'ait pu être administré par la bouche ou par l'anus.

On objectera peut-être qu'aux Antilles, plusieurs praticiens affirment que l'ingestion interne des sels quiniques détermine des accidents cérébraux qui ne se manifestent plus lorsque ces composés, incorporés dans l'axonge à la dose énorme de 10, 20, 30 grammes, sont administrés par la méthode endermique ; à cela je répondrai que par cette médication on ne fait réellement entrer dans l'économie qu'une très faible proportion de principe actif, et que l'on arriverait certainement au même but en prescrivant le sulfate de quinine en quantité beaucoup plus minime que celle qui donne lieu aux symptômes que l'on cherche à éviter.

Les considérations que je viens de rapporter autorisent à établir en principe que tous les alcalis végétaux, sans exception, doivent être administrés à l'état salin, et même plutôt à l'état de sel acide qu'à l'état de sel neutre ou basique; en agissant ainsi, on ne fait du reste que se conformer à l'exemple que la nature nous a donné à cet égard. On sait que toutes les substances végétales actives qui empruntent leurs propriétés organoleptiques à des alcaloïdes contiennent ces derniers à l'état de combinaison saline soluble : c'est ainsi que, de tous les sels de morphine, le plus soluble, au dire de M. Liebig, est justement le méconate, c'est-à-dire celui qui se rencontre naturellement dans l'opium.

C'est sans aucun doute pour n'avoir pas administré la quinine en combinaison soluble que quelques auteurs l'ont vue échouer dans le traitement de certaines affections fébriles, contre lesquelles l'ingestion du quinquina en nature fut suivie d'un plein succès.

La nécessité de prescrire les alcalis organiques dans un état de combinaison qui rende leur absorption tout-à-fait indépendante de l'intervention des dissolvants *humoriques*, se fait particulièrement sentir alors que l'on administre plusieurs jours de suite ces agents médicaux héroïques à haute dose, attendu qu'en ce cas ils peuvent donner lieu à une *accumulation* de principe actif insoluble, lequel principe actif, par suite d'un changement chimique survenu dans les humeurs ou par suite d'une sécrétion outrée, peut devenir immédiatement absorbable, et par son introduction dans le sang, donner lieu à des accidents très graves.

C'est peut-être ici le moment de rechercher quelle est la cause des effets produits par les sels quiniques dans les affections fébriles :

Selon moi, cette cause est l'obstacle matériel apporté à la circulation du sang par la quinine, précipité insoluble résultant de la décomposition du sel quinique d'une part, et d'autre part la combinaison momentanée qui résulte de l'association de la quinine avec les éléments albumineux de nos liquides. En effet, tous les sels solubles de quinine, après être entrés dans la circulation générale, éprouvent l'action décomposante des carbonates alcalins contenus dans le sang ; par suite de cette décomposition, la quinine est mise en liberté ; elle se précipite, et, de même que tous les corps insolubles, elle détermine dans la circulation du sang un ralentissement très sensible.

Par conséquent le premier effet du sulfate de quinine doit se traduire par un ralentissement du pouls d'autant plus marqué que la dose du sel de quinine administré sera plus forte, et c'est précisément ce qui résulte des expériences cliniques de MM. Giacomini, Briquet et autres (1).

Ce phénomène de ralentissement circulatoire per-

____

(1) Les ferrugineux, les antimoniaux, le chlorure de

siste assez longtemps après la cessation de l'administration du composé quinique, et la théorie indique qu'il en doit être ainsi, puisque la quinine est trop peu soluble dans l'eau pour pouvoir être promptement excrétée par les divers émonctoires de l'économie vivante.

Il est donc permis de ranger le sulfate de quinine parmi le petit nombre de médicaments dont l'action thérapeutique ne saurait être passagère, et qui, une fois introduits dans la circulation générale, ne peuvent en être que lentement expulsés, et partant sont dans les conditions les plus avantageuses pour amener des modifications organiques durables; mais administrés à des doses élevées, ces mêmes médicaments peuvent déterminer des perturbations désastreuses et même la mort, ainsi qu'on en a eu malheureusement plus d'un exemple dans ces derniers temps.

baryum, déterminent le ralentissement du pouls par la même cause, c'est-à-dire par l'obstacle matériel qu'ils apportent à la circulation du sang; il serait curieux d'expérimenter s'ils ne pourraient pas, aussi bien que le sulfate de quinine, arrêter et guérir les fièvres intermittentes. L'observation a déjà prononcé en faveur de l'efficacité des sels de fer; les pilules fébrifuges de Marc en sont la preuve, et la présence d'un composé antimonial dans le fameux *bolus ad quartanam* ne constitue peut-être pas un fait aussi insignifiant qu'on le suppose.

Formules rationnelles.

Il ne me reste actuellement que bien peu de chose à ajouter sur le mode d'emploi rationnel des sels d'alcalis végétaux ; ou, pour mieux dire, il ne me reste qu'à m'occuper ici de l'administration du sulfate de quinine composé basique, et par cela même à peine soluble dans l'eau.

Le sulfate de quinine, comme tous les médicaments en général, n'a d'action sur l'économie vivante qu'autant qu'il est absorbé ; mais son absorption est loin d'être toujours également complète, comme il a été déjà dit ; pris par la bouche, en dissolution dans l'eau faiblement acidulée, il est promptement absorbé, et il produit sur l'économie animale le maximum d'action qu'il est susceptible de produire. Lorsqu'on l'administre en poudre, soit en suspension dans un véhicule, soit enveloppé dans du pain azyme, il est également absorbé assez aisément, attendu qu'une fois arrivé dans la cavité stomacale, il s'y divise, en tapisse les parois et y séjourne un temps suffisamment prolongé pour que les acides du suc gastrique aient le temps d'en opérer la dissolution, pourvu toutefois que la dose de ce sel organique ne soit pas trop élevée. Le sulfate de quinine réduit en pilules présente moins de chances ; arrivé dans l'estomac, il faut que les pilules s'y ramollissent d'abord, puis qu'elles s'y dissolvent ;

pendant que ce travail s'opère, quelques unes d'entre elles franchissent le pylore ; elles sont perdues pour l'effet médical, car, bien que ramollies, elles ne se trouvent alors en contact qu'avec le suc intestinal, qui, d'ordinaire neutre ou alcalin, est incapable de leur fournir l'acidité nécessaire pour leur absorption.

Administré par l'anus, le sulfate de quinine acide est assez bien absorbé, pourvu qu'il soit très acide, en raison des alcalis que renferment toujours les liquides de la partie inférieure du tube digestif ; par cette dernière voie, à l'état de sulfate basique, il n'est absorbé qu'en très faible quantité, quelle que soit d'ailleurs la dose ingérée.

Tout ce qui précède me porte à conclure que le sulfate de quinine ne devrait jamais être usité en médecine à l'état de sulfate basique insoluble, c'est-à-dire tel qu'il existe dans les pharmacies, mais bien à l'état de sulfate acide soluble. Or, voici un moyen très simple de préparer un sulfate de quinine acide, soluble dans l'eau et très propre à obtenir tous les genres de médicaments dont la quinine est la base. Je dis la quinine, car il est bon que les médecins soient pénétrés de cette vérité : que c'est la quinine elle-même, et non ses combinaisons salines, qui produit l'action dynamique alors qu'un de ses sels est administré ; l'acide auquel elle est unie n'ayant d'autre rôle à remplir que de lui servir de véhicule d'introduction dans l'économie, ou, pour mieux dire, dans le sang, c'est là que la quinine est mise à l'état de liberté par les carbonates alcalins et exerce son action modificatrice. Cette remarque prouve combien peu sont fondées les assertions des auteurs qui ont tour à tour proposé de substituer au sulfate de quinine, comme lui étant bien préférables, les sels quiniques suivants : citrate, tartrate, quinate, lactate, valérianate, ferrocyanate, etc.

Pour faire apprécier le vague des assertions qui précèdent, il me suffira de rappeler que l'un des composés précités dont on a rehaussé le plus la valeur thérapeutique, le ferrocyanate, est un sel qui n'existe pas, ainsi que M. Pelouze l'a péremptoirement démontré, le composé employé comme tel n'étant rien autre chose que du sulfate de quinine souillé par la présence d'une faible proportion de ferrocyanate de potasse jaune, sel dont l'action ne saurait modifier celle du sulfate quinique, puisqu'il est lui-même inactif.

Sulfate de quinine soluble,

ou Sulfate acide de quinine.

Pr. Sulfate de quinine officinal,   15 gram.
  Acide sulfurique étendu d'eau à parties
   égales,   4

Introduisez le sulfate quinique dans un mortier de porcelaine, ajoutez l'eau acidulée et triturez jusqu'à ce que le mélange ait pris la forme d'une poudre homogène.

Comme, durant la préparation du sulfate acide de quinine, il y a évaporation d'une petite quantité d'eau, ce sel représente sensiblement les 3/4 de son poids de sulfate basique ou officinal.

Pilule de sulfate acide de quinine.

PR. Sulfate acide de quinine,   4 gram.
     Conserve de roses q. s., environ   1

F. S. A. 100 pilules argentées, lesquelles contiennent chacun 20 centigrammes de sulfate acide de quinine, équivalant à 15 centigrammes de sulfate de quinine ordinaire.

CHAPITRE V.

Examen chimico-thérapeutique des caustiques et des astringents.

Caustiques.

Il existe un grand nombre de composés chimiques qui, appliqués sur les tissus vivants, les désorganisent plus ou moins profondément ; c'est à cette classe de corps que les médecins ont donné le nom de caustiques ; mais si tous ces agents destructeurs ont un caractère commun, celui d'agir sur la trame organique, de modifier, d'anéantir même les réactions chimiques qui assuraient son organisation, qui constituaient sa vitalité, combien sont différentes les réactions qui produisent ce phénomène ! Toutefois, en examinant les choses de plus près, on ne tarde pas à se convaincre que tous les caustiques agissent uniquement de deux manières.

Tous les véritables caustiques exercent leur action en se combinant avec les tissus organisés ; mais, tandis que les uns produisent, avec les éléments protéiques ou albumineux de l'économie animale, un composé insoluble plus ou moins plastique, d'autres agissent en sens contraire, ramollissent les tissus et les gléifient en quelque sorte. En d'autres termes, il y a des caustiques coagulants et des caustiques fluidifiants, et dans ces deux cas ils possèdent une action très énergique.

La distinction des caustiques que je viens d'établir est capitale ; elle doit attirer l'attention des physiologistes et surtout des chirurgiens ; elle permet de saisir immédiatement pourquoi les nitrates d'argent et de mercure, les chlorures d'antimoine et de zinc, qui appartiennent aux coagulants, ne peuvent être remplacés dans la pratique médicale par la potasse, la soude ou l'ammoniaque, qui font partie des fluidifiants.

t.

Première classe. — Caustiques coagulants ou plastifiants.

A cette classe appartiennent presque tous les acides minéraux puissants, les chlorures d'antimoine, de zinc, d'or, de mercure (deuto), les nitrates d'argent et de mercure, le sulfate et l'acétate de cuivre, la créosote, l'acide acétique concentré, etc.

Seconde classe. — Caustiques fluidifiants ou désobstruants.

Ce groupe comprend la potasse, la soude et l'ammoniaque caustiques, l'acide arsénieux, l'acide arsénique, l'acide phosphorique hydraté, l'acide oxalique, etc.

Mais tous les caustiques qui coagulent l'élément protéique des tissus organisés n'agissent pas avec une égale intensité ; l'observation démontre que, parmi les acides minéraux concentrés, l'acide nitrique tient le premier rang relativement à l'effet plastifiant qu'il détermine ; que les chlorures d'antimoine et de zinc ont un pouvoir coagulant plus marqué que les chlorures mercurique et aurique ; que la cautérisation du nitrate mercurique l'emporte sur celle du nitrate argentique, celle du sulfate de cuivre sur celle de l'acétate de la même base. Enfin l'expérience m'a appris que la créosote et l'acide acétique très concentré sont les deux substances qui coagulent le plus complétement l'albumine, ou, pour mieux dire, qui forment avec elle un coagulum plus plastique. C'est donc à l'un de ces deux composés qu'il convient d'avoir recours pour arrêter une hé-morrhagie grave, quand l'application d'un caustique n'est pas contre-indiquée. Mais comme le coagulum plastique que produit la créosote est stable, c'est-à-dire qu'il est insoluble dans un excès de sérum, tandis que le coagulum formé par l'acide acétique est très soluble dans ce même excès de sérum, on doit donner la préférence à la créosote.

Il en est des agents caustiques fluidifiants comme il en est des coagulants : tous n'exercent pas sur la trame organique une action également marquée ; c'est ainsi que l'ammoniaque, la potasse et la soude caustiques changent les éléments albumineux en une sorte de matière savonneuse, tandis que l'acide oxalique et l'acide arsénieux *mortifient* les tissus plutôt qu'ils ne les désorganisent.

Ces faits éclairent singulièrement l'histoire des caustiques ; ils nous apprennent que les mêmes in-dications médicales ne sauraient être également bien remplies avec les caustiques de l'une et l'autre classe ; l'action des caustiques coagulants étant pri-mitivement plus bornée, moins profonde, que celle des caustiques fluidifiants.

Mais hâtons-nous d'ajouter que, parmi les causti-ques coagulants, il en est plusieurs dont le coagu-lum peut être rendu soluble, et par suite absorbable, à la faveur des agents de dissolution contenus dans les humeurs vitales; c'est pourquoi je crois devoir établir une seconde classification, fondée sur une base pathologique.

Première classe.—Caustiques qui, par absorption immédiate ou médiate, peuvent donner lieu à des accidents graves et même mortels.

A cette classe appartiennent les acides arsénieux, arsénique, oxalique et même l'acide acétique; l'acétate et aussi le sulfate de cuivre; les chlorures aurique et mercurique, le deuto-nitrate de mercure, etc.

Seconde classe. — Caustiques dont l'absorption immédiate ou médiate ne donne ordinairement lieu à aucun symptôme dynamique grave.

Ce groupe renferme la potasse, la soude, l'ammoniaque, la plupart des acides inorganiques, les chlorures de zinc et d'antimoine, les proto-nitrates de mercure et d'argent, la créosote, etc.

Jetons actuellement un coup-d'œil rapide sur l'ensemble des phénomènes chimiques qui président à l'absorption des principaux agents caustiques.

L'absorption des alcalis s'effectue sans aucune intervention chimique : seulement, il est bon de faire observer que ces composés absorbent très aisément l'acide carbonique du sang, de sorte qu'une partie de leur action dynamique est réellement due à leurs carbonates. Tous les acides sont absorbés à la faveur

des carbonates alcalins que nos humeurs renferment, et c'est toujours aux sels alcalins produits
que leur action générale doit être rapportée.

Les sels de cuivre éprouvent le phénomène de
l'absorption d'une manière complexe ; c'est à l'état
d'albuminate, de cuprate et de carbonate que ces
composés agissent sur l'organisation animale. Les
nitrates d'argent et de mercure se décomposent en
présence des chlorures alcalins de l'économie vivante ; ils passent à l'état de chlorure, puis ces
chlorures (il en est de même pour les chlorures d'or
et de platine) s'unissent avec l'excès des chorures alcalins réagissant, et c'est toujours à l'état de chlorure double qu'ils arrivent dans la circulation générale. Ainsi ces sels ne produisent d'effet qu'à l'état
de chloro-aurate, chloro-argentate, chloro-hydrargyrate, etc.

Les chlorures de zinc et d'antimoine sont d'abord
transformés en oxides, à la faveur des bases alcalines contenues dans le sang, et c'est ensuite à l'état
de zincate et d'hypo-antimonite qu'ils exercent
leur action générale.

Notons enfin que tous les composés absorbés contractent, en outre, avec le sérum du sang une combinaison plus ou moins stable, qui est très certainement l'une des causes (peut-être même la cause unique) de l'action générale ou dynamique de tous les
agents modificateurs, dont je viens d'esquisser l'histoire chimico-physiologique.

Formules rationnelles.

Sulfate de cuivre fondu.

Pr. Sulfate de cuivre, q. v.

Introduisez le sulfate cuivrique dans un creuset de porcelaine ; chauffez jusqu'à ce qu'il soit en fusion bien tranquille, et puis coulez-le dans une lingotière de cuivre pareille à celles qui servent à préparer les cylindres de pierre infernale.

Cette préparation, qui se trouve actuellement dans presque toutes les pharmacies, est appelée à rendre quelques services à la thérapeutique, attendu que l'on peut, à l'aide de ce caustique, obtenir à la fois ou une action purement astringente ou un effet caustique assez prononcé, suivant qu'on le laisse plus ou moins de temps en contact avec les parties ulcérées que l'on soumet à son action.

Caustique de Vienne solidifié.
(Filhos.)

Pr. Potasse caustique,　　　2 parties.
Chaux vive pulvérisée, 1

Chauffez fortement dans une cuiller de fer ou dans un creuset de même métal, et quand le mélange est en fusion parfaite, coulez dans une lingotière préalablement chauffée, ou mieux encore dans des tubes de plomb de 8 à 12 centimètres de longueur et de 2 ou 3 millimètres d'épaisseur, qu'il faut avoir soin de placer dans du sable fin pour les empêcher de se déformer.

Ce caustique doit être renfermé dans des tubes de verre bien bouchés, afin de le garantir de l'humidité. Pour s'en servir, on le taille à la manière d'un crayon.

On donne à ce caustique une plus grande activité en le trempant légèrement dans l'alcool ou dans toute autre liqueur spiritueuse.

En parvenant à solidifier et à réduire en cylindre le mélange de potasse et de chaux connu sous le nom de caustique de Vienne, M. Filhos a trouvé un caustique des plus commodes, des plus actifs et des plus sûrs; mais je ne suis pas bien persuadé que ce caustique puisse, *dans le plus grand nombre de cas, remplacer avantageusement tous les autres* (1). Selon moi, ce caustique est contre-indiqué dans tous les cas où la cautérisation doit être superficielle ; c'est toujours alors à un caustique coagulant qu'il faut s'adresser, et parmi ceux-ci, la créosote, le sulfate de cuivre et le nitrate d'argent tiennent le premier rang.

Je crois devoir rappeler ici qu'à l'article CUIVRE, j'ai consigné la formule de la pâte caustique de Payan, que je crois une bonne préparation ; et qu'à l'article NITRATE MERCUREUX, j'ai donné la formule d'un proto-nitrate de mercure liquide, qui n'a pas,

(1) *Revue médicale*, août 1842.

comme le deuto-nitrate en liqueur, l'inconvénient
de produire la salivation. Enfin, j'ajouterai que quelques praticiens pensent, à tort, que le nitrate d'argent fondu, ou pierre infernale, est bien plus actif
que le nitrate argentique cristallisé, parce qu'ils supposent que ce dernier contient de l'eau de cristallisation, ce qui est une erreur; le nitrate d'argent est
anhydre, mais il renferme souvent un petit excès
d'acide nitrique entre ses lames, ce qui ne saurait
nuire à son action caustique.

Astringents.

Les astringents, en prenant leur étymologie à la
lettre, sont des agents médicamenteux qui ont pour
caractère générique de crisper, de resserrer la trame
organique animale; effet qui, au dire des auteurs de
matière médicale et de thérapeutique (1), est dû à
un phénomène de tonicité, c'est-à-dire qu'ils produisent une astriction fibrillaire, un resserrement, une
tonicité, qui effacent le diamètre des interstices organiques, au point d'expulser les liquides, d'y tarir
les exhalations, d'y produire du refroidissement, de
la pâleur et une sensation bien connue de fronce-
ment et de condensation.

Mais empressons-nous de dire qu'il est bien rare,

(1) Trousseau et Pidoux, *Traité de thérapeutique et
de mat. méd.*, t. I, p. 169.

pour ne pas dire plus, que l'astriction des tissus vivants ait lieu comme il vient d'être indiqué ; il résulte, en effet, de mes recherches, que tous les véritables astringents appartiennent à la classe des coagulants, c'est-à-dire à la classe des agents chimiques susceptibles d'entrer en combinaison avec les éléments albumineux du sang, et de former avec eux un composé insoluble.

Le principe que je viens de poser ne souffre aucune exception ; tous les vrais astringents coagulent le sérum du sang, sauf le borax. Mais que les praticiens veuillent bien examiner de nouveau l'action du borate de soude, et ils ne tarderont pas à reconnaître que ce composé salin, loin d'appartenir aux astringents, constitue, comme tous les sels alcalins à acides faibles, un détersif ou fluidifiant très marqué.

Il existe pourtant un certain nombre de composés salins qui exercent sur la muqueuse intestinale un phénomène analogue à l'astriction, et dont les praticiens tirent un parti avantageux dans le traitement de la diarrhée chronique ; tels sont certains sels d'alumine et de bismuth, le sous-phosphate calcaire, etc., lesquels ne font pas cependant partie des coagulants. Ces composés, au moment de leur absorption, sont changés en sous-sels insolubles par les carbonates alcalins contenus dans les humeurs intestinales, et ce sont ces sous-sels qui, en leur qualité de corps insolubles, enraient les déjections alvines diarrhéiques. Mais de tels composés n'astringentent pas, ils obturent; toutefois leur manière d'agir mérite l'attention, car s'il est vrai qu'ils agissent comme je le professe, on conçoit que l'on puisse, à leur aide, arrêter certains dévoiements pour le traitement desquels les véritables astringents sont contre-indiqués.

Peut-être fera-t-on cette objection : puisqu'un grand nombre de caustiques appartiennent, comme les vrais astringents, à la classe des coagulants, en quoi consiste la différence caractéristique de ces deux classes d'agents médicaux?

Je réponds : tous les caustiques coagulants, employés en petite quantité ou mélangés avec une substance qui affaiblit leur action, deviennent des *cathérétiques*, c'est-à-dire des caustiques superficiels; et lorsqu'on s'arrange de manière que leur effet coagulant soit à peine sensible, ils rentrent alors dans la classe des astringents. Ainsi, par exemple, un morceau de nitrate d'argent fondu, appliqué et fixé sur la peau, donne lieu à une escarre profonde : c'est alors un caustique escarrotique; ce même sel, employé en solution aqueuse convenablement concentrée, constitue un cathérétique; enfin, usité en dissolution très étendue, tel qu'on le prescrit d'ordinaire, en collyre, il rentre dans la classe des astringents.

Cet exemple suffit pour prouver que les caustiques coagulants diffèrent assez peu des astringents, puisque, avec quelques précautions relatives au mode d'emploi, on peut, à volonté, changer l'action escarrotique en une action simplement astrictive ; mais il ne faudrait pas croire pour cela que la réciproque peut avoir lieu, c'est-à-dire qu'il soit possible de changer l'action astrictive des astringents coagulants en une action caustique escarrotique, attendu que l'action physiologique des vrais astringents est bien différente de celles des vrais caustiques. Le coagulum protéique, en lequel réside l'action astrictive, peut toujours être rendu soluble à la faveur des agents de dissolution que nos humeurs renferment, et le tissu organique ne tarde pas à reprendre ses fonctions, tandis que l'escarre qui résulte d'un caustique a déterminé une désorganisation trop profonde pour que le coagulum puisse être rendu soluble, ou du moins pour que le tissu puisse reprendre sa vitalité première. Cette distinction mérite, à tous égards, d'attirer l'attention des physiologistes et des médecins.

Tous les astringents ne manifestent pas leur action avec une égale intensité ; les sels qui sont avec excès d'acide, les sels qui ont pour base un oxide métallique peu électro-positif abandonnant aisément l'acide auquel il est uni, constituent, en général, des astringents plus efficaces ; ils ont, pour mieux dire, une action astrictive plus pénétrante que les sels qui offrent des propriétés chimiques opposées. C'est ainsi, par exemple, que le coagulum astrictif formé par le sulfate de zinc est plus profond que celui auquel l'acétate de plomb donne naissance : or, chacun sait que la douleur produite par ce dernier n'est pas à comparer à la douleur produite par le premier.

Examinés à ce dernier point de vue, les astringents peuvent aussi être divisés en deux classes bien distinctes :

Première classe. — Astringents dont l'action peut se faire sentir profondément dans les tissus.

A cette série appartiennent l'alun , le sulfate de zinc, le sulfate de cadmium, etc.

Seconde classe. — Astringents dont l'action est toujours beaucoup plus superficielle.

Ce groupe comprend l'acétate et le sous-acétate de plomb, le nitrate d'argent très affaibli, le tannin, etc.

Les astringents de la première classe, employés en excès, redissolvent le coagulum, et l'astriction est alors changée en une véritable fluidification, c'est-à-dire que l'effet astrictif est changé en un effet détersif; tandis que les astringents de la seconde classe, employés en excès, déterminent seulement un effet astrictif local plus prononcé; mais l'action n'est jamais aussi profonde, et le coagulum, loin de disparaître, devient, au contraire, incomparablement plus plastique.

Il me reste actuellement à dire quelques mots sur la différence d'action thérapeutique que quelques praticiens ont dit exister entre le tannin contenu dans un certain nombre de composés astringents et celui contenu dans la noix de galle. Suivant M. Trousseau et quelques autres auteurs, le tannin contenu dans la racine de ratanhia est incomparablement plus doux que le tannin retiré de la noix de galle, différence d'action que M. Dumas attribue à ce que le tannin du ratanhia n'est pas identiquement semblable à celui de la noix de galle; on sait, en effet, que le tannin du ratanhia, du quinquina, du cachou, du kino, etc., *précipite en vert les sels de peroxide de fer;* tandis que le tannin du chêne, de la noix de galle, de la bousserole, du sumac, de l'aune, du bouleau, de la racine de grenadier, etc., *précipite en noir les sels ferriques.* Je ne saurais dire si c'est seulement en cette différence d'action chimique que gît la différence d'action thérapeutique que je viens de rappeler; ce que je puis assurer, c'est que le tannin gallique forme avec les liqueurs albumineuses un précipité qui diffère essentiellement de celui que produit le tannin du ratanhia ou du kino; le précipité gallique est caséiforme, tenace, mais mal lié; tandis que le précipité résultant de l'union du tannin, du kino ou du ratanhia avec l'albumine, est moins tenace, mais plus homogène, plus uniformément plastique. Quoi qu'il en soit, j'ajouterai que, d'après mes recherches, les composés tannifères auxquels il convient, dans la pratique médicale, de donner la préférence, sont : le kino vrai ou gomme-

u.

kino, qui agit avec une énergie presque égale à celle du tannin gallique pur ; puis le cachou, et enfin le ratanhia.

Avant que de terminer ce qui a rapport aux caustiques et aux astringents, je crois devoir insister un instant sur la nature intime de l'action chimico-physiologique de ces précieux agents modificateurs de l'économie vivante.

Les caustiques coagulants et les astringents ont tous un caractère commun, celui de se combiner au sérum du sang et de le solidifier, et, à ce titre, ils peuvent tous se remplacer entre eux. Mais l'action locale n'est pas la seule action que les caustiques ou les astringents puissent produire ; l'effet local est presque toujours suivi d'un effet général ou dynamique, consécutif à l'absorption, lequel varie essentiellement avec chacun d'eux ; il en résulte que, lorsqu'on est forcé de recourir pendant longtemps à l'action des caustiques ou des astringents, le choix de tel ou tel de ces agents modificateurs est loin d'être indifférent. Ainsi, par exemple, les topiques arsénifères, qui introduisent dans l'économie animale une certaine quantité d'acide arsénieux, sont contre-indiqués dans le traitement local des maladies cancéreuses ; et les préparations mercurielles se recommandent spécialement pour le traitement local des affections dermiques d'origine syphilitique, précisément parce que ces préparations donnent toutes lieu à l'absorption d'une certaine quantité de sublimé corrosif, lequel modifie heureusement l'organisation.

Formules rationnelles.

Tisane astringente au kino.

Pr. Kino vrai,   2 gram.
    Eau,   1000
Mêlez, filtrez et ajoutez
    Sirop de coings,   100.

A prendre par verres, d'heure en heure, dans tous les cas où les astringents végétaux sont mis en usage.

Lavement astringent au kino.

Pr. Kino vrai,   2 gram.
    Eau,   1500
Mêlez.

Ce lavement est très efficace dans le traitement de certaines diarrhées atoniques.

Injection astringente au kino.

Pr. Kino vrai,   0,50 centigram.
    Eau,   200 gram.
Mêlez et filtrez.

Deux ou trois injections par jour, dans la blennorrhée et la leucorrhée chroniques.

CHAPITRE VI.

Considérations générales sur le mode d'action des médicaments et des poisons.

I. Tous les faits, toutes les remarques théoriques et pratiques consignées dans le chapitre précédent, prouvent que toutes les substances médicamenteuses et toxiques n'agissent dynamiquement qu'autant qu'elles sont absorbables, c'est-à-dire qu'autant qu'elles sont solubles ou susceptibles de le devenir, par suite d'une ou plusieurs réactions chimiques opérées dans le sein de nos organes à la faveur des agents de dissolution que nos humeurs renferment ; agents de dissolution dont personne avant moi n'avait, je crois, suffisamment apprécié le rôle chimico-physiologique.

La condition essentielle à l'action des agents modificateurs de l'économie vivante est donc la solubilité. Cette indispensable condition n'offre du reste rien qui doive nous étonner ; c'est une simple conséquence ou plutôt une simple manifestation de l'une des plus belles lois naturelles qui nous démontre que toute création dans les deux règnes organique et inorganique exige l'état liquide des substances formatrices. On ne saurait même concevoir qu'il pût en être autrement ; car, d'après les connaissances actuellement acquises à la science, les villosités intestinales ne sont pourvues d'aucune ouverture ; donc toutes les substances qui entrent dans la composition de nos liquides n'y arrivent qu'à l'état de dissolution complète (1).

En résumé, l'état liquide est l'état indispensable à la manifestation de l'action générale ou dynamique des médicaments et des poisons, et l'on doit admettre, comme un axiome également bien prouvé, que dans une même classe de corps, tout étant égal d'ailleurs, les plus solubles sont aussi les plus actifs.

Telle est la voie dans laquelle il faut nécessairement marcher pour faire faire à l'art de guérir quelques progrès réellement utiles, quelques progrès durables.

Il est du moins certain qu'à l'aide de ces principes, et en tenant compte des nombreuses réactions chimiques qui précèdent ou accompagnent l'absorption des médicaments et des poisons, je suis arrivé à formuler *à priori* quelques unes des règles générales qui président aux grands phénomènes organiques de l'absorption, de l'assimilation et des déjections. Pour mettre le lecteur à même de juger de la portée de mes recherches, je vais résumer ici, sous forme de tableau, les principaux résultats auxquels j'ai été conduit.

(1) Mandl, *Anatomie générale*, p. 301.

II. *Tableau relatif à l'absorption.*

Première classe.— Substances immédiatement absorbables,
c'est-à-dire absorbables sans aucune intervention chimique.

Potasse, soude, ammoniaque, baryte, strontiane,
chaux; tous les acides végétaux solubles; quelques
acides minéraux : acide arsénieux, arsénique, phosphorique hydraté; tous les sels alcalins, et parmi
les sels métalliques proprement dits, tous ceux qui
ne coagulent pas l'albumine; exemple, cyanures de
potassium et de fer, cyanure de mercure, etc.,
quelques alcalis organiques et même à la rigueur
tous, puisque aucun d'eux n'est entièrement insoluble dans l'eau.

Les huiles volatiles, l'extractif des végétaux,
enfin le sucre, l'amidon modifié, la gomme, l'albumine, la caséine, sont très certainement immédiatement absorbables, bien que le plus ordinairement ces substances n'éprouvent le phénomène
de l'absorption qu'après avoir éprouvé quelques
réactions chimiques prédisposantes à l'assimilation.

Seconde classe. — Substances non immédiatement
absorbables.

(A) *Absorption gastro-intestinale ou absorption avec
l'intervention des acides du suc gastrique.*

Tous les métaux, excepté ceux de la dernière classe, de M. Thénard, or, argent, etc., qui n'ont aucune action sur l'économie animale, alors qu'on les ingère à l'état métallique.

Presque tous les oxides métalliques insolubles, les alcalis végétaux, l'albumine cuite, le tissu cellulaire animal, etc.

(B) *Absorption intestinale ou absorption avec l'intervention des alcalis.*

Le soufre, le phosphore, l'iode; presque tous les acides minéraux, l'acide tannique et tous les acides végétaux insolubles; certains oxides métalliques électro-négatifs, oxides d'antimoine, d'étain, de zinc, etc.; les résines, les huiles grasses, l'extractif modifié (apothème); la santonine, la plupart des matières colorantes, etc.

(C) *Absorption pouvant être effectuée dans toute la longueur du canal digestif, ou absorption avec l'intervention des chlorures alcalins.*

Tous les oxides et les sels du plomb, du mercure, de l'argent, de l'or et du platine.

III. Bien que ces indications théoriques sur l'absorption des substances alimentaires et médicamenteuses ne puissent pas être considérées comme étant toutes des vérités absolues, plusieurs corps étant absorbables à plus d'un titre, je crois néanmoin pouvoir affirmer que ce tableau est vrai dans son ensemble, et qu'il pourra être plus d'une fois consulté avec fruit par les thérapeutistes; qu'il pourra surtout les guider avantageusement dans le choix du mode d'emploi de leurs remèdes, suivant qu'ils voudront avoir recours à tel ou tel genre de médication.

Ainsi, par exemple, veut-on prescrire à un malade avec le plus de succès possible un agent médical qui, pour acquérir de l'action, a besoin d'être influencé par les acides, soit le fer ou ses oxides ou son carbonate, soit la magnésie, soit un alcali végétal?

Il faudra administrer ces substances sans addition d'eau, ou tout au moins avec très peu d'eau; et, de plus, recommander au malade de n'ingérer aucune espèce de boisson que plusieurs heures après leur administration. Inutile d'ajouter que les boissons alcalines doivent surtout être sévèrement proscrites, mais que les boissons acidules n'offriraient pas d'inconvénient; elles seraient même avantageuses.

Veut-on également obtenir le *maximum* d'effet thérapeutique des matières médicamenteuses qui, pour être actives, ont besoin de l'intervention des alcalis, soit par exemple les résines et baumes, les huiles, le soufre?

Il faut recommander au malade de boire pendant ou immédiatement après l'ingestion de ces substances plusieurs verres d'eau pure ou légèrement alcalinisée, afin de les chasser de suite de l'estomac; après, lui interdire toute boisson, surtout les boissons acidulées, celles-ci ayant toutes pour effet de troubler ou suspendre l'espèce de digestion ou de saponification intestinale en laquelle réside l'effet thérapeutique des agents médicaux précités.

Ces exemples suffisent, je pense, pour démontrer que l'inspection de ce tableau pourra, au moins quelquefois, guider les praticiens dans le choix des remèdes et surtout dans leur mode d'administration.

Est-il besoin de faire observer, avant d'aller plus loin, que parmi le groupe de corps immédiatement absorbables, aucun n'appartient à la classe des coagulants?

IV. *Tableau relatif à l'assimilation et aux excrétions.*

Le tableau précédent avait surtout pour but de faire saisir d'un coup d'œil les principales réactions chimiques à l'aide desquelles l'absorption s'effectue. Voici maintenant un second tableau basé sur une étude plus avancée des réactions chimico-organiques qui ont lieu dans le corps humain, et ayant pour objet de faire connaître quelques unes des réactions chimiques qui président à l'assimilation et aux excrétions.

Première classe. — Substances assimilables ou destructibles par l'oxigène ou les alcalis contenus dans le sang.

Cette classe comprend l'albumine, la fibrine, la caséine, le gluten, l'amidon modifié, ou dextrine, le sucre de raisin ou glucose, les corps gras, l'alcool, certaines huiles essentielles, le phosphate calcaire, les oxides de fer, etc.

v

Toutes les substances comprises dans cette classe étant assimilables ou décomposables en produits ultimes, on ne saurait les rencontrer dans les divers émonctoires de l'économie vivante que lorsqu'il y a viciation dans nos humeurs : c'est ainsi, par exemple, que chez les diabétiques l'absence, dans le sang, des alcalis libres ou carbonatés en lesquels réside la cause de l'assimilation des matières saccharoïdes, rend possible la présence du sucre dans tous leurs liquides excrémentitiels et autres.

Seconde classe. — Substances non assimilables.

(A) *Substances non précipitables par l'albumine et par les alcalis contenus dans le sang.*

A ce groupe appartiennent les alcalis et leurs carbonates, sulfates, nitrates, chlorures, iodures, etc., et généralement tous les sels métalliques non coagulants et non précipitables par les alcalis, comme le cyanure de mercure, le cyanure et le sulfocyanure de fer et de potassium ; tous les acides non coagulants, acide arsénieux, arsénique, phosphorique ; tous les acides végétaux imparfaitement destructibles par l'oxigène du sang : acides citrique, tartrique, oxalique, benzoïque et gallique ; certaines matières colorantes telles que celles des fruits rouges, cerises, framboises, mûres, celles du campêche et de la garance, etc.

Tous les corps appartenant à cette classe arrivent

très promptement dans tous les émonctoires de l'économie animale et notamment dans l'urine.

(B) *Substances précipitables par l'albumine ou par les alcalis contenus dans le sang.*

Ce groupe renferme les sels de chaux, de baryte, de magnésie, d'alumine, de zinc, d'étain, de plomb, d'antimoine, de bismuth, de mercure, d'argent, d'or, de platine, la plupart des sels d'alcalis végétaux, tous les acides coagulants, etc.

Cette sous-classe peut être subdivisée ainsi qu'il suit :

1° *Substances produisant, avec les alcalis du sang, un composé à peu près complétement insoluble dans l'eau.*

Sels de manganèse, de bismuth, de cuivre, de baryte, de strychnine, etc.

2° *Substances produisant, avec les alcalis du sang, un composé assez sensiblement soluble dans l'eau.*

Sels de chaux, de magnésie, de zinc, d'étain, d'antimoine, etc. ; tous les acides coagulants.

3° *Substances produisant, avec les chlorures alcalins du sang, un composé assez aisément soluble dans l'eau.*

Sels de plomb, de mercure, d'argent, d'or et de platine.

V. Le tableau que je viens d'esquisser, et pour lequel, à cause de la nouveauté et de la difficulté du sujet, je réclame toute l'indulgence du lecteur, étant connu, il devient très aisé de répondre à une multitude de questions chimico-physiologiques auxquelles peu de personnes seraient en état de répondre. Ainsi, par exemple, quelles sont les substances inscrites dans la classe des produits assimilables que l'on peut espérer retrouver dans les liquides des sécrétions ?

Ce sont celles qui résistent le mieux aux décompositions chimiques de l'ordre de celles qui ont lieu dans l'organisme, telles que la fermentation ou la putréfaction. Les huiles essentielles remplissent cette condition : aussi chacun sait qu'après l'ingestion de l'ail, du copahu, de la térébenthine, etc., l'urine acquiert une odeur qui témoigne de la présence de ces substances.

Parmi les substances inassimilables, quelles sont celles qui doivent pouvoir passer le plus promptement ou du moins en plus grande quantité dans l'urine?

Ce sont toutes celles de la sous-classe A, parce qu'elles ne sont ni précipitables par l'albumine ni par les alcalis du sang. Or, l'expérience clinique a, en effet, constaté leur présence dans l'urine.

Parmi les substances inscrites dans la sous-classe B, quelles sont celles qui, d'après la théorie, doivent le plus difficilement arriver dans les urines?

Ce doivent être celles de la première série, parce qu'elles produisent, avec les alcalis du sang, les composés les moins solubles. C'est aussi ce qui a lieu. L'observation démontre que les sels de manganèse et de bismuth passent avec une extrême lenteur dans l'urine, et que ceux de cuivre y passent en proportion si minime que l'on est encore à se demander si réellement ils y passent.

Parmi les métaux de la série n° 3, quels sont ceux qui doivent passer le plus promptement ou du moins en plus grande proportion dans l'urine?

Ce sont ceux dont les chlorures doubles sont les plus aisés à se produire, c'est-à-dire ceux qui sont les plus solubles. C'est donc l'or et le platine qui doivent y arriver le plus vite et en plus grande abondance; vient ensuite le mercure, puis le plomb, puis enfin l'argent.

L'observation clinique n'a point encore sanctionné la valeur de la théorie qui précède, aucun physiologiste n'ayant institué des expériences comparatives sur le passage de ces métaux dans l'urine; mais tout me porte à croire que les choses se passeraient réellement ainsi que je l'annonce; il est du moins certain que MM. Flandin et Danger ont obtenu des résultats pratiques qui parlent hautement en faveur de mes vues théoriques; voici ces résultats :

S'il nous fallait établir l'ordre suivant lequel les reins sont plus librement traversés par les cinq poisons métalliques que nous venons de nommer, nous aurions à mettre en première ligne l'antimoine, puis l'*or*, l'arsenic et l'*argent* ; le cuivre devrait être placé à l'extrémité de cette liste, si ce n'est dans une classe à part, les organes de la sécrétion rénale paraissant impénétrables à ce métal (1).

Enfin cette table méthodique peut encore servir à résoudre plusieurs problèmes ayant rapport à des substances inscrites dans des groupes plus ou moins éloignés; il suffit pour cela de se rappeler si les substances indiquées sont ou ne sont pas coagulantes, et si le coagulum est ou promptement soluble ou difficilement soluble dans un excès du corps précipitant ou dans un dissolvant ultérieur ; ainsi, par exemple, de l'émétique et du sulfate de zinc, quel est celui des deux sels dont on pourra signaler en premier la présence dans l'urine?

Ma table fera immédiatement connaître que c'est l'émétique qui s'y rencontrera le premier, et qui aussi sortira le premier complétement de l'économie, attendu que l'émétique ne coagule pas l'albumine, et, partant, que son absorption a lieu d'emblée, et, de plus, que l'oxide antimonique est plus aisément soluble dans les liqueurs alcalines que l'oxide zincique ; tandis que le sulfate de zinc est d'abord coagulé par l'albumine, et que, par conséquent, son absorption ne peut s'effectuer que lentement, c'est-à-dire au fur et mesure qu'il est impressionné par les liquides alcalins de l'économie, lesquels, en s'unissant avec ces deux composants, lui restituent

____

(1) Flandin et Danger, *Comptes-rendus de l'Académie des sciences*, juillet 1843.

peu à peu la solubilité que l'albumine lui avait fait momentanément perdre.

VI. *Parallèle entre les médicaments insolubles et les médicaments solubles.*

Quelques praticiens pensent que les médicaments insolubles, non seulement peuvent être mis en parallèle avec les médicaments solubles, mais que même, dans bien des cas, ils doivent leur être préférés. C'est là une erreur grave, que je vais tâcher de réfuter.

La seule objection raisonnable qu'on puisse faire contre l'usage des médicaments solubles, c'est que leur action locale est parfois plus irritante que ne l'est celle des médicaments insolubles offrant des propriétés modificatrices corrélatives; mais c'est là un inconvénient auquel il est toujours possible de remédier; ainsi, par exemple, le sublimé corrosif, dira-t-on, exerce sur les membranes organisées une action coagulante qui rend sa présence dans l'estomac moins aisément tolérée que celle du calomel, que celle du proto-iodure de mercure. Eh bien! répondrai-je, associez le sublimé avec deux ou trois fois son poids de sel marin ou de sel ammoniac, et vous anéantirez l'effet de cette action locale. A côté de cet inconvénient, que je considère comme à peu près illusoire, combien d'avantages les matières solubles ne présentent-elles pas sur les matières insolubles!

Avec ces dernières, on ne peut jamais être certain de la dose qui est absorbée ; et, par conséquent, de la dose agissante ; tandis qu'avec les substances médicamenteuses solubles, on connaît généralement à l'avance la dose absorbée ; celle-ci étant d'ordinaire en rapport direct avec la proportion ingérée ; et, comme la dose de matière active peut être ou augmentée, ou diminuée à volonté, on peut également, à volonté, augmenter ou diminuer l'action médicale du médicament employé, ce qui est d'un avantage thérapeutique inappréciable.

Enfin les agents modificateurs insolubles présentent dans leur emploi médical, longuement continué, un inconvénient peu connu des praticiens, et qu'il est cependant très nécessaire de signaler : ce sont les accumulations de ces matières dans les voies digestives ; accumulations qui, dans certaines circonstances, peuvent donner lieu à des effets toxiques très graves et tout-à-fait inattendus.

VII. Quand un composé médicamenteux insoluble est introduit dans l'économie animale, et qu'il ne peut être dissous en totalité, au moyen des agents dissolvants contenus dans les liquides gastriques et intestinaux, la portion insoluble de ce corps, ou la totalité insoluble, parcourt toute la longueur du canal digestif et arrive dans les fèces, avec lesquelles elle est expulsée ; ou bien, au contraire, elle s'arrête dans son cours, se loge dans quelques replis de la muqueuse des voies digestives, où elle séjourne un temps plus ou moins long. Dans ce dernier cas, il existe ce que j'appelle *accumulation* de matière, accumulation qui peut d'ailleurs s'accroître beaucoup si l'ingestion du composé qui lui donne lieu est continuée plusieurs jours de suite : or c'est, en effet, ce qui arrive assez fréquemment dans la pratique. Citons quelques exemples :

L'usage inconsidéré de la magnésie caustique a donné lieu, dans l'estomac d'un goutteux, à une incrustation magnésienne des plus remarquables.

Les préparations de fer non solubles, et notamment le sous-carbonate de peroxide, administrées à de trop hautes doses, donnent très souvent lieu à des concrétions lithoïdes intestinales.

Quelquefois même les accumulations peuvent s'effectuer immédiatement par la trop grande quantité du médicament administré.

Mais ces matières insolubles, ainsi accumulées, ne présentent pas toutes les mêmes dangers ; celles qui sont inattaquables par les humeurs vitales n'agissent sur les surfaces avec lesquelles elles sont en contact qu'à la manière des corps étrangers, c'est-à-dire en déterminant de l'irritation et des symptômes d'inflammation ; tandis que les matières susceptibles de devenir solubles, par suite d'un changement dans la quantité ou dans la composition des humeurs viscérales, peuvent prendre des propriétés actives, souvent toxiques, et, par leur absorption, déterminer des accidents très graves, même mortels.

C'est ainsi que le *calomel*, administré à haute dose, dans le but d'une purgation, ne tarde pas quelquefois à faire déclarer les symptômes du ptyalisme et à attaquer profondément l'économie.

De même le *sulfate de quinine basique*, ou officinal, administré à la dose de plusieurs grammes par jour, et ne produisant, dans les premiers moments, aucun effet physiologique extraordinaire, a donné lieu tout-à-coup à des accidents d'intoxication qui se sont terminés par la mort.

Le mercure métallique lui-même, ingéré dans le tube digestif, dans le but de détruire un étranglement intestinal, a déterminé la mort, avec tous les symptômes de l'empoisonnement par le sublimé.

La digitaline, récemment découverte par MM. Homole et Quevenne, faisant partie des agents modificateurs insolubles, doit, par conséquent, être apte à produire des accumulations inter-viscérales analogues à celles que je viens de signaler ; c'est aussi ce qui arrive, ainsi que l'observation suivante le prouve:

« Les effets toxiques de la digitaline ne se produisent pas, en général, de prime abord ; pendant les deux ou trois premiers jours, il semble qu'on n'ait rien fait prendre d'insolite au malade ; mais brusquement, et sans que rien vous ait averti, les effets de la substance ingérée commencent à se manifester. »

(BOUCHARDAT et SANDRAS.)

VIII. *Médicaments donnés après d'autres médicaments.*

S'il existait encore le moindre doute dans l'esprit de certains praticiens sur la possibilité des accumulations médicamenteuses, dont je viens d'ébaucher l'histoire, la relation des faits suivants le dissiperait très probablement. Quelques verres de limonade tartrique ont déterminé une action vomitive et la diarrhée, chez un malade qui avait pris, quelques jours auparavant, du protoxide d'antimoine. Est-il nécessaire d'ajouter que c'est au tartrate antimonique produit que cette double action thérapeutique doit être rapportée? De l'eau iodée, administrée à un dartreux, peu de temps après la cessation d'un traitement dépuratif ayant le calomel pour base, a donné lieu à une salivation des plus abondantes; effet produit par le bichlorure et par le bi-iodure de mercure auxquels l'eau iodée avait donné naissance, en réagissant sur le protochlorure de mercure existant encore dans l'économie.

Et que l'on ne pense pas que les agents médicamenteux insolubles ont seuls la propriété de séjourner assez de temps dans l'économie animale pour qu'il y ait urgence à tenir compte de ce fait dans les prescriptions médicales qui suivent leur administration, car l'analyse chimique démontre que les matières actives solubles existent encore dans nos humeurs, en proportion notable, plusieurs jours après leur ingestion. C'est ainsi, par exemple, qu'un étudiant en médecine, qui avait pris pendant longtemps de l'iodure de potassium, a éprouvé un ptyalisme très marqué, après avoir pris seulement 30 centigrammes de proto-iodure de mercure.

IX. *Localisation des poisons, ou stagnation des poisons.*

Les nombreuses recherches expérimentales auxquelles je me suis livré, dans le but d'éclairer tout ce qui se rattache à l'absorption des médicaments et des poisons, me permettent d'aborder ici une question chimico-physiologique qui a beaucoup attiré l'attention des toxicologistes dans ces dernières années : je veux parler de la *localisation des poisons.* Mais avant d'entamer ce sujet, je vais d'abord faire connaître ce que l'on entend par localisation des poisons.

Lorsqu'on introduit certains composés toxiques dans l'économie animale, et que l'on examine ensuite les humeurs de l'animal empoisonné, l'analyse démontre que ces composés délétères ne se trouvent pas en proportion égale dans les viscères.

C'est ce fait réel de la présence des poisons en plus grande quantité dans certains viscères que MM. Flandin et Danger ont désigné sous le nom de localisation des poisons, l'attribuant à une sorte d'élection particulière des substances toxiques. M. Orfila

a très judicieusement fait observer que cette dénomination est tout-à-fait impropre.

Pour moi, il n'y a point de localisation des poisons, dans le sens propre du mot ; c'est-à-dire que
je n'admets point qu'aucun poison, par une propriété
sui generis, puisse élire domicile dans un organe
plutôt que dans un autre ; mais je reconnais des
stagnations de poisons ; et c'est par les stagnations
que j'explique les phénomènes de localisation de
MM. Flandin et Danger.

J'établis deux classes de stagnations :

La première par arrêt circulatoire, et elle pourrait être désignée sous le nom de localisation ou
stagnation physico-organique.

La deuxième par décomposition chimique, et elle
pourrait être appelée *stagnation chimico-organique.*

(*a*) Comme exemple de la première classe *stagnation physico-organique*, je cite le ralentissement forcé
qu'éprouve le sang à travers tout le système de la
veine porte : en effet, toutes les substances toxiques ou
non toxiques indécomposables, ou, pour mieux dire,
imprécipitables, par aucun des éléments chimiques
du sang, telles que les bromures et iodures alcalins, le
cyanure de mercure, les alcalis caustiques, etc., ingérées dans l'appareil digestif, sont presque en totalité
absorbées par les ramifications de la veine porte, qu
les transmet immédiatement au foie ; dans cet organe
elles séjournent un temps plus ou moins long, nécessité
par la disposition particulière du système vasculaire

hépatique, et par suite du ralentissement de cette circulation partielle, elles ne doivent rentrer dans la circulation générale que longtemps après les substances qui ont été absorbées par les appareils respiratoire ou cutané, dans lesquels le mouvement du sang est beaucoup plus rapide.

Cette remarque revient de droit à M. Orfila, ainsi que le prouve le passage suivant de son Traité de toxicologie :

« Le foie, en effet, reçoit le premier, à l'aide des » vaisseaux qui forment la veine porte, la presque » totalité de la substance toxique; ce viscère, d'ail- » leurs très vasculaire, est un organe de sécrétion, » et dans lequel le sang circule lentement; cela » étant, on conçoit déjà pourquoi on trouve une plus » grande quantité de substance vénéneuse dans ce » viscère que dans ceux que le sang traverse rapi- » dement, tels que les poumons, et pourquoi elle y » reste plus longtemps. »

(*Traité de Toxicologie*, t. I, p. 496.)

(*b*) Les phénomènes de *stagnation chimico-organique* ont lieu toutes les fois qu'une substance toxique ou non toxique éprouve dans le sang abdominal, ou dans le foie lui-même, une décomposition quelconque, de laquelle résulte un composé insoluble ou moins soluble que le corps qui lui a donné naissance; ce composé nouveau, par suite de cette insolubilité, stagne dans les viscères spongieux, et partout où la circulation est retardée.

MM. Flandin et Danger ont rapporté, dans leur
Mémoire à l'Institut, quelques exemples de cette
stagnation, mais sans en donner la véritable explication. Je vais transcrire les résultats pratiques de
leurs expériences d'empoisonnement par l'antimoine,
le cuivre, le plomb; puis j'appliquerai mes théories
à ces résultats, dont je suis loin de contester l'exactitude :

« De quelque manière, disent-ils, que l'on em-
» poisonne un chien par l'antimoine, on ne re-
» trouve pas le métal dans les poumons, non plus
» que dans le cœur, le cerveau, les muscles et les
» os; l'empoisonnement eût-il été produit par les
» organes de la respiration, au moyen du gaz hy-
» drogène antimonié, c'est toujours spécialement
» dans le foie, la rate, les reins et les urines qu'on
» retrouve le poison.

» Dans le cas d'empoisonnement par le cuivre, on
» ne retrouve ce métal ni dans le cœur, ni dans les
» poumons, ni dans le système veineux, ni dans les
» muscles et les os, non plus que dans les reins et
» les urines; on le rencontre dans le foie, la rate et
» le tube intestinal.

» Dans le cas d'empoisonnement par le plomb, on
» retrouve cet élément toxique dans le foie, la rate,
» les reins, l'urine et les poumons, mais non dans le
» cœur, ni dans le tissu musculaire et osseux. »

(FLANDIN et DANGER, *Compte-rendu de l'Académie des Sciences*, 15 avril 1844.)

Voici comment ma théorie donne l'explication de ces faits, qui semblent, au premier abord, échapper à toute loi chimique :

Antimoine (émétique) (1). Lorsque le tartrate de potasse et d'antimoine est ingéré par la bouche, il est spontanément absorbé par les veines abdominales qui le transportent au foie ; mais, comme durant ce trajet il se trouve en contact avec l'oxigène, les carbonates et savons alcalins du sang, une grande partie de l'oxide d'antimoine, contenu dans ce composé antimonial, devient insoluble, imprègne le tissu du foie et y séjourne ; tandis que la partie d'oxide antimonique, qui a résisté à l'action décomposante des agents précités, entre dans la circulation générale et arrive bientôt dans les divers émonctoires de l'économie animale, et spécialement dans le liquide urinaire.

Il ne faudrait pourtant pas croire que l'oxide d'antimoine déposé dans le foie y stagne indéfiniment ; cet oxide étant sensiblement soluble dans l'eau, et surtout dans l'eau alcalinisée, comme l'est celle qui existe dans le sérum du sang, est dissous peu à peu

---

(1) Comme exemple de la localisation de l'antimoine, j'ai dû choisir le tartre émétique, d'abord parce que c'est lui qui a été ordinairement expérimenté, et aussi parce que ce sel n'étant pas coagulant, son absorption s'effectue d'emblée.

par ce véhicule et transporté dans l'économie générale.

Toutefois la dissolution de l'oxide antimonique
stagnant dans le foie s'effectue avec assez de lenteur
pour que la proportion qui en existe alors dans le
sang pulmonaire, en un temps borné, soit assez faible pour que MM. Flandin et Danger aient pu l'y méconnaître ; fait qui les a portés à admettre que l'antimoine, ainsi localisé dans le foie, arrive dans
l'urine sans passer par la circulation générale !…

Cuivre. Les sels de cuivre, administrés par la
bouche, n'étant pas tous également coagulants, leur
absorption s'effectue avec plus ou moins de promptitude ; néanmoins, peu de temps après leur ingestion, on en démontre aisément la présence dans le
foie, la rate et le tube intestinal. Comment se fait-il
donc que le cuivre, contrairement à la plupart des
métaux, ne se rencontre *habituellement* pas dans les
urines?

C'est 1° parce que les sels cuivriques introduits
dans le sang veineux abdominal sont décomposés
par les composés savonneux et les carbonates alcalins existant dans le sérum du sang ; 2° parce que le
bi-oxide de cuivre est, à son tour, réactionné par les
formiates alcalins résultant de l'action des alcalis
sur les substances alimentaires sucrées, dérivées ou
non dérivées des féculents ; lesquels formiates ont la
propriété de le réduire à l'état de protoxide, corps
d'une insolubilité absolue.

x.

Mais, que l'on ne s'y trompe pas, il est telle alimentation qui permettrait évidemment le passage du cuivre dans la sécrétion rénale ; et cette alimentation serait celle qui ferait prédominer les acides dans l'économie, et neutraliserait l'action des alcalis sur les matières sucrées et amyloïdes.

Plomb. Il me reste actuellement à expliquer pourquoi le plomb, contrairement à l'antimoine et au cuivre, peut être si aisément constaté dans le foie, la rate, les reins, l'urine et les poumons.

C'est que le plomb appartient à la classe des métaux dont les chlorures ont des propriétés électronégatives ou acides : tels sont l'argent, le mercure, l'or et le platine ; lesquels chlorures peuvent, avec les chlorures alcalins électro-positifs ou basiques, contenus dans nos liquides, constituer des chlorures doubles, solubles, indécomposables par aucun des éléments du sang, et qui, par suite de ce caractère important, doivent être retrouvés partout où l'on rencontre les chlorures alcalins eux-mêmes, c'est-à-dire dans toutes les humeurs de l'économie animale. Comme preuves appuyant le fait que j'avance, je rappellerai que la teinte noirâtre-olive qui apparaît chez les épileptiques ayant pris le nitrate d'argent, est due à l'action de la lumière sur le chlorure argentique, les autres sels d'argent n'étant pas influencés ainsi par les rayons lumineux ; que le sulfure de plomb qui se forme sur la peau des malades affectés de colique saturnine, soumis aux bains sulfureux, résulte de la décomposition du chlorure plombique qui accompagnait les chlorures alcalins dans la perspiration cutanée. Enfin la preuve irréfragable que le composé mercuriel, que l'on sait exister dans toutes les sécrétions des gens soumis au mercure, est bien le composé que ma théorie indique, c'est-à-dire le chloro-hydrargyrate, c'est que ces sécrétions blanchissent le cuivre, ce qui, d'après mes recherches, n'a lieu qu'avec les sels mercuriels très fortement acides, ou avec le bichlorure combiné avec les chlorures alcalins. Quant au platine et à l'or, si on ne les a pas encore rencontrés dans toutes les liqueurs de l'économie, c'est parce qu'on ne les y a pas encore recherchés.

Pourquoi les sels de chaux passent-ils plus aisément et plus complétement dans l'urine que les sels solubles de strontiane, et surtout ceux de baryte? C'est que les phosphates, carbonates et sulfates de chaux sont plus solubles que ceux de strontiane ou de baryte (bien que tous ces composés salins appartiennent à la classe des substances qui se localisent par décomposition chimique), et il en résulte que leur stagnation est moins absolue, et, par suite, leur excrétion plus prompte.

X. *Idiosyncrasies chimiques.*

On donne, en médecine, le nom d'idiosyncrasie à une disposition particulière qui fait que chaque individu est affecté, d'une manière qui lui est propre, par les agents extérieurs agissant sur l'économie animale : or, tout en admettant qu'il existe des idiosyncrasies auxquelles la définition qui précède est applicable, et auxquelles on pourrait donner le nom d'idiosyncrasies *nerveuses* ou *idiopathiques*, telles, par exemple, que le cas de défaillance à l'aspect de certains animaux ; de vomissement à la vue de certaines matières alimentaires ou médicamenteuses, etc., on doit également reconnaître qu'il existe une foule d'anomalies d'action médicale qui, attribuées journellement par les praticiens au tempérament, à l'idiosyncrasie des malades, ne doivent pourtant être rapportées qu'à telle ou telle réaction chimique. Il faut bien se garder de confondre les véritables idiosyncrasies avec ces anomalies thérapeutiques auxquelles je propose d'appliquer le nom d'*idiosyncrasies chimiques* ou *humorales*.

Les idiosyncrasies chimiques tiennent à une multitude de causes que je vais essayer d'indiquer sommairement.

§ I. *Doses fractionnées ou réfractées.* Tous les agents médicaux insolubles, donnés à haute dose, n'agissent jamais en raison directe de la quantité ingérée en une seule administration. La raison de ce fait clinique est que tout médicament insoluble a besoin de se dissoudre pour acquérir de l'action, pour constituer un médicament véritable ; que les agents de dissolution chimique dont notre économie peut disposer : acides, alcalis, chlorures alcalins, n'existent jamais dans nos humeurs qu'en proportion assez faible ; et qu'alors la proportion de matière insoluble dissoute en un temps borné, c'est-à-dire en une seule digestion, est également bornée et nullement en rapport avec la dose ingérée en un seul coup. Mais lorsque, au lieu d'administrer en une seule fois une forte dose de matière insoluble, on en prescrira une dose égale, et même moindre, à prendre en un grand nombre de fois, en la fractionnant de manière à multiplier le nombre de digestions humorales ou de réactions dissolvantes, les résultats sont tout différents. Quelques exemples cliniques mettront cette vérité hors de doute.

(A) *Exemples ayant rapport à l'action dissolvante des acides du suc gastrique.*

4 grammes de limaille de fer administrés journellement dans la chlorose, en une seule fois, ne triomphent de cette affection qu'après plusieurs mois de traitement ; tandis qu'une dose quotidienne de ce métal, quatre fois moindre, mais prescrite à doses fractionnées, amène un résultat thérapeutique beaucoup plus rapide.

1 gramme de kermès, pris en un seul coup, détermine ou ne détermine quelquefois même pas le vomissement, et ne donne lieu qu'à un effet dynamique à peine appréciable ; tandis qu'une dose de cette substance, moitié moindre, mais administrée à doses fractionnées, donne aussi ou ne donne pas

lieu au vomissement, mais produit toujours une action hyposthénisante des plus marquées.

(B) *Exemples ayant rapport à l'action dissolvante des alcalis contenus dans le suc intestinal.*

8 grammes de baume de copahu administrés chaque jour, en une seule fois, ne produisent, assez souvent, que peu d'effet sur les écoulements gonorrhéiques ; pareille dose, administrée en cinq ou six fois, dans le courant de la journée, donne lieu à un résultat thérapeutique bien autrement satisfaisant.

50 centigrammes de résine de jalap, prise en un seul coup, manque assez souvent son effet purgatif; tandis que cette même dose, partagée en 25 centigrammes pris la veille au soir, et 25 centigrammes pris le matin, effectue une purgation active.

(C) *Exemples ayant rapport à l'action dissolvante des chlorures alcalins.*

1 gramme de calomel, administré en une seule dose, détermine une action purgative plus ou moins marquée, et un effet dynamique à peine sensible ; prescrit, au contraire, à la dose de 1 centigramme toutes les demi-heures, il donne lieu au ptyalisme en très peu de temps, et bien avant que le cinquième et même le dixième de la dose totale (1 gramme) ait été ingéré.

Ce que je viens de dire sur le protochlorure de mercure est entièrement applicable à tous les protosels mercuriels insolubles, ainsi qu'aux composés correspondants de plomb et d'argent.

Ces faits cliniques prouvent que c'est toujours à doses fractionnées ou réfractées qu'il convient de prescrire les agents médicamenteux insolubles pour retirer de leur emploi médical le maximum d'effet thérapeutique qu'ils peuvent produire.

§ II. *Composition anormale des humeurs.* Dans le précédent paragraphe, j'ai cherché à préciser l'influence que le simple mode-d'administration des médicaments exerce sur leur action thérapeutique, et je crois avoir suffisamment éclairci cette question pour qu'il me soit permis de conclure que, plus d'une fois, on a mis sur le compte de l'idiosyncrasie idiopathique des résultats qui, en réalité, devaient être uniquement rapportés à une réaction chimique.

Mais c'est surtout par la différence de composition des humeurs de l'économie animale que je me propose d'établir la cause du plus grand nombre des anomalies d'action médicale attribuées, à tort, jusqu'ici à un état idiosyncrasique.

Dans toutes les réactions chimiques interviscérales que j'ai invoquées plus haut, pour expliquer l'action des agents médicamenteux insolubles, la composition chimique des sécrétions réagissantes était considérée comme étant à l'état normal, c'est-à-dire que j'ai supposé un *suc gastrique* convenablement *acide,* un *suc intestinal* convenablement alcalin ; j'ai supposé aussi que la proportion de chlorures alcalins était égale à celle que l'on rencontre habituellement chez une personne en santé. Mais, malheureu-

sement pour le médecin, ou, pour mieux dire, malheureusement pour les malades, la composition chimique
des humeurs est très rarement à l'état normal pendant le cours des maladies. L'expérience démontre,
en effet, que le suc stomacal peut avoir une acidité
outrée, et, dans ce cas, les corps insolubles, tels
que le fer métallique, les oxides de fer, de zinc, de
bismuth, de magnésium, etc., qui ont besoin de
l'intervention des acides pour agir médicalement,
offrent un surcroît d'énergie remarquable; effet chimique qu'il faut bien se garder d'attribuer à l'idiosyncrasie idiopathique, car ils constituent les exemples les plus frappants d'idiosyncrasie chimique
qu'il soit possible d'invoquer en faveur de la théorie
de l'action des corps insolubles.

Ainsi, par exemple, les diabétiques ont acides
toutes les humeurs du tube digestif, y compris même
la sécrétion buccale : aussi ces malades peuvent-ils
ingérer une très forte dose de magnésie calcinée
sans que leurs selles soient pour cela blanchâtres et
féculentes, comme disent les Anglais, contrairement
à ce qui arrive au commun des malades ; ce qui
tient à ce que l'oxide magnésique est entièrement
salifié par les humeurs très acides des diabétiques, et
incomplétement par les humeurs moins acides des personnes chez qui les fèces offrent le caractère précité.

Dans d'autres circonstances, le suc gastrique, au
lieu d'être trop acide, n'offre qu'une acidité très
faible ; il peut être neutre et quelquefois même al-

calin.. On conçoit dès lors que l'action des composés insolubles, qui ont besoin de la participation des acides pour être actifs, soit moindre dans le premier cas, et complétement nulle dans les deux autres. Toutes ces différences humorales peuvent déterminer des phénomènes de prétendues idiosyncrasies, dont la chimie permet de donner une explication parfaitement satisfaisante.

Les remarques qui précèdent doivent également être appliquées aux variations de composition chimique du suc intestinal ; en effet, ce suc peut offrir une alcalinité exagérée, ou bien être moins alcalin que d'habitude, ou même devenir acide, ainsi qu'il existe normalement chez les diabétiques ; faits qui expliquent comment les huiles purgatives, les résines drastiques, n'agissent pas avec une égale intensité d'action thérapeutique chez tous les malades ; comment les uns en éprouvent un effet très énergique, et les autres n'en sont nullement influencés.

Quant à la quantité des chlorures alcalins contenus dans tous les liquides de l'économie animale, elle est tout aussi variable que l'est celle des acides et des alcalis contenus dans les sécrétions gastrique et intestinale.

Quel praticien ignore que les enfants, qui ont leurs humeurs moins riches en chlorures que les adultes, supportent le calomel plus aisément que ces derniers?

Mais ce que tous les médecins ne savent pas, c'est que les malades de tous les âges n'éprouvent que peu ou point d'action du protochlorure de mercure, lorsqu'ils le prennent après une longue diète; en effet, l'ingestion des boissons aqueuses a presque entièrement déchloruré les humeurs; tandis que les marins, depuis longtemps soumis à un régime salé, éprouvent, de la part du mercure doux, une action tellement marquée, que la plupart des médecins de la marine ont, aujourd'hui, renoncé à son emploi.

XI. *Influence de la proportion d'eau ingérée sur l'action des médicaments.* La proportion d'eau introduite dans la cavité stomacale, avant, pendant ou après l'administration des médicaments actifs par eux-mêmes, c'est-à dire solubles sans aucune intervention chimique, influe assez peu sur leur résultat thérapeutique; mais il n'en est pas de même des médicaments qui ne deviennent actifs qu'avec la participation d'un ou plusieurs dissolvants interviscéraux. L'influence de la proportion d'eau ingérée est alors des plus remarquables, et peut être formulée ainsi :

L'action des médicaments insolubles est d'autant plus grande que la proportion d'eau ingérée est moindre.

Fait clinique dont la chimie, je ne crains pas de le dire, donne une explication à l'abri de tout reproche.

Elle nous apprend, en effet, que les corps qui, pour devenir solubles, ont besoin d'éprouver une réaction chimique, se dissolvent, en général, avec d'autant plus de promptitude, et en proportion plus marquée, que les réactifs à l'action desquels on les soumet sont moins étendus d'eau.

Pour mettre le lecteur en état d'apprécier sciemment la valeur de la proposition qui précède, je le prierai de se reporter à la page 8 de mon mémoire sur les mercuriaux, où se trouvent consignées plusieurs expériences desquelles il résulte qu'un mélange de calomel, de sel marin et de sel ammoniac, additionné de 5 grammes d'eau distillée, a produit 24 milligrammes de sublimé corrosif ; qu'un pareil mélange salin étendu dans 10 grammes d'eau pure, n'a donné lieu qu'à 19 milligrammes de chlorure mercurique, c'est-à-dire 1|4 moins ; et que, enfin, ce même mélange, en réagissant avec 20 grammes d'eau distillée, n'a produit que 12 milligrammes de bichlorure de mercure, c'est-à-dire moitié de la dose initiale.

Partant de là, il est aisé de concevoir qu'en ingérant une certaine quantité de calomel, avec une proportion d'eau égale à 4, on obtiendra un effet médical égal à 1 ; tandis qu'en administrant la même dose de mercure doux, avec quatre fois moins d'eau, on obtiendra une action médicale égale à 2, c'est-à-dire que, dans ce dernier cas, l'action initiale sera doublée.

Il suit de ces faits que, pour obtenir d'un agent médical insoluble, et n'ayant de l'action qu'à la faveur des acides gastriques ou des chlorures alcalins que nos humeurs renferment, le maximum d'effet thérapeutique qu'il peut produire, en un temps donné, il faut le prescrire avec le moins d'eau possible, et ne permettre ensuite l'usage des boissons que quelques heures après son ingestion.

Quant aux substances médicamenteuses qui ont besoin, pour être actives, de la participation des alcalis, le même principe devrait être appliqué, si l'on pouvait leur faire franchir le pylore autrement qu'en les entraînant avec un liquide; mais, comme cela n'est malheureusement pas possible, il convient de boire, immédiatement après leur ingestion, deux ou trois verres d'une boisson aqueuse quelconque, pourvu qu'elle ne soit ni acide, ni sucrée; après quoi, toute boisson doit être sévèrement proscrite, jusqu'au moment où l'effet du médicament commence à se produire.

XII. *Influence de l'état de la peau sur l'action des médicaments.* L'état physiologique de la peau peut aussi influer d'une manière puissante sur l'action des médicaments. Si la peau est rude, sèche, si la perspiration est, en outre, diminuée et même supprimée, les préparations médicamenteuses insolubles ou simplement sèches, administrées par la méthode *iatraleptique*, ne donneront lieu à aucun effet thérapeutique appréciable. Cette membrane est-elle, au contraire, douce, moite, avec excrétion facile et abondante, l'action médicale sera alors des plus marquées.

Quel est le praticien qui n'a été à même d'être étonné de l'inégale énergie avec laquelle le tissu dermique est influencé par l'application d'un emplâtre stibié ? Eh bien ! cette différence d'action est due à la plus ou moins grande proportion d'humeur cutanée propre à dissoudre l'émétique.

Ce que je viens de dire des emplâtres est applicable, sans exception , à tous les topiques secs, et notamment aux sachets médicamenteux ; prépararations pharmaceutiques actives, beaucoup plus actives même, dans certains cas, que la plupart des praticiens ne le supposent, et que l'on a peut-être quelque tort de laisser entièrement dans l'oubli.

XIII. *Influence des maladies sur l'action des médicaments.* Tous ceux qui s'occupent de l'art de guérir connaissent plus ou moins bien l'influence marquée que l'état pathologique exerce sur l'effet thérapeutique des agents médicamenteux, influence attribuée à une différence d'incitation nerveuse que la maladie imprime à l'économie tout entière. Sans nier ici d'une manière absolue la possibilité de cette incitation nerveuse, qu'il me soit permis de faire observer que, dans les affections morbides, les humeurs de l'économie animale éprouvent de tels changements dans la nature, et plus encore dans la proportion de leurs principes constituants, qu'il n'est nullement extraordinaire que l'action des médicaments, en général, et plus spécialement encore l'action des médicaments insolubles, soit notablement modifiée.

Toutefois la chimie pathologico-humorale est en-

y.

core si peu avancée, qu'il est à peine possible d'aborder cette intéressante question.

Suc gastrique. La composition du suc stomacal est profondément altérée dans un grand nombre de maladies; on sait que ce liquide offre une prédominance d'acidité remarquable dans la gastrite chronique, l'hypochondrie, le diabète, les affections vermineuses et goutteuses, etc.

Est-il besoin d'ajouter que, dans toutes ces maladies, on obtient, à son maximum d'intensité, l'effet thérapeutique des composés insolubles qui réclament, pour être actifs, l'action des acides gastriques, tels que ceux de magnésie, de chaux, de fer, de zinc, de bismuth, d'antimoine, les alcalis végétaux, etc.

Quant à la diminution de l'acidité du fluide gastrique, dans certaines affections morbides, nos connaissances sont malheureusement à peu près nulles à cet égard; mais cette diminution a très certainement lieu.

Suc intestinal. Ce que l'on sait de la composition du suc intestinal dans les maladies est précisément l'inverse de ce que l'on sait sur le suc gastrique; on ne connaît pas les cas dans lesquels il y a prédominance d'alcalinité dans le suc intestinal; tandis que l'on a constaté que les personnes qui usent d'une alimentation ayant pour base les matières grasses, ont leur suc intestinal neutre et même acide. On sait également que ce liquide est toujours fortement acide dans le diabète. Il est permis de soupçonner, par analogie, que les personnes qui se nourrissent spécialement de végétaux herbacés doivent présenter une plus grande alcalinité du suc intestinal. On sait du moins que les animaux herbivores ont très alcalines, non seulement leurs excrétions intestinales, mais même leurs excrétions rénales.

Chlorures alcalins. Les variations auxquelles sont soumises les quantités de sels inorganiques existant dans les humeurs de l'économie animale, sont surtout à signaler, au point de vue qui nous occupe.

« La loi générale, dit M. A. Becquerel, c'est la diminution de la quantité absolue des sels inorganiques; mais le chiffre exact de cette diminution est tellement variable qu'il est impossible de donner une moyenne qui puisse convenir à tous les cas, puisqu'on la voit varier entre 1, 5, 7 et même 8. »

Les recherches auxquelles je me suis livré sur le même sujet confirment en tout point celles de M. Becquerel; je me suis expérimentalement convaincu que la proportion absolue des sels inorganiques contenus soit dans le sang, soit dans l'urine, diminue toujours dans les maladies en raison directe de la quantité de boisson ingérée. La diminution des sels inorganiques a lieu d'une manière tellement marquée dans certaines maladies qu'une simple dégustation est suffisante pour la constater : que l'on goûte comparativement le sérum du sang d'un malade subitement atteint d'une maladie inflammatoire et le sérum d'un malade depuis longtemps soumis à la diète, et l'on verra que, tandis que la saveur du premier liquide sera analogue à celle du bouillon de viande très salé, la saveur du second liquide se rapprochera, au contraire, de celle du bouillon non salé

Il est, pour moi, hors de doute que les sels inorganiques existant dans les liquides de l'économie animale remplissent un rôle fort important. Comme preuves à l'appui de mon opinion, je vais rapporter les résultats consignés dans le Traité de chimie pathologique de M. le docteur L'héritier :

« Des recherches que j'ai faites, il y a plus de huit ans, sur l'urine de douze typhoïques, arrivés au quinzième, au vingt et unième et au trentième jour de la maladie, dans le but d'apprécier les rapports de composition qui pourraient exister entre ce liquide et le sang de ces malades, m'ont conduit aux moyennes suivantes :

Densité,	1022,930
Quantité d'eau,	591,775
Quantité de sels inorganiques,	4,129

c'est-à-dire 4,870 de ces derniers au-dessous de la moyenne physiologique admise par M. Becquerel. Chez les mêmes malades, la proportion des sels contenus dans le sang était représentée par 5,020 (moyenne de 24 analyses); ils avaient, par conséquent, diminué de 3,990 au-dessous de la moyenne adoptée par M. Lecanu (9,010) et la plupart des expérimentateurs. »

Il résulte de ces documents que les individus bien portants et les malades depuis longtemps à la diète doivent être inégalement impressionnés par les composés insolubles de plomb, d'argent, de mercure, de platine et d'or ; composés qui empruntent aux chlorures alcalins leurs propriétés médicales. L'observation clinique confirme la vérité de ces indications théoriques : que l'on prescrive à un homme bien portant, et usant d'une alimentation convenablement salée, 1 gramme de calomel, il sera immanquablement purgé ; que l'on administre la même dose de mercure doux à un malade soumis depuis longtemps au régime délayant ou *déchlorurant*, l'action purgative sera nulle. L'observation que je vais rapporter est encore plus probante :

Un enfant de cinq à six ans était depuis plusieurs mois à la diète presque absolue, et tout-à-fait absolue des aliments salés; eh bien ! ce jeune malade a pu prendre, sans discontinuer, plus de 4 grammes de calomel à la vapeur, *administré à doses fractionnées*, sans en éprouver aucun effet appréciable !

Je livre ce fait, sans aucun commentaire, à la méditation des praticiens qui croient encore que le protochlorure de mercure est actif par lui-même et non par la faible proportion de sublimé corrosif qu'il acquiert par la réaction des chlorures alcalins de l'économie !

Il va sans dire que ce qui a lieu avec le calomel se présente aussi avec tous les composés insolubles de mercure, et avec tous ceux de plomb, d'argent, de platine et d'or.

J'indiquerai, dans un autre lieu, le rôle que les carbonates alcalins sont appelés à remplir durant la digestion et l'assimilation des matières sucrées et féculentes.

XIV. *Influence de l'association des médicaments.* Lorsqu'on prescrit à un malade plusieurs médicaments à la fois, trois cas peuvent se présenter : 1° chacune des matières actives agira pour son propre compte, comme si elle avait été administrée seule ; 2° ou bien une des substances médicamenteuses augmentera l'effet des autres ; 3° enfin, un corps associé à d'autres corps diminuera, annihilera même l'action de ces derniers.

(A) *Exemples de médicaments agissant chacun pour son propre compte.* Tous les corps solubles de la matière médicale non susceptibles de se combiner entre eux appartiennent à cette série ; c'est ainsi que l'action purgative produite par 10 grammes de sulfate de potasse, autant de sulfate de soude, et autant de sulfate de magnésie, est juste égale à la somme des trois sels purgatifs ; c'est ainsi que l'association du sulfate de quinine et du sulfate de cinchonine donne lieu à un effet fébrifuge représenté par le total des deux composés anti-périodiques.

C'est encore ainsi qu'une infusion mixte de cachou et de ratanhia produit une action astrictive égale à la somme des deux composants.

Mais hâtons-nous d'ajouter qu'il n'est malheureusement pas toujours aisé de décider de prime abord si un mélange de deux substances solubles renferme les deux composants à l'état naturel, ou bien si les deux corps réunis ont réagi l'un sur l'autre. C'est ainsi, par exemple, que le mélange d'une solution de chlorure de sodium et d'une solution de deutonitrate de mercure donne immédiatement production de nitrate de soude et de bichlorure de mercure, bien qu'aucun phénomène apparent n'annonce que cette double décomposition vient d'être effectuée.

C'est surtout pendant l'association des substances organiques entre elles qu'il est difficile, pour ne pas dire impossible, de pouvoir formuler *à priori* quelle doit être la composition chimique du mélange produit. — Quel est le chimiste qui, avant les belles recherches de MM. Robiquet et Boutron, Liebig et Vœhler, aurait pu prédire que le mélange de deux solutions aqueuses aussi inoffensives que le sont l'amygdaline (principe amer des amandes amères) et la synaptase (substance albuminoïde des amandes) donnerait naissance à deux poisons aussi énergiques que le sont l'huile volatile d'amandes amères et l'acide cyanhydrique ou prussique?...

Quel est le chimiste qui aurait également pu indiquer, avant les travaux de M. Bussy, que la myrosine et le myronate de potasse, existant dans la moutarde noire , ont besoin de la participation de l'eau pour donner lieu à la production d'huile volatile de moutarde?...

Or, comme il est incontestable que des réactions analogues aux précédentes peuvent s'effectuer à notre insu, quand nous formons des mélanges avec des produits organiques que nous n'avons pas l'habitude d'associer ensemble, il s'ensuit que le médecin doit mettre la plus grande circonspection lorsqu'il associe des substances végétales dont il ne connaît que leur action médicale isolée ; et que le pharmacien ne doit faire éprouver aucun changement à la nature des composants médicamenteux , ni se permettre la plus légère modification dans le *modus faciendi* des préparations pharmaceutiques, dans la crainte de donner lieu à des réactions chimiques inattendues, dont les résultats thérapeutiques pourraient êtres différents de ceux que l'on se proposait.

(B) *Exemples de médicaments dont l'action thérapeutique est augmentée par l'association d'un autre médicament.* L'observation démontre que la dissolution de la résine de scammonée dans l'huile d'amandes accroît l'action purgative de la résine, ce qui tient, d'une part, à ce que l'huile d'amandes est elle-même un peu laxative , et , d'autre part, à ce que la résine étant, par ce moyen, très divisée, l'action des alcalis intestinaux est plus prompte à s'effectuer.

L'action purgative des résines et des huiles est augmentée, avec encore plus de certitude, quand on les associe avec un peu de magnésie calcinée, car, outre que les sels magnésiens produits sont eux-mêmes purgatifs, la magnésie a pour effet de saturer les acides de l'estomac, lesquels seraient entraînés par les résines et les huiles dans le tube digestif, et iraient saturer, en pure perte pour l'action médicale, les alcalis contenus dans le suc intestinal.

Valisnieri, et après lui M. Bretonneau, de Tours, ont d'ailleurs parfaitement bien démontré, par l'observation clinique, qu'en associant entre eux certains purgatifs à petite dose, soit, par exemple, du calomel ou du jalap, on obtient un effet purgatif plus prononcé que lorsqu'on n'administre qu'un seul de ces purgatifs, même à très haute dose. Or, mes recherches me permettent de donner l'explication de ce fait thérapeutique : la plupart des corps qui purgent ont besoin de l'intervention d'un dissolvant spécial, pour acquérir de l'action ; il en résulte que, toutes les fois qu'on associe deux purgatifs qui ne s'adressent pas au même agent dissolvant, l'action purgative est portée à son maximum ; tel est le cas du calomel et du jalap ; le premier a besoin de l'intervention des chlorures alcalins, le second de l'intervention des alcalis.

(C) *Exemples d'association de médicaments dont la présence de l'un paralyse ou empêche totalement l'action de l'autre.*

Lorsqu'on administre en même temps deux ou plusieurs substances insolubles, ayant besoin d'être influencées par les acides gastriques pour produire l'effet que l'on attend d'elles : 1° tantôt les deux matières médicamenteuses sont dissoutes en totalité : tel est le cas de la cinchonine et de la quinine ; tel est aussi le cas des carbonates de chaux et de magnésie, prescrits l'un et l'autre à faible dose, des oxides de zinc et de fer donnés également à petite dose, etc. ;

2° Tantôt une seule des substances est seule dissoute en totalité et l'autre seulement en partie : tel est le cas du carbonate de chaux prescrit à une dose un peu élevée, concurremment avec le carbonate de magnésie ; le carbonate de chaux est seul dissous en totalité, l'oxide de calcium étant plus basique que celui de magnésium ; tel est le cas de l'association de la magnésie et du sous-nitrate de bismuth : ici l'oxide de magnésium est seul complétement dissous;

3° Enfin une seule des substances médicamenteuses est presque exclusivement attaquée, l'autre ne l'étant que peu ou point; c'est ce qui arrive alors qu'on administre ensemble une faible dose de quinine ou de sulfate de quinine avec une forte dose de magnésie libre ou carbonatée; cette dernière, épuisant à elle seule l'action dissolvante des acides gastriques, est seule dissoute; la même chose se présente quand on donne à la fois l'oxide de bismuth à petite dose et la magnésie à haute dose; c'est encore l'oxide de magnésium qui seul éprouve le phénomène de la dissolution.

XV. *Examen des principes auxquels il convient de rapporter l'action immédiate ou prochaine des agents modificateurs de l'économie vivante.*

Lors de l'administration d'un agent modificateur composé, à quel principe chimique doit-on rapporter la cause de son action modificatrice? Est-ce au composé lui-même ou bien à l'un de ses principes constituants?

Il est bien difficile de répondre catégoriquement à cette question dans l'état actuel de la science. Personne, que je sache, n'ayant songé encore à résoudre cet intéressant problème, je vais faire en sorte de combler, en partie, cette lacune.

Quand on introduit dans l'économie animale un corps composé médicamenteux ou toxique, de deux choses l'une, ou bien ce corps complexe est indécomposable par les acides, les bases, les sels et les éléments organiques azotés que nos humeurs renferment, et dès lors l'action médicamenteuse ou toxique, ou, si l'on veut, l'action dynamique, est produite par ce composé lui-même, ou bien l'agent modificateur composé introduit dans l'économie vivante est réactionné par une ou plusieurs des substances sus-mentionnées, et, dès lors, c'est presque toujours un seul des produits de la réaction inter-viscérale qui est la cause de son action générale ou dynamique. Le premier cas se présente très rarement dans la pratique, contrairement aux idées ayant cours dans la science ; il n'en est pas de même du second : le premier cas est l'exception, le second constitue la règle.

Mais, dira-t-on, comment savoir à l'avance si la substance composée, introduite par l'absorption dans la circulation générale, est ou n'est pas décomposée dans le sang ?

Deux moyens se présentent pour répondre à cette question, l'un théorique, l'autre pratique. Le premier consiste à examiner mentalement si le corps complexe est accessible à l'action décomposante des corps réactionnels contenus dans les liquides des animaux, et si l'on trouve qu'il est décomposable, on peut assigner à l'avance quel sera le principe agissant. Ce criterium fait rarement défaut. Le second moyen consiste à soumettre à l'analyse chimique le corps composé, après que son action a été produite, c'est-à-dire après qu'il a été expulsé de l'économie animale par les émonctoires qui lui sont propres.

C'est à l'aide de ces deux méthodes que je suis arrivé à connaître la véritable nature du principe actif d'un grand nombre de substances médicamenteuses et toxiques, ainsi que je vais en donner la preuve, en citant quelques exemples :

(A) *Substances qui produisent elles-mêmes tout ou partie de leur action générale ou dynamique, ou substances indécomposables par les humeurs vitales.*

Ce groupe, ainsi que je l'ai dit, est peu nombreux; il renferme les carbonates, sulfates, chlorures, bromures et iodures alcalins, les alcalis végétaux, etc.

La théorie enseigne que ces composés doivent pouvoir parcourir tout le cercle circulatoire et arriver dans les divers émonctoires humoraux, et spécialement dans l'urine, sans avoir éprouvé de décomposition appréciable. Or c'est, en effet, ce que l'observation démontre.

(B) *Substances qui ne produisent pas elles-mêmes leur action générale ou dynamique, ou substances décomposables par les humeurs vitales.*

Ce second groupe renferme un si grand nombre de substances médicamenteuses et toxiques que, pour en donner ici le tableau, il faudrait, pour ainsi dire, passer en revue tout l'arsenal thérapeutique. Quelques exemples suffiront pour démontrer la vérité du fait que j'avance :

1° *Métalloïdes.* — Leur action générale ou dynamique est due à leur union avec les alcalis que nos humeurs renferment. C'est ainsi, par exemple, que l'iode agit à l'état d'iodure et d'iodate alcalins ; que

z.

le soufre emprunte ses propriétés aux hypo-sulfites, sulfites et sulfates alcalins, auxquels son ingestion dans l'économie donne naissance, etc.

2° *Oxides*. — Leur action est généralement produite par les composés salins qu'ils forment, tant avec les acides gastriques qu'avec l'acide carbonique contenu dans le sang.

3° *Acides*. — Les acides produisent leur effet général ou dynamique à l'état de combinaison saline, après avoir été saturés par les alcalis contenus dans les humeurs vitales; aussi l'expérience a-t-elle appris qu'ils ne rendent l'urine acide que lorsque leur proportion ingérée est très considérable, ce qui ne peut avoir lieu sans danger qu'avec certains acides organiques.

4° *Sels métalliques*. — Ils agissent surtout de deux manières distinctes, tantôt après avoir été décomposés par les bases alcalines contenues dans le sang; ils produisent leur action à l'état d'oxide, de carbonate ou d'albuminate. C'est ainsi qu'agissent les sels de zinc, d'étain, de fer, de cuivre, de bismuth, d'antimoine, etc.

Les sels de plomb, de mercure, d'argent, d'or et de platine sont également décomposés par les alcalis du sang, mais l'oxide mis en liberté est ensuite transformé en chlorure par le sel marin et le sel ammoniac existant dans ce liquide animal, et c'est à l'état de chlorure double qu'ils produisent leur action générale ou dynamique.

Les sels d'alcalis végétaux sont également décomposés par les alcalis du sang, et c'est toujours par l'alcali organique lui-même que leur action médicale est effectuée.

Ces remarques ont une plus grande portée qu'on ne le pense au premier abord, et, pour le prouver, il me suffira de faire observer qu'elles expliquent pourquoi tous les sels produits par un métal jouissent des mêmes propriétés médicales, ainsi que ma théorie indique que cela doit être, puisque, dans tous les cas, c'est par le même élément que leur effet est produit; ce qui, dans toute autre supposition, est complétement inexplicable. —

Ces remarques nous apprennent également pourquoi les praticiens amis de la nouveauté éprouvent tant de déception dans leur pratique, alors qu'ils croient pouvoir accorder une préférence exclusive à tel ou tel composé salin, appartenant à tel ou tel métal, à tel ou tel alcali organique.

Ce n'est pas que je veuille dire par là que tout choix est inutile ou impossible, car telle n'est pas ma pensée; bien que tous les sels de mercure puissent être employés avantageusement dans la syphilis, bien que la plupart des ferrugineux puissent guérir la chlorose, tous les composés de mercure et de fer ne sont pas également propres à remplir ces indications; c'est ainsi qu'à poids égal un composé mercuriel ou ferrugineux soluble, aisément absorbable, est préférable à un composé insoluble ou coagulant;

qu'un composé soluble non coagulant renfermant
une forte portion d'oxide est préférable à un composé qui en contient moins, puisque c'est à l'oxide
que l'action médicale doit être rapportée, etc.

Si les indications qui précèdent offrent le degré
de justesse que je leur suppose, bien des composés
médicamenteux nouvellement importés dans la pratique médicale ne doivent pas présenter tous les
avantages que leurs auteurs leur ont supposés; ainsi,
par exemple, 1 gramme de quinine combiné avec
l'acide lactique ne doit pas valoir mieux qu'un pareil poids de quinine combiné à l'acide sulfurique,
puisque le lactate et le sulfate de quinine n'agissent
l'un et l'autre que par la quinine qu'ils renferment
et qu'ils abandonnent dans le torrent de la circulation. Il en est de même du valérianate de zinc; ce
sel ne saurait agir autrement que ne le feraient
l'oxide de zinc et l'acide valérianique, administrés
l'un et l'autre séparément, car M. Devay, de Lyon,
qui l'a si chaudement préconisé comme anti-névralgique, a commis une grave erreur thérapeutique en
formulant l'action médicale d'après les propriétés de
ses deux composants : « Ce sel, dit-il, pouvant être
» considéré comme la quintessence de deux médi-
» caments anti-spasmodiques sur la valeur desquels
» l'expérience est fixée, doit réunir leurs effets mul-
» tiples. »

C'est là, je le répète, une manière de juger *à
priori* de la valeur des médicaments composés essen-

tiellement erronée; le sulfate de potasse participe-t-il de la causticité de ces deux composants? non, sans doute. Pourquoi en serait-il autrement du valérianate de zinc?... — Ajoutons que le valérianate zincique n'agit pas comme tel sur l'économie animale, étant promptement décomposé tant par les acides que par les alcalis contenus dans les humeurs vitales, et nous aurons indiqué les moyens de juger sagement la valeur médicale de ce prétendu puissant anti-névralgique.

XVI. *Considérations générales sur l'action intime des médicaments et des poisons.*

Après avoir décrit, aussi exactement qu'il m'a été possible de le faire, les principales réactions chimiques qui président à l'absorption et aux excrétions; après avoir déduit de la connaissance de ces phénomènes naturels les règles générales qui doivent, selon moi, guider le praticien dans l'administration des agents modificateurs de l'économie animale, il me reste à parler plus spécialement du mode d'action des médicaments et des poisons, question aussi neuve que difficile, et dont la solution intéresse à la fois, à un très haut degré, les physiologistes et les médecins.

Mais je me hâte d'ajouter qu'en abordant un pareil sujet, je n'ai nullement la prétention de l'épuiser; je serais trop heureux s'il m'était seulement donné d'attirer l'attention des savants, et plus heureux encore si mes humbles remarques avaient pour effet de jeter quelque doute sur le rôle trop exclusif, à mes yeux, qu'on fait jouer, de nos jours, au système nerveux.

L'action immédiate ou prochaine des médicaments et des poisons est toujours due à des phénomènes chimiques; mais ces phénomènes chimiques (et c'est là ce qui constitue la difficulté de la question) sont très complexes et difficilement accessibles à nos moyens habituels d'investigation. Toutefois, ce serait nous montrer peu conséquent avec nous-même et avec nos principes, que de terminer cet aperçu sans exprimer nettement notre opinion sur ce sujet important.

Tous les agents médicamenteux et toxiques agissent, selon nous, de quatre manières principales :

1° *En arrêtant la circulation du sang ;*

2° *En activant la circulation du sang ;*

3° *En empêchant les réactions chimiques qui peuvent se faire dans le sang ;*

4° *En produisant dans le sang des réactions chimiques anormales.*

1° *Substances agissant en arrêtant la circulation du sang.*

(A) *Agents toxiques agissant par coagulation du sang.*

Toutes les substances faisant partie du groupe des

coagulants introduites dans l'économie animale occasionnent un trouble plus ou moins profond, et même la mort, par un arrêt circulatoire, en se combinant avec les éléments protéiques du sang; mais toutes n'agissent pas avec une égale intensité; les plus actives ne sont pas celles qui coagulent le plus promptement et le plus complétement le sérum du sang, telles que l'acide nitrique, la créosote, etc. Ce sont celles qui ne coagulent l'albumine que lorsqu'elles sont entrées en proportion considérable dans la circulation générale; tel est l'alcool, tel est le principe actif des champignons toxiques.

Bien que cette assertion me paraisse l'expression de la vérité, elle n'est pas admise par M. Liebig; suivant cet habile chimiste, les poisons inorganiques les plus énergiques sont ceux qui ont le plus d'aptitude à se combiner avec les éléments protéiques de l'économie vivante.

« Ce sont les véritables poisons inorganiques, dit
» M. Liebig, ceux dont l'action dépend de leur ap-
» titude à produire des combinaisons stables avec la
» substance des membranes, des tissus, des fibres
» musculaires. Dans cette classe se rangent les sels
» de peroxide de fer, de plomb, de bismuth, de cui.
» vre, de mercure, etc.

» Si l'on met des solutions de ces sels en propor-
» tions suffisantes en contact avec du blanc d'œuf,
» du lait, des fibres musculaires, des membranes
» animales, ils se combinent avec ces divers corps

» et perdent leur solubilité, si bien que l'eau dans
» laquelle ils s'étaient dissous n'en contient bientôt
» plus de trace. Ainsi, tandis que les sels à base al-
» caline enlèvent aux parties animales l'eau qu'elles
» contiennent, les sels des métaux pesants, au con-
» traire, se combinent avec les substances qui les
» rendent ainsi insolubles.

» C'est de cette manière que les substances dont
» nous parlons agissent dans le corps de l'animal.
» Devenues insolubles, elles sont absorbées par les
» organes en se combinant avec eux. C'est que,
» pendant leur trajet, elles sont mises en contact
» avec une quantité de matières qui les retiennent.
» De ce contact avec certains organes, ou certaines
» parties essentielles d'organes, résulte nécessaire-
» ment, pour les fonctions de ces dernières, une
» perturbation, une direction anormale, qui se ma-
» nifeste par des maladies. » (LIEBIG, *Chimie orga-*
nique. Introduction, p. 173.)

Lorsqu'un sel toxique est introduit dans l'économie, lorsqu'il détermine dans les fonctions une
perturbation, une direction anormale, comme le dit
le célèbre professeur de Giessen, ce n'est pas toujours parce que ce sel, au moment de l'absorption,
devient insoluble en se combinant avec les organes,
puisque plusieurs composés salins peuvent contracter des combinaisons solubles avec les éléments albumineux du sang, sans cesser pour cela d'être
toxiques ; tels sont les chlorures métalliques électro-

négatifs de plomb, de mercure, d'argent, d'or et de
platine, alors qu'ils sont combinés avec un chlorure alcalin; mais bien parce que l'union d'une
substance inorganique à une substance organique
paralyse les mutations chimiques incessantes que
cette dernière est obligée d'éprouver pour accomplir
le mystérieux phénomène de la vie.

(B) *Agents toxiques agissant par précipitation d'un
corps insoluble dans le sang.*

Tous les sels non coagulants, susceptibles d'être
décomposés par les éléments inorganiques du sang,
avec production d'un composé salin insoluble, font
partie de ce groupe de corps; tels sont les sels de
chaux, de strontiane et surtout de baryte. Tous ces
composés, introduits à haute dose dans la circulation
générale, donnent lieu à des carbonates, sulfates et
phosphates terreux insolubles, dont la présence
fortuite dans le sang produit, en obstruant les
vaisseaux capillaires, un trouble circulatoire suffisamment marqué pour expliquer leur action malfaisante.

2° *Substances agissant en fluidifiant le sérum du
sang, et par suite en activant le travail de la circulation.*
Toutes les substances médicamenteuses et toxiques, ai-je dit ailleurs (1), agissent sur le sérum du

(1) *Comptes-rendus de l'Académie des sciences.* Août
1842.

sang ; les unes coagulent l'albumine que cette humeur renferme, les autres la fluidifient ; or, il est évident que si les premières retardent la circulation, les secondes doivent l'activer. Ces prévisions théoriques ont été sanctionnées depuis cette époque par un expérimentateur habile ; M. Poiseuille a, en effet, démontré que, chez les animaux vivants, l'acétate d'ammoniaque, les nitrates de potasse et d'ammoniaque, les iodure et bromure de potassium, etc. (tous composés appartenant à la classe des fluidifiants), facilitent la circulation capillaire ; tandis que d'autres substances, telles que l'alcool, l'acide sulfurique et autres (qui appartiennent aux coagulants), la retardent.

3° *Substances agissant en modifiant les réactions chimiques qui ont lieu dans le sang.*

La plupart de ces substances agissent en s'emparant de l'oxigène contenu dans le sang, et le défaut d'hématose ou d'oxidation amène l'asphyxie et la mort ; c'est ainsi que se comportent les huiles essentielles, l'acide sulfhydrique ou hydrogène-sulfuré. D'autres produisent la mort immédiate, en empêchant subitement l'hématose par un phénomène encore mal apprécié, et que l'on rapporte à la force catalytique. C'est très probablement ainsi que l'action de l'acide prussique est effectuée ; c'est du moins ce que les intéressantes recherches de M. Millon nous permettent d'admettre ; ce chimiste a, en effet, constaté que certaines matières organiques, sur lesquelles l'acide iodique exerce une action oxidante des plus énergiques, cessent immédiatement d'être accessibles à l'action décomposante de ce composé iodique, alors qu'une très minime proportion d'acide cyanhydrique intervient dans la réaction.

4° *Substances agissant en produisant dans le sang des réactions chimiques anormales.*

A cette classe appartiennent le virus rabique, le venin du serpent à sonnette, etc. Nul doute que ces virus n'agissent sur l'économie à la manière de certains ferments; nul doute que ces produits morbides ne se comportent avec les éléments organiques du sang comme le fait la synaptase sur l'amygdaline, la diastase sur l'amidon, etc. Et la preuve que l'action des virus est tout-à-fait analogue à celle des ferments, c'est que tous les agents médicamenteux qui annulent l'action spécifique des virus sont précisément ceux qui anéantissent le plus aisément l'action spécifique des ferments; tels sont la chaleur, les acides puissants, les alcalis caustiques. On m'objectera peut-être que deux substances chimiques qui empêchent le plus complétement le développement de toute espèce de fermentation, le *tannin* et la *créosote*, ne sont pourtant pas comptés au nombre des agents anti-contagieux. Mais cette objection est sans valeur, car, à coup sûr, le tannin et la créosote agiraient infailliblement sur tous les genres de virus comme ils agissent sur toute espèce de ferment.

XVII. En résumé, les médicaments et les poisons agissent toujours immédiatement, et souvent même uniquement sur le sang ; c'est en imprimant à ce liquide organique, à ce véhicule de la vie, des modifications chimiques plus ou moins profondes que leur action thérapeutique et toxique est produite.

Cette manière de voir n'est point encore celle des physiologistes, et, en particulier, celle de M. Giacomini ; suivant lui, il serait absurde de croire que les médicaments puissent agir sur le sang. Mais M. Giacomini se réfute lui-même en disant : « N'allez pas croire qu'en appliquant un poison sur un nerf ganglionnaire, l'action soit foudroyante et instantanée. L'expérience prouve que, même dans ce cas, la substance a besoin d'être absorbée et de passer dans le sang avant d'agir. Le sang est le véhicule indispensable au développement de la force des poisons. »

Ce qui revient à dire qu'aucun poison n'est poison par lui-même, puisqu'il a besoin d'être uni intimement au sang pour acquérir de l'énergie.

L'opinion de M. Giacomini me paraît donc insoutenable, et pour la mettre en avant, il fallait comme lui croire que, « aussitôt entrées dans l'organisme, les substances médicamenteuses perdent, sous l'influence de la *force vitale*, la plupart de leurs propriétés physico-chimiques et en acquièrent de nouvelles. »

C'est un fait hors de doute que les substances introduites dans le sang acquièrent des propriétés nouvelles ; mais, que ces nouvelles propriétés leur soient communiquées par la *force vitale*, c'est ce qui n'est pas également prouvé ; au contraire, ces réactions sont indépendantes de la vie, et ce sont elles qui impriment leur action aux forces vitales.

XVIII. Enfin, pour dire toute ma pensée, l'ensemble des fonctions organiques s'effectue à l'aide d'une suite non interrompue de réactions chimiques. Tout ce qui trouble ou suspend ces réactions chimico-vitales influe sur l'organisation d'une manière plus ou moins fâcheuse. Tout ce qui maintient ou active ces réactions entretient la santé, active la vitalité. C'est ainsi qu'agit la lumière solaire sur les êtres organisés ; c'est en accélérant leurs réactions inter-viscérales qu'elle les vivifie.

Les végétaux privés de lumière s'étiolent.

Les œufs des grenouilles ne se développent pas hors de la lumière. (W.-F. EDWARDS.)

Les enfants élevés dans les lieux bas et obscurs deviennent scrofuleux. (A.-C. BAUDELOCQUE.)

Eh bien, je ne crains pas de le dire hautement, ces faits reconnaissent une seule et unique cause ; ils sont dus à des réactions chimiques anormales, produites par défaut de présence des rayons chimiques de la lumière, rayons chimiques que l'on pourrait aussi nommer, à juste titre, rayons vivificateurs.

RECHERCHES

CHIMIQUES, THÉRAPEUTIQUES

ET PHYSIOLOGIQUES

SUR

LES MERCURIAUX

ET SUR

LES FERRUGINEUX.

RECHERCHES

CHIMIQUES, THÉRAPEUTIQUES,

PHYSIOLOGIQUES ET TOXICOLOGIQUES

SUR

LES MERCURIAUX.

PREMIÈRE PARTIE.

Recherches chimiques.

Les expériences que j'ai l'honneur de soumettre au jugement de l'Académie des sciences (1) ont eu principalement pour but d'apprécier sous quel état chimique les composés métalliques introduits dans l'économie humaine pénètrent dans le sein de nos organes.

La médication mercurielle étant une des plus importantes, et les préparations de mercure étant extrêmement nombreuses, ce mémoire sera uni-

(1) Ce mémoire a été communiqué à l'Académie des sciences en janvier 1842, et imprimé en juin, même année, dans les *Annales de chimie et de physique*.

1

quement consacré à l'étude des divers composés fournis par ce précieux agent thérapeutique ; mais il sera bientôt suivi d'autres recherches destinées à éclaircir plusieurs points encore fort obscurs, relatifs à l'action physiologique des médicaments empruntés au règne inorganique.

Les résultats que je résume ici ont été vérifiés un grand nombre de fois ; la plupart ont été obtenus sous les yeux de M. Soubeiran, à la bienveillance duquel j'ai dû la plus grande partie des produits mercuriels sur lesquels j'ai opéré.

1° Le cuivre bien décapé est le meilleur de tous les réactifs du mercure ; il est même préférable à la pile aurifère de Smithson.

2° Le cuivre se comporte d'une manière différente avec le sublimé et avec les nitrates de mercure, ainsi que l'avait déjà observé M. Vogel, qui avait établi :

« Que, dans les combinaisons du mercure avec
» le chlore, le mercure en est aussi séparé par le
» cuivre, mais qu'il se forme une grande quantité
» d'oxyde de cuivre qui s'attache avec force à la
» surface du cuivre, de sorte qu'on ne peut aper-
» cevoir le mercure que lorsqu'on vient à dissoudre
» l'oxyde de cuivre par l'acide chlorhydrique. »

La remarque de M. Vogel est, sans contredit, très importante et bien plus générale que ce chimiste ne l'avait pensé, l'expérience m'ayant appris que tous les sels de mercure, à peu près neutres, se comportent avec le cuivre de la même manière que le sublimé corrosif.

3° Tous les composés mercuriels qui, comme le deutochlorure de mercure, produisent sur le cuivre une tache d'oxyde cuivrique diversement colorée, peuvent donner directement une tache blanche de mercure métallique ; il suffit pour cela d'ajouter à la dissolution mercurielle quelques centigrammes de l'un des quatre chlorures désignés ci-après : chlorure ammonique, sodique, potassique et barytique.

4° L'acide sulfhydrique et les sulfhydrates alcalins peuvent servir à signaler les plus faibles proportions d'un sel de mercure ; mais seulement à la condition expresse de ne pas en ajouter un excès, le bisulfure de mercure étant soluble dans un excès d'acide sulfhydrique, et mieux encore dans un excès de sulfhydrate alcalin ; le sulfure mercurique est donc susceptible de se combiner avec les sulfobases, contrairement à l'opinion commune.

5° L'acide sulfhydrique et les sulfhydrates alcalins se comportent d'une manière différente avec les proto et avec les deutosels de mercure. Avec les sels mercuriques, ces réactifs donnent un précipité noir qu'un excès de liqueur sulfureuse redissout complétement ; tandis qu'avec les sels mercureux, la dissolution n'est que partielle par un excès de réactif ; il reste du mercure métallique très divisé. Cette différence d'action entre les proto et les deutosels de mercure et les liqueurs sulfureuses est si tranchée, qu'on pourrait au besoin s'en servir pour caractériser ces deux classes de sels.

6° Enfin, j'ai dosé la quantité de sublimé corrosif produit dans chaque réaction, au moyen d'une dissolution titrée de sulfhydrate sodique, défalquant l'excès de solution sulfureuse à l'aide d'une dissolution alcoolique d'iode également titrée. Ce procédé, calqué sur celui de M. Gay-Lussac, est d'une exactitude parfaite.

———

Capelle a reconnu le premier, en 1763, que l'union du mercure doux au sel ammoniac donne un composé dangereux. Proust, quelques années plus tard, indiqua la transformation du calomel en sublimé corrosif sous l'influence des chlorures alcalins. Cette observation de Proust, si intéressante au point de vue médical, reproduite d'ailleurs dans plusieurs ouvrages, et notamment dans ceux de MM. Dumas et Taddeï, avait à peine fixé l'attention des médecins jusque dans ces derniers temps. Un empoisonnement survenu en Allemagne, par suite de l'administration de quelques grains de calomel associés à du sel ammoniac, conduisit Peten-Koffer à confirmer de nouveau, par des expériences directes, la production du sublimé corrosif dans cette circonstance. Ce fut quelque temps après que je publiai dans le *Journal de Pharmacie*, le 8 février

1840, une Note contenant le précis de quelques expériences qui m'avaient démontré, 1° que le chlorure mercureux, sous l'influence des chlorures alcalins, donne toujours une quantité plus ou moins
grande de sublimé corrosif; 2° que c'est à cette
transformation partielle que le calomel doit ses propriétés médicales. Les expériences chimiques et les
observations cliniques publiées depuis par MM. Régimbeau, Abbène, Selmi, Vicat, Teichmeyer,
Maire, etc., sont venues confirmer mes assertions.

Je vais faire connaître quelques expériences nouvelles exécutées non pour confirmer la transformation du calomel en sublimé par le contact des chlorures alcalins dissous, fait acquis à la science dès
longtemps, mais bien pour déterminer la proportion
absolue de chlorure mercurique qui résulte de cette
réaction dans des circonstances données.

Première expérience. 10 grammes d'eau distillée
avec addition de 6 décigrammes de sel marin et
6 décigrammes de sel ammoniac [*liqueur d'essai* (1)],
en réagissant vingt-quatre heures à la température
de 20 à 25° centigr., sur 6 décigrammes de calomel

(1) Pour éviter des répétitions fréquentes, je désignerai,
dans le cours de ce travail, sous le nom de *liqueur d'essai*, la dissolution saline ci-après formulée :

Eau distillée, 10 grammes ; sel marin et sel ammoniac,
de chaque, 6 décigrammes.

à la vapeur parfaitement lavé, ont produit 6 milligrammes de sublimé corrosif.

Pareilles expériences ont été faites avec le protochlorure mercuriel obtenu par précipitation, et elles ont donné des résultats entièrement semblables.

Deuxième expérience, obtenue à la température de 40 à 50° centigr. Liqueur d'essai, 10 grammes; calomel à la vapeur, 6 décigrammes; sublimé produit après vingt-quatre heures de contact, 15 milligrammes.

Les expériences précédentes, répétées avec le précipité blanc, ont fourni à l'analyse une moyenne de 17 milligrammes de bichlorure de mercure. Ce résultat chimique confirme l'observation des thérapeutistes, qui ont toujours considéré le protochlorure de mercure obtenu par voie de précipitation comme étant sensiblement plus actif que le chlorure préparé par la voie sèche.

J'ai ensuite examiné la question suivante : *La quantité de sublimé produit est-elle en rapport avec la quantité de calomel employé, ou bien est-elle plutôt en rapport avec la proportion de chlorure alcalin réagissant ?*

Première expérience. Liqueur d'essai, 10 grammes; calomel, 1 décigramme; vingt-quatre heures de réaction à la température de 40 à 50° centigr.; chlorure mercurique trouvé par l'analyse, 14 milligrammes.

Deuxième expérience. Calomel, 2 décigrammes ; sublimé produit, 15 milligrammes.

Troisième expérience. Calomel, 4 décigrammes ; bichlorure de mercure obtenu, 15 milligrammes.

Quatrième expérience. Calomel, 6 décigrammes ; sublimé fourni à l'analyse, 15 milligrammes.

Les expériences qui précèdent, répétées une seconde fois, mais en remplaçant le calomel par du chlorure obtenu par précipitation, ont donné :

Première expérience. Liqueur d'essai, 10 grammes ; précipité blanc, 1 décigramme ; sublimé produit, 14 milligrammes.

Deuxième expérience. Précipité blanc, 2 décigrammes ; sublimé produit, 14 milligrammes.

Troisième expérience. Précipité blanc, 4 décigrammes ; sublimé produit, 15 milligrammes.

Quatrième expérience. Précipité blanc, 6 décigrammes ; sublimé produit, 17 milligrammes.

Toutes ces expériences démontrent que la quantité de bichlorure de mercure produit n'est nullement en rapport avec la proportion de calomel employé. Les expériences que je vais rapporter mettront hors de doute que la quantité de sublimé formé est toujours en rapport avec la proportion de chlorure alcalin.

Première expérience. (Vingt-quatre heures de contact à la température de 40 à 50° centigr.) Calomel, 2 décigrammes ; sel marin et sel ammoniac, de chaque, 6 décigrammes ; eau distillée, 10 grammes ; sublimé produit, 16 milligrammes.

Deuxième expérience. Calomel, 24 décigrammes ; sel marin et sel ammoniac, de chaque, 1 décigr. ; sublimé produit, 5 milligrammes.

Ces deux expériences, reproduites avec le précipité de Scheèle, ont donné les résultats suivants :

Première expérience. Sublimé produit, 18 milligr.

Deuxième expérience. Sublimé produit, 6 milligr.

J'ai examiné ensuite cette autre question : *Le degré de dilution des chlorures alcalins mis en contact avec le calomel influe-t-il d'une manière marquée sur la quantité de sublimé produit ?*

La théorie indiquait d'avance qu'il ne pouvait en être autrement, et l'expérience m'a depuis longtemps appris qu'il en est réellement ainsi. M. Selmi, par des recherches variées, est arrivé aux mêmes conclusions. Il est donc certain, toutes les choses étant d'ailleurs égales, que la proportion de chlorure mercurique produit dans cette circonstance est toujours en raison directe de la concentration de la liqueur chlorurée. Voici, du reste, quelques expériences à l'appui de mes assertions.

Première expérience. (Vingt-quatre heures de contact à la température de 40 à 50° centigr.) Calomel, 6 décigrammes ; sel marin et sel ammoniac, de chaque, 6 décigrammes ; eau distillée, 5 grammes ; sublimé produit, 24 milligrammes.

Deuxième expérience. La même dose de chacun des trois chlorures précités.

Eau distillée, 10 grammes ; sublimé produit, 19 milligrammes.

Troisième expérience. Les mêmes sels aux mêmes doses.

Eau distillée, 20 grammes ; sublimé produit, 12 milligrammes.

Quatrième expérience. Mêmes composés salins.

Eau distillée, 40 grammes ; sublimé produit, 9 milligrammes.

Enfin j'ai soumis à l'examen la question suivante : *La proportion de calomel transformé en sublimé sous l'influence des chlorures alcalins est-elle augmentée ou diminuée par la présence des matières organiques ?*

Cette question m'ayant paru offrir quelque intérêt, surtout sous le rapport thérapeutique, j'ai cru devoir me livrer aux expériences que je vais rapporter dans le but de l'éclaircir.

Première expérience. Liqueur d'essai, 10 grammes ; calomel, 6 décigrammes ; dextrine du commerce, 24 grammes ; sublimé produit après vingt-quatre heures de réaction à la température de 40 à 50° centigrades, 21 milligrammes.

Deuxième expérience. Liqueur d'essai, 10 gram. ; calomel, 6 décigrammes ; sucre candi, 24 décigr. ; sublimé produit, 15 milligrammes.

Troisième expérience. Liqueur d'essai, 10 gram. ;

calomel, 6 décigrammes ; albumine animale, 24 décigrammes ; sublimé produit, 15 milligr. (1).

Quatrième expérience. Liqueur d'essai, 10 gramm. ; calomel, 6 décigrammes ; graisse de porc, 24 décigrammes ; sublimé produit, 7 milligrammes.

De ce qui précède il résulte incontestablement que la présence des matières organiques neutres n'empêche pas la conversion du calomel en sublimé ; que la dextrine, au contraire, la favorise ; que le sucre et probablement l'albumine ne la modifient pas (2), et enfin que la graisse y apporte un retard très marqué.

J'avais admis, dans mon premier travail, que la conversion du calomel en sublimé avait lieu par la transformation de 1 équivalent de calomel en 1 équivalent de sublimé et 1 équivalent de mercure métallique, ainsi que le représente la formule suivante :

$$Hg^2 Cl^2 = Hg Cl^2 + Hg ,$$

(1) Le chlorure hydrargyro-alcalin qui se forme en présence de l'albumine n'est pas précipitable par les sulfures alcalins, et partant, mon procédé de dosage ne saurait être appliqué dans cette circonstance, du moins d'une manière rigoureuse.

(2) M. Selmi ayant depuis repris cette question, a conclu de ses recherches que l'albumine favorisait notablement la décomposition du calomel par les chlorures alcalins, phénomène qu'il attribue, à juste titre, à la propriété que ce corps possède d'emprisonner de l'air,

et cela par le seul fait de l'affinité du chlorure mer-curique pour les chlorures alcalins. Cette explication a été adoptée par tous les chimistes, et notamment par MM. Régimbeau, Abbène et Selmi; ce dernier chimiste l'a même appuyée de raisonnements qui sont loin d'être sans valeur. Cette théorie n'est cependant vraie que dans certaines circonstances dont personne avant moi n'avait tenu compte, c'est-à-dire dans le cas où l'expérience est faite hors du contact de l'air, et alors la quantité de sublimé produit est moindre.

Première expérience (hors du contact de l'air). Précipité blanc, 6 décigrammes; sel marin et sel ammoniac, de chaque, 12 décigrammes, mis en digestion dans un flacon bouché à l'émeri, renfermant 20 grammes d'eau distillée privée d'air. Après vingt-quatre heures de contact, le produit de la réaction a été de 3 milligrammes de sublimé.

Deuxième expérience. Les mêmes substances, en réagissant en présence de l'air, ont donné 11 milligrammes de bichlorure de mercure.

Les chlorures alcalins, en présence du calomel et de l'air atmosphérique, produisent donc trois fois plus de sublimé que lorsqu'ils agissent hors du contact de ce fluide élastique. L'explication de ce fait se tire de ce qu'à la température ordinaire le chlorure mercureux peut absorber une certaine quantité d'oxygène, ainsi que M. Guibourt l'a constaté; à une température plus élevée, l'absorption est plus grande, et enfin, dans le cas que je signale, l'absorption est accélérée par la présence des chlorures alcalins. Or il n'est pas étonnant qu'en présence de l'air la proportion de sublimé soit plus forte, puisque, pour chaque équivalent d'oxygène absorbé, 1 équivalent de chlorure mercurique prend naissance; de plus, chaque équivalent d'oxyde mercurique formé donne, par double décomposition avec le chlorure alcalin, 1 équivalent de sublimé et 1 équivalent d'oxyde alcalin.

Pour contrôler les recherches qu'on vient de lire, j'ai fait encore les deux expériences que voici.

Première expérience. (Vingt-quatre heures de contact à la température de 40 à 50° centigrades.) Calomel et acide hydrochlorique, de chaque, 6 décigrammes; eau distillée pure, 10 grammes; sublimé produit hors du contact de l'air, 4 milligr.

Deuxième expérience. Les mêmes substances, en réagissant en présence de l'oxygène atmosphérique, ont donné à l'analyse 14 milligrammes de deutochlorure de mercure.

De ce qui précède on peut donc conclure que les deux tiers environ du sublimé formé sont produits sous l'influence de l'oxygène, et qu'un tiers seulement est dû à la transformation pure et simple du calomel en bichlorure de mercure et en mercure métallique.

Je vais démontrer maintenant que *le protochlorure de mercure peut se changer, en partie, en bichlorure de mercure, sous la seule influence de l'eau distillée bouillante privée d'air.*

12 décigrammes de calomel ont été placés dans un flacon bouché à l'émeri, renfermant 20 grammes d'eau distillée bouillante, et maintenus à cette température pendant l'espace d'une heure.

Analysée après complet refroidissement, l'eau digérée sur le chlorure mercureux contenait 2 milligrammes de chlorure mercurique.

Il est donc bien certain que le chlorure mercureux bouilli avec de l'eau distillée pure, hors du contact de l'air, peut produire du sublimé; mais la quantité produite est infiniment moindre que lorsqu'il réagit en présence de l'oxygène : seulement, en ce cas, il convient de faire remarquer que ce n'est pas un simple bichlorure de mercure qui se forme, c'est un oxydochlorure qui prend alors naissance, ainsi que M. Guibourt l'a très bien démontré.

Dans toutes les expériences qui vont suivre, et qui ont trait aux autres combinaisons mercurielles, j'ai toujours fait réagir sur 6 *décigrammes* du composé mercuriel, 10 *grammes* de la liqueur chloro-alcaline, *liqueur d'essai* dont la formule a été donnée précédemment.

J'ai opéré, 1° à la température ordinaire, qui était alors de 15 à 20° centigr. ; 2° à la température de l'étuve, qui était de 40 à 50° centigr. : chaque fois la réaction a duré vingt-quatre heures.

Ceci posé, il me restera à indiquer, à chaque

composé mercuriel, la quantité de sublimé produit,
soit à la température ordinaire, soit à la température de l'étuve.

I. *Protobromure de mercure.* Les chlorures alcalins se comportent avec le bromure mercureux
comme avec le calomel, avec la seule différence que,
hors du contact de l'air, la faible proportion de sel
mercurique qui prend naissance est, au moins momentanément, du bibromure de mercure et non du
bichlorure; tandis qu'en réagissant en présence de
ce fluide élastique, la plus grande quantité de bisel
mercuriel formé est du chlorure mercurique.

Première expérience, à la température ordinaire.
Sublimé produit, 6 milligrammes.

Deuxième expérience, à la température de l'étuve.
Sublimé produit, 15 milligrammes.

II. *Protoiodure de mercure.* — L'iodure mercureux est un des composés de mercure sur lesquels
les dissolutions chloro-alcalines réagissent avec le
moins d'intensité.

Première expérience, à la température ordinaire.
Sublimé produit, 5 milligrammes.

Deuxième expérience, à la température de l'étuve.
Sublimé produit, 6 milligrammes.

III *Oxyde rouge de mercure.* Le bioxyde de mercure n'est, comme on sait, qu'à peine soluble dans
l'eau, et cependant il produit, avec les chlorures
alcalins, une proportion considérable de bichlorure
de mercure.

Première expérience, à la température ordinaire.
Sublimé produit, 47 milligrammes.

Deuxième expérience, à la température de l'étuve.
Sublimé produit, 154 milligrammes.

La quantité de chlorure mercurique obtenue dans cette dernière réaction est certes bien considérable, et néanmoins elle eût été à peu près la même avec une dose d'oxyde mercurique bien moindre, attendu que la plus grande partie de l'oxyde est restée inattaquée.

La réaction opérée entre le bioxyde de mercure et les chlorures alcalins est sans contredit remarquable ; elle est cependant bien facile à expliquer : l'oxyde mercurique se comporte avec les chlorures alcalins absolument de la même manière que les oxydes plombique et argentique, c'est-à-dire que, par simple substitution entre le chlore et l'oxygène, il se produit du bichlorure de mercure et un oxyde alcalin. Ce dont il est plus difficile de se rendre compte au premier abord, c'est qu'il soit possible qu'une fois l'oxyde alcalin produit, le chlorure mercurique ne soit pas décomposé par lui. J'explique ce phénomène par l'affinité bien réelle qui existe entre le bichlorure de mercure et les chlorures alcalins. Il est du moins certain que la magnésie, qui précipite aisément le sublimé, n'a aucune action sur ce corps alors qu'on le combine avec un excès de chlorure alcalin.

IV. *Oxyde noir de mercure.* Les expériences de

M. Guibourt ont parfaitement bien démontré que ce composé n'est point un véritable protoxyde, mais bien un mélange en proportions définies de bioxyde de mercure et de mercure métallique. Cependant les réactions qu'il donne avec les chlorures alcalins sont bien plus en rapport avec celles que ces corps produisent avec les composés qui contiennent l'oxyde mercureux, qu'avec ceux qui renferment l'oxyde mercurique; fait qui n'offre, du reste, rien d'étrange, puisque l'on sait que l'oxyde noir de mercure donne, avec la plupart des acides, des sels qui contiennent réellement le premier degré d'oxydation du mercure.

Première expérience, à la température ordinaire. Sublimé produit, 11 milligrammes.

Deuxième expérience, à la température de l'étuve. Sublimé produit, 19 milligrammes.

V. *Protosels de mercure*. L'action des chlorures alcalins sur les protosels de mercure est toujours la même; il se forme d'abord du protochlorure de mercure, qui se comporte, en présence des chlorures alcalins en excès, ainsi que je l'ai précédemment indiqué.

Voici, du reste, la quantité de sublimé produit par chacun des protosels examinés :

	Température ordinaire.	Température à l'étuve.
Protoazotate....	4 milligr.	13 milligr.
Protosulfate.....	7 —	14 —
Protoacétate....	8 —	11 —
Prototartrate....	4 —	8 —

VI. *Turbith nitreux.* D'après M. R. Kane, le turbith nitreux est un sel mercureux basique formé de 2 proportions de protoxyde, 1 proportion d'acide et 1 proportion d'eau ; mais, suivant M. H. Rose, sa constitution chimique serait totalement différente ; ce serait un double sel formé d'azotate de protoxyde et d'azotate de deutoxyde de mercure.

N'ayant fait aucune expérience pour tâcher de m'assurer de la valeur de chacune de ces assertions, je ne saurais émettre à ce sujet que des conjectures. Si cependant je croyais pouvoir me fier à la seule action des chlorures alcalins sur ce composé, je me rangerais volontiers du côté de l'opinion du chimiste de Berlin ; les proportions de sublimé obtenues ayant été plutôt celles d'un composé de deutoxyde que celles d'un composé de protoxyde.

Première expérience, à la température ordinaire. Sublimé produit, 112 milligrammes.

Deuxième expérience, à la température de l'étuve. Sublimé produit, 148 milligrammes.

VII. *Mercure soluble d'Hahnemann.* Ce composé mercuriel est, d'après M. R. Kane, du turbith nitreux dans lequel 1 proportion d'eau est remplacée par 1 proportion d'ammoniaque. Mes expériences me portent à soupçonner qu'il existe entre ces deux sels une différence plus grande que celle admise par ce chimiste distingué. Je crois que c'est à l'absence de bioxyde dans le mercure d'Hahnemann, bien plus qu'à la présence de l'ammoniaque, qu'il convient de rapporter l'action moindre que les chlorures alcalins exercent sur ce composé remarquable.

Première expérience, à la température ordinaire. Sublimé produit, 14 milligrammes.

Deuxième expérience, à la température de l'étuve. Sublimé produit, 22 milligrammes.

VIII. *Deutosels de mercure.* Tous les sels mercuriques en présence des chlorures alcalins donnent immédiatement, par double décomposition, du sublimé corrosif et un nouveau sel alcalin; mais, comme cette réaction n'est pas toujours visible, je ferai connaître en détail les expériences qui m'ont conduit à émettre la proposition qui précède.

IX. *Oxydochlorure de mercure.* L'oxydochlorure de mercure est fort peu soluble dans l'eau, mais il acquiert la propriété de s'y dissoudre en proportion considérable sous l'influence des chlorures alcalins, lesquels, en réagissant sur le bioxyde, donnent naissance à une certaine quantité de bichlorure de mercure, et, par le même fait, occasionnent la mise en liberté de celui qui lui était chimiquement uni.

Première expérience, à la température ordinaire. Sublimé produit, 151 milligrammes.

Deuxième expérience, à la température de l'étuve. Sublimé produit, 192 milligrammes.

X. *Oxydoamidure de mercure.* (Ammoniure de mercure, Guibourt.) La combinaison de bioxyde de mercure et d'ammoniaque étudiée par M. Guibourt éprouve une réaction assez puissante de la part des chlorures alcalins, fait qui me paraît assez remarquable, en admettant que sa composition soit réellement celle admise par ce chimiste distingué,

$$Hg^3 O^3, Az^2 H^6,$$

tandis qu'en admettant que ce composé est un oxydoamidure correspondant au chloroamidure analysé par MM. Dumas et Kane, une pareille action chimique est alors tellement en rapport avec les lois ordinaires de la chimie générale, qu'il eût été facile de la prévoir. On observera de plus que cette dernière manière de voir rend compte, d'une part, de l'ammoniaque obtenue par M. Guibourt en décomposant ce produit par le feu, et, d'autre part, qu'elle explique pourquoi M. Gay-Lussac avait pu conjecturer avant lui que ce composé n'est qu'un simple azoture. On sait que les amidures métalliques, soumis à l'action de la chaleur, donnent pour produit de l'ammoniaque et de l'azote.

Première expérience, à la température ordinaire. Sublimé produit, 39 milligrammes.

Deuxième expérience, à la température de l'étuve. Sublimé produit, 76 milligrammes.

XI. *Chloroamidure de mercure.* (Muriate ammoniaco-mercuriel insoluble.) Ce composé remarquable est complétement insoluble dans l'eau froide, et pourtant il est facilement influencé par les chlorures alcalins, et la proportion de chlorure mercurique qui en résulte est même considérable.

Première expérience, à la température ordinaire. Sublimé produit, 82 milligrammes.

Deuxième expérience, à la température de l'étuve. Sublimé produit, 180 milligrammes.

XII. *Deutoiodure de mercure*. Le chlore peut-il, dans quelques circonstances, déplacer l'iode dans ses combinaisons avec le mercure? Les chlorures alcalins, en réagissant sur l'iodure mercurique, produisent-ils du sublimé corrosif?

Première expérience, à la température ordinaire. Sel mercurique dissous, 110 milligrammes.

Deuxième expérience, à la température de l'étuve. Sel mercurique dissous, 193 milligrammes.

Si l'on se rappelle combien le deutoiodure de mercure est peu soluble dans l'eau, et si l'on fait attention à l'énorme proportion de bisel mercuriel que l'analyse a démontré exister dans les dissolutions chloroalcalines, il est bien difficile de ne pas admettre qu'au moins une portion de sel mercurique s'y trouve à l'état de sublimé corrosif.

XIII. *Cyanure de mercure*. Le bicyanure de mercure est décomposé par les chlorures alcalins, et transformé en sublimé corrosif; mais, chose digne de remarque, la potasse, la soude, l'acide sulfhydrique libre ou combiné, la lame de cuivre et la pile de Smithson, sont à peu près les seuls réactifs du mercure qui décèlent la présence de ce métal dans les dissolutions chloroalcalines.

On peut toutefois démontrer aisément que le mercure y existe à l'état de chlorure ; il suffit pour cela d'évaporer la dissolution, et de traiter ensuite le résidu salin par l'alcool rectifié : ce véhicule se charge d'un sel mercurique qui n'est plus du bicyanure, mais bien du bichlorure, ainsi que je m'en suis assuré.

XIV. *Deutonitrate de mercure.* De même que tous les autres sels mercuriques, le binitrate de mercure est transformé en sublimé corrosif par les chlorures alcalins ; ce qui le prouve incontestablement, c'est qu'on n'obtient aucune trace de sous-nitrate de mercure en versant le nitrate mercurique dans une dissolution bouillante de chlorure de sodium, ainsi que cela aurait inévitablement lieu si cette réaction curieuse ne s'effectuait pas. De plus, ayant traité la dissolution mixte par de l'éther sulfurique pur, ce dernier m'a offert les réactions du chlore et des bisels de mercure. Or, comme le nitrate mercurique est instantanément décomposé par ce véhicule, il s'ensuit que les réactions précitées appartenaient certainement au sublimé corrosif.

XV. *Deutosulfate de mercure.* Tous les chimistes savent qu'un mélange à parties égales de bisulfate de mercure et de chlorure de sodium, soumis à la sublimation, donne du sulfate de soude et du bichlorure de mercure ; mais on ignore si une semblable réaction s'opère alors qu'on vient à dissoudre simultanément ces deux composés dans l'eau (1).

(1) J'avais rédigé cet article, lorsque j'ai lu dans Ber-

Voici une expérience qui démontre que les choses se passent réellement ainsi. Parties égales de sel marin et de deutosulfate de mercure dissous dans l'eau, et la dissolution évaporée à siccité, traitée par de l'alcool à 39° Cartier, ce dernier véhicule s'est chargé d'un composé mercuriel qui réagissait abondamment comme le fait la dissolution de sublimé corrosif; phénomène qu'on ne saurait attribuer à un mélange de chlorure de sodium et de sulfate mercurique, mes expériences m'ayant appris que le deutosulfate de mercure est complétement insoluble dans l'alcool rectifié.

XVI. *Turbith minéral.* Le sulfate trimercurique est puissamment attaqué par les chlorures alcalins, ainsi que le démontrent les expériences suivantes.

Première expérience, à la température ordinaire. Sublimé produit, 112 milligrammes.

Deuxième expérience, à la température de l'étuve. Sublimé produit, 228 milligrammes.

XVII. *Deutotartrate de mercure.* Le tartrate mercurique n'est guère plus soluble dans l'eau que le tartrate mercureux, et cependant la proportion de sublimé qu'il produit par son contact avec les dissolutions des chlorures alcalins est véritablement

zélius que l'on peut obtenir le sublimé corrosif en faisant digérer dans l'alcool le mélange de sulfate et de sel marin. Ne m'est-il pas permis de voir dans ce fait là une preuve en faveur de l'exactitude de mes expériences ?

surprenante. Cette réaction constitue un des meilleurs exemples que je puisse citer en faveur de la différence d'action qui existe dans la manière dont se comportent les chlorures alcalins avec les deux classes de sels de mercure.

Première expérience, à la température ordinaire. Sublimé produit, 312 milligrammes.

Deuxième expérience, à la température de l'étuve. Sublimé produit, 362 milligrammes.

XVIII. *Mercure métallique.* J'avais presque terminé mes recherches sur l'action des chlorures alcalins sur les préparations mercurielles, lorsqu'il me vint dans la pensée de m'assurer si le mercure lui-même ne serait pas influencé par cette classe de corps.

L'expérience confirma mes prévisions, et maintenant je crois pouvoir annoncer, sans crainte d'être démenti, que les solutions des chlorures de la première section, *aérées*, mises en contact avec du mercure, produisent constamment une certaine quantité de bichlorure de mercure; quantité d'autant plus grande que la solution chloroalcaline est plus concentrée, et que le métal est dans un état de division plus parfait.

La chloruration du mercure dans les circonstances qu'on vient de lire a lieu presque aussi facilement à la température ordinaire qu'à une température un peu plus élevée. Le seul point indispensable à la production de ce phénomène est la présence de l'oxygène atmosphérique, ce métal n'étant nullement attaqué hors du contact de l'air.

Ce fait vérifie l'assertion de Boerhaave, déjà confirmée par M. Guibourt, savoir : que le mercure s'oxyde légèrement dans une atmosphère humide ; seulement je ferai observer que, sous l'influence des chlorures alcalins, l'oxydation de ce métal est notablement accélérée.

Première expérience, à la température de l'étuve, avec du mercure coulant. Sublimé produit, 4 milligrammes.

Deuxième expérience, à la température de l'étuve, avec du mercure divisé dans un mucilage. Sublimé produit, 7 milligrammes.

Les recherches que je viens de faire connaître ont suffisamment prouvé combien est grande la puissance décomposante des chlorures alcalins, mais elles ne nous ont rien appris sur leur énergie relative. Les expériences que je vais rapporter combleront cette lacune.

Chlorure ammonique. 12 décigrammes de chlorhydrate d'ammoniaque, et 3 décigrammes de calomel ont été placés dans un flacon ouvert, contenant 10 grammes d'eau distillée, laquelle a été graduellement portée à la température de 50° centigr., et maintenue ensuite à ce degré de chaleur l'espace d'une demi-heure.

Sublimé produit, 9 milligrammes.

Chlorure sodique, 12 décigrammes.

Sublimé produit, 4 milligrammes.

Chlorure barytique, 12 décigrammes.

Sublimé produit, 4 milligrammes.

Chlorure potassique, 12 décigrammes.

Sublimé produit, 3 milligrammes.

De ce qui précède il résulte que le plus énergique d'entre eux est le chlorure ammonique.

Que l'on ne pense pas, du reste, que ces résultats sont le fruit du hasard; j'en ai vérifié plusieurs fois l'exactitude, et il est parfaitement établi pour moi que le sel ammoniac est beaucoup plus électro-négatif, par rapport aux composés mercuriels, que les autres chlorures alcalins. Je puis même affirmer que son action décomposante est à peu près double.

A quoi tient ce phénomène? Est-ce à la plus grande solubilité de l'oxyde mercurique dans l'ammoniaque que dans les autres bases alcalines? ou bien est-ce à la composition complexe du chlorure ammonique? Ce composé est-il réellement un chloro-amidure d'hydrogène, ainsi que les expériences de M. R. Kane paraissent l'avoir convenablement établi? C'est un problème qu'il ne m'est pas donné de résoudre en ce moment.

Quoi qu'il en soit, la décomposition des sels par les chlorures alcalins est à mes yeux un fait des plus intéressants et qui n'a pas suffisamment attiré l'attention des chimistes. La dissolubilité d'un sel dans un chlorure alcalin annonce, le plus souvent, qu'une double décomposition vient de s'effectuer, quoique

3*

aucune action apparente n'ait eu lieu, ainsi que le
démontrent les réactions curieuses que j'ai signalées
entre les chlorures alcalins et les cyanure, sulfate
et nitrate mercuriques.

L'opinion que je professe est, du reste, en parfait
accord avec celle qu'un chimiste justement estimé
a émise à propos de la dissolution des carbonates
terreux dans le chlorhydrate d'ammoniaque.

« La dissolubilité des carbonates terreux, dit Vo-
» gel, dans le sel ammoniac, doit en partie être
» attribuée à leur décomposition, en ce qu'il se
» forme du carbonate d'ammoniaque et des hydro-
» chlorates terreux. »

L'action chimique qui résulte du contact des chlorures alcalins dissous et des cyanure, sulfate et nitrate mercuriques, confirme-t-elle la loi de Berthollet
relative au phénomène des doubles décompositions?
Je ne le pense pas; ces faits me semblent, au contraire, plus en rapport avec les opinions émises
dans ces dernières années par M. Gay-Lussac. Toutefois je me hâte de déclarer que c'est aux maîtres
de la science seuls qu'il appartient de décider cette
question; pour moi, je serais trop heureux s'il m'é-
tait seulement donné de diriger un instant leurs mé-
ditations sur ce point de doctrine.

La réaction *absolue* que le chlore uni à l'ammonium fait éprouver au chlorure mercureux est-elle
aussi forte que celle que le chlore uni à l'hydrogène
fait éprouver à ce même chlorure? *A priori*, le plus

grand nombre des chimistes aurait répondu que non, cependant c'est le contraire qui a lieu.

Première expérience. 3 décigrammes de calomel, 12 décigrammes de chlorhydrate d'ammoniaque et 10 grammes d'eau distillée, après vingt-quatre heures de réaction à l'étuve, ont donné à l'analyse 19 milligrammes de chlorure mercurique.

Deuxième expérience. 3 décigrammes de calomel, 673 milligrammes d'acide chlorhydrique (équivalent en chlore à 12 décigrammes de sel ammoniac), et 10 grammes d'eau distillée, placés dans les mêmes circonstances, ont donné pour résultat analytique 8 milligrammes de sublimé corrosif.

Ces résultats ne laissent aucun doute relativement à l'assertion qui vient d'être énoncée. Mais qu'on ne pense pas, bien entendu, que les chlorures alcalins ont sur tous les composés de mercure une énergie relative aussi remarquable, car il n'en est rien, et l'iodure mercureux, entre autres composés haloïdes, éprouve une réaction plus puissante de la part du chlorure d'hydrogène. Il en est de même, comme on le pense bien, de tous les sous-sels de deutoxyde de mercure; une multitude d'expériences, que je crois inutile de rapporter ici, m'ont confirmé ce que la théorie faisait pressentir, c'est-à-dire *qu'ils donnent une proportion de sublimé plus considérable avec l'acide chlorhydrique qu'avec les dissolutions des chlorures alcalins.*

Conclusions.

1° Il résulte de mes observations chimiques, que toutes les préparations mercurielles usitées en médecine, en réagissant sur les dissolutions des chlorures alcalins, seules ou avec le concours de l'air, produisent une certaine quantité de sublimé corrosif, ou, pour mieux dire, un chlorure hydrargyricoalcalin.

2° Il résulte, de plus, de mes expériences que la quantité de sublimé qui prend naissance avec les différents composés fournis par le mercure, est loin d'être la même avec chacun d'eux.

Le bioxyde de mercure, la plupart des composés binaires qui lui correspondent par leur composition, et tous les deutosels de mercure en général, en présence des chlorures alcalins, donnent, par double décomposition, du deutochlorure de mercure et un nouveau sel alcalin. Le protoxyde de mercure et la plupart des composés binaires qui lui correspondent par leur composition commencent par produire du protochlorure de mercure ; ce n'est que par une réaction subséquente qu'une très faible proportion de sublimé corrosif est produite.

3° Une remarque importante découle de l'examen des résultats qui précèdent : c'est que la différence d'action médicale des proto et des deutosels de mercure doit être plus grande qu'on ne l'avait pensé jusqu'ici. Tous les deutosels, solubles ou insolubles, constituent, selon moi, des agents héroïques, tandis que les protosels, au contraire, constituent des médicaments d'une activité bien moindre, et toujours à peu près inoffensifs. On pourrait même dire, médicalement parlant, que les protosels n'agissent jamais que par les faibles proportions de sublimé auquel leur décomposition donne naissance, fait des plus importants à signaler au point de vue de la thérapeutique du mercure, ainsi que je le démontrerai dans un travail ultérieur.

4· Le mercure métallique lui-même, mis en digestion avec les solutions des chlorures alcalins aérées, se convertit en partie en sublimé corrosif. De là l'explication, ignorée jusqu'à ce jour, de l'action physiologique et des propriétés thérapeutiques de ce corps simple, introduit dans l'économie animale sous la forme métallique.

Toutes les réactions indiquées plus haut ont lieu à la température ordinaire, et mieux encore à celle du corps humain. Toutes se produisent dans un temps assez court; les unes même ont instantanément lieu; la plupart ne demandent que quelques heures de contact pour s'effectuer. Or, comme les différents liquides contenus dans les organes de l'homme renferment de l'oxygène, du sel marin et du sel ammoniac, accompagnés ou non d'acide chlorhydrique et autres acides qui peuvent encore faciliter leur mode d'action, il s'ensuit que tous les

phénomènes chimiques produits dans les circonstances précitées ont lieu dans l'intérieur du corps
humain, quand on y ingère une préparation mercurielle quelconque. *Celles-ci produisent toutes une
quantité constante de sublimé corrosif, en qui résident
leurs propriétés médicales.*

DEUXIÈME PARTIE.

Recherches thérapeutiques et physiologiques.

L'étude de l'action mutuelle et réciproque des composés médicamentaux les uns sur les autres constitue, ai-je dit ailleurs, l'une des parties les plus importantes de toute la thérapeutique ; mais, par malheur pour la science, trop peu de personnes sont pénétrées de cette haute vérité. Il en sera ainsi tant que nos sommités médicales continueront de professer que *rien de chimique ne se passe dans le corps de l'homme qui puisse être comparé aux réactions que le chimiste opère dans son laboratoire.* Comment se peut-il cependant qu'on puisse soutenir un paradoxe semblable lorsqu'il a été clairement démontré : 1° que les chlorures alcalins transforment en partie le calomel en sublimé corrosif dans l'économie animale comme ailleurs ; 2° que le fer métallique se dissout dans les acides de l'estomac avec production d'un sel ferreux et avec dégagement d'hydrogène, tout comme dans nos vases inertes ; 3° que la plupart des antidotes sur lesquels il est permis de compter doivent leurs vertus médicales à une réaction toute chimique !...

Il y a déjà bien longtemps que j'ai soutenu que

pour qu'un médicament interne puisse avoir sur l'organisation une action bien réelle, ou, pour mieux dire, non locale, il faut qu'il puisse être absorbé, et partant qu'il soit soluble ou susceptible de le devenir par suite de réactions chimiques opérées au sein de nos organes; ce qui n'est pas l'opinion généralement reçue, mais ce que je me propose de démontrer un jour par la voie de l'expérimentation.

C'est pour remplir cette promesse que je me suis livré à une longue suite de recherches chimiques ayant rapport à l'action des chlorures alcalins sur les différents composés fournis par le mercure, recherches chimiques dont les résultats ont été communiqués à l'Académie des sciences, et dont j'ai l'honneur de soumettre aujourd'hui à l'Académie royale de médecine (1) les applications thérapeutiques qui en découlent.

Les physiologistes et les chimistes n'ont donné, jusqu'à ces derniers temps, qu'une attention insuffisante aux différents rôles que jouent dans les phénomènes de la vie les divers éléments inorganiques qui font partie des tissus animés : erreur bien préjudiciable à la science, et qui doit être plus spécialement imputée aux chimistes du siècle dernier. Ces savants, en effet, n'ont cessé de professer que les animaux ne diffèrent des végétaux, sous le rapport

(1) Ce mémoire a été lu à l'Académie royale de médecine dans la séance du 30 août 1842.

de la constitution intime, qu'en ce qu'aux trois principes élémentaires des plantes, carbone, hydrogène et oxygène, s'en joint un quatrième, qui est l'azote, comme si l'azote n'était pas aussi immédiatement utile à l'entretien de la vie des uns qu'à l'entretien de la vie des autres ! comme si le soufre, le phosphore, le chlore, le fer et le calcium n'étaient pas aussi éminemment indispensables à la vie de la plupart des animaux que le sont les quatre éléments précités !

Presque toutes les substances introduites dans le sein de l'économie vivante de l'homme éprouvent des altérations plus ou moins profondes qui en modifient ou en changent totalement la nature chimique.

Les unes, appartenant, pour la plupart, au règne organique, sont absorbées et retenues en tout ou en partie dans l'édifice animal.

Les autres, empruntées plus spécialement au règne inorganique, sont également absorbées, mais rejetées ensuite en tout ou en partie hors de l'être vivant.

Les premières sont vaincues par la puissance organisatrice ; assimilées par elle, elles constituent la classe entière des *substances alimentaires.*

Les secondes luttent contre cette puissance, troublent ou suspendent l'accomplissement de ses lois ; elles renferment la presque totalité des *substances médicamenteuses.*

Or, qu'il me soit permis de faire remarquer que si les lois qui président aux réactions chimiques des substances organiques introduites dans l'estomac des animaux dans le but d'entretenir leur existence ; que si, en d'autres termes, les phénomènes de la digestion sont aujourd'hui assez bien connus, grâce aux travaux importants de Spallanzani, Gmelin, Tiedemann, Leuret, Lassaigne, Magendie, Eberle, Muller et autres physiologistes célèbres, il n'en est malheureusement pas ainsi des réactions chimiques opérées dans le sein de nos organes, envisagées sous le rapport de l'art de formuler, ou, si l'on veut, de l'art de guérir. Aussi ne craindrai-je pas de dire ici que, malgré les préceptes louables donnés par un grand nombre de praticiens distingués, cette importante partie de la médecine est encore dans l'enfance.

Pour démontrer la vérité de cette assertion, il me suffira de rappeler au lecteur que tous les liquides de l'économie humaine renferment une proportion plus ou moins forte de ces mêmes chlorures alcalins, dont l'action sur les préparations mercurielles est si remarquable et si digne d'intérêt au point de vue thérapeutique. Et que l'on ne pense pas que ces chlorures n'aient d'influence que sur les seuls composés fournis par le mercure, car ils agissent également de même sur d'autres préparations médicamenteuses héroïques, ainsi que je me propose de l'établir dans un travail ultérieur.

Des physiologistes d'un mérite incontestable ont

professé l'opinion que le sel marin est une des substances les plus immédiatement utiles à l'homme;
il en est même qui ont écrit que c'était une substance
indispensable à sa nutrition. Je ne saurais décider
aujourd'hui si cette dernière assertion est ou n'est
pas trop exclusive ; mais ce que je crois pouvoir affirmer ici, c'est que si, par une cause quelconque,
l'espèce humaine venait à être privée de ce précieux
condiment, les praticiens auraient alors à songer à
modifier incontinent une bonne partie des préparations médicales fournies par le règne inorganique.
Le chlorure de sodium agit certainement d'une manière plus complexe qu'on ne l'a cru jusqu'à ce
jour ; il agit comme excitant général ; il agit directement comme agent de dissolution chimique, et
indirectement par les deux produits de sa décomposition incessante, la soude et l'acide chlorhydrique.
Le rôle que l'oxyde de sodium est appelé à remplir
durant les phénomènes de la vie a été mal apprécié,
il est vrai ; mais la présence constante de ce composé inorganique dans presque toutes les humeurs
de l'économie vivante ne saurait permettre de douter un seul instant que ses fonctions ne soient des
plus importantes. Pour moi, je le considère comme
le régulateur de la plasticité organique. Quant à
l'acide chlorhydrique, les physiologistes modernes
ont parfaitement établi la part active qu'il prend
dans l'acte de la digestion, et le rôle qu'il joue en

thérapeutique comme agent de dissolution chimique est, sans contredit, bien digne de fixer l'attention des physiologistes et des médecins.

Je vais maintenant faire l'application des données chimiques contenues dans la première partie de ces recherches aux principales préparations médicamenteuses dont le mercure est la base, en commençant par le calomel et en finissant par le mercure métallique, c'est-à-dire en suivant l'ordre adopté dans la première partie de ce travail.

Protochlorure de mercure.

(Mercure doux, calomel, calomélas.)

Les expériences nombreuses et concluantes ayant trait à la transformation partielle du calomel en sublimé corrosif sous l'influence des chlorures alcalins, rapportées dans la première partie de mon mémoire, m'autorisent à proclamer aujourd'hui, avec plus de persuasion que jamais, que c'est à cette *transformation, et à cette transformation seule, opérée dans le sein de nos organes, que ce précieux médicament doit toutes ses propriétés médicales.*

En publiant la théorie que je professe sur la manière d'agir du calomel, je m'attendais à la voir unanimement repoussée par tout le corps médical, trop enclin à se défier des chimistes en fait d'explications thérapeutiques; mais la vérité est qu'elle a été au contraire accueillie avec assez d'intérêt. J'ajouterai même que la plupart de ceux qui l'ont critiquée ne la connaissaient que bien imparfaitement, puisqu'ils me prêtaient l'opinion absurde que tout le calomel ingéré dans l'économie passait en entier, selon moi, à l'état de sublimé corrosif. Enfin quelques praticiens estimables ont cherché à combattre mes assertions théoriques à leur véritable point de vue, c'est-à-dire en les soumettant au creuset de l'expérience clinique; tel a été M. Puche, de Paris. Il n'en a pas été de même de M. Jaume, de Montpellier. M. Puche, médecin de l'hôpital du Midi, après avoir constaté par l'expérience que les dissolutions chloro-alcalines transformaient réellement une partie du calomel en sublimé corrosif, ainsi que je l'ai établi, a nié formellement la possibilité de cette transformation dans le sein de nos cavités splanchniques (1).

C'est en se basant sur l'examen de trente-six observations cliniques, dont douze relatives à l'action du calomel administré seul, douze relatives à l'action du calomel secondé par l'emploi journalier

(1) *Journal des connaissances médicales pratiques.*
Octobre 1840.

d'une tisane de gentiane additionnée de cinq grammes de chlorure de sodium, et douze relatives à l'action du sublimé corrosif, que ce praticien distingué s'est cru en droit de pouvoir formuler son opinion d'une manière aussi explicite.

La méthode expérimentale adoptée par M. Puche a été certainement rationnelle, et je me plais à le faire remarquer ; mais en a-t-il été de même des conclusions qu'il en a déduites ? le lecteur en jugera.

« Si, dit-il, nous comparons les premiers effets
» du sublimé et du calomel, nous remarquerons
» entre eux une très grande différence. Cette pre-
» mière substance ne cesse pas d'irriter les pre-
» mières voies, et cause des douleurs cuisantes dans
» l'arrière-bouche, l'œsophage et l'intestin grêle.
» L'autre, au contraire, traverse toute cette portion
» du tube intestinal et n'a d'action qu'en arrivant
» au gros intestin, où il détermine de légères coli-
» ques et la diarrhée. Les épithètes de corrosif et
» mercure doux, qui ont été données à chacune de
» ces préparations, caractérisent parfaitement ces
» deux sortes d'effets primitifs. Si maintenant nous
» passons aux phénomènes secondaires, nous ver-
» rons au contraire la plus grande analogie s'éta-
» blir, puisqu'un nombre à peu près égal de ma-
» lades fut affecté de gingivite : seulement il est à
» remarquer que ces affections se manifestent plus
» tard, et durent moins, sous l'influence du sublimé
» que sous l'influence du calomel. »

Rien de plus facile que de battre en brèche les objections précédentes. Il est tout naturel que l'action du calomel soit plus tardive et moins intense que celle du sublimé corrosif, parce qu'il faut donner le temps au chlorure mercureux de passer à l'état de chlorure mercurique, et en second lieu, parce qu'il ne se produit jamais une proportion de sublimé aussi énorme que celle qui a été administrée par M. Puche (5 à 13 centigrammes par jour).

Si le deutochlorure de mercure semble avoir sur les premières voies une action plus intense et une moindre sur le gros intestin, c'est qu'il est en grande partie absorbé avant qu'il puisse arriver dans cette partie du tube intestinal, et c'est même pendant cette absorption qu'il occasionne les ravages précités. Quant au calomel, il traverse toute la longueur du canal alimentaire, comme le ferait une poudre inorganique inerte, de la silice par exemple, et chemin faisant il donne incessamment naissance à de faibles proportions de chlorure mercurique, par son contact avec les chlorures alcalins; et au fur et à mesure que le deutosel se forme, il influence chacune des parties du tube digestif suivant sa sensibilité spéciale. C'est ainsi que, parvenu dans le gros intestin, il en excite les contractions et provoque l'évacuation des matières qu'il renferme.

Passant au traitement par le calomel et le sel marin, M. Puche ajoute « que, sauf les coliques qui » ont été légères, les effets n'ont pas été autres que

» ceux du calomel seul. Comment se fait-il que pas
» un n'ait éprouvé les effets irritants du sublimé ? »

Quand on examine avec attention les observations cliniques de ce praticien recommandable, il est impossible de ne pas se faire l'opinion qu'elles ont été faites et observées avec des idées préconçues. Comment se peut-il, en effet, que M. Puche puisse conclure que pas un n'a éprouvé les effets irritants du sublimé, lorsqu'on lit dans son travail les observations suivantes : « Un malade souffrit de très » vives douleurs à la bouche, où il avait un simple » érythème ; il avait pris 25 centigr. pendant 2 » jours. Un autre eut un gonflement de la mem-» brane muqueuse des joues avec ulcération pro-» fonde, au point qui correspond à la réunion des » deux arcades dentaires, après avoir pris journel-» lement 36 centigr. pendant 24 jours. »

De pareils résultats n'ont besoin d'aucun commentaire : le calomel agit bien évidemment par le sublimé auquel il donne naissance, et l'on ne saurait l'associer impunément avec les chlorures alcalins. Toutefois, il convient de faire remarquer que, pour obtenir de la part des chlorures alcalins leur maximum d'énergie décomposante, M. Puche aurait dû les administrer en dissolution concentrée et aérée, et non en boisson tisanifère.

Quant à M. Jaume, de Montpellier, ce praticien a formulé son assertion plutôt sur des raisonnements que sur des faits.

« Il est évident, dit-il, qu'aux yeux de la théra-
» peutique, les qualités vicieuses du mercure doux,
» mis en contact avec les fluides du corps vivant,
» ne peuvent être considérées que comme une pure
» chimère ; le fait isolé de Vogel est insignifiant, la
» mort a été une simple coïncidence ; ou bien en
» supposant qu'elle ait été causée par les médica-
» ments administrés, certainement le mercure doux
» contenait du sublimé, ce qui malheureusement
» arrive quelquefois. »

Oh ! que voilà bien là le style tranchant des vitalistes
de la vieille école de Montpellier ! Certainement le
mercure doux contenait du sublimé ! Puisque
M. Jaume est si certain que ce calomel contenait du
chlorure mercurique, lui serait-il possible d'indiquer à peu près la dose qu'il devait nécessairement
en contenir pour amener un accident aussi grave ?

Veut-on savoir pourquoi je tiendrais à connaître
la réponse à cette question ? C'est que si M. Jaume
partage l'opinion des auteurs, relativement aux
propriétés toxiques du sublimé corrosif ; s'il pense,
par exemple, que quelques centigrammes de ce
poison sont suffisants pour détruire la frêle existence d'un enfant, il me sera facile de le battre avec
ses propres armes, en quelque sorte, puisqu'il me
suffira de rappeler les expériences de M. Regim-
beau, expériences que M. Jaume lui-même a consignées dans le rapport qu'il en a fait à la Société
de médecine de Montpellier. « Nous avons constaté,

» dit-il, que lorsqu'on opère à la température de
» 35 à 40 degrés, et dans les proportions indiquées,
» la réaction a effectivement lieu, et qu'une partie
» du mercure doux est transformée en sublimé et
» en mercure métallique très divisé. » Toute la
question est donc, comme on le voit, de savoir si,
dans le cas cité par Vogel, la proportion de sublimé
produit a été ou non assez forte pour déterminer la
mort de l'enfant en question. La seule chose qui
puisse expliquer comment il se peut que M. Jaume
ne trouve pas dans le sublimé produit durant la
réaction précitée la cause de cette mort, c'est qu'il
n'est pas certain, d'après lui, que le chlorure mercurique conserve ses propriétés alors qu'il est en
combinaison avec les chlorures basiques, puisqu'il
a écrit « qu'il faudrait étudier le corps complexe
» que le sublimé forme avec les chlorures alcalins,
» et déterminer son degré d'activité sur le vivant. »

Or, il est évident, pour tout esprit attentif, que
ces expériences sont inutiles, attendu qu'il existe
dans plusieurs pharmacopées un grand nombre de
préparations antisyphilitiques dont l'action sur l'économie est parfaitement connue renfermant un chloro-hydrargyrate alcalin, et parce que le chlorure
mercurique ingéré dans nos organes ne saurait agir
autrement qu'à l'état de combinaison hydrargyrico-
alcaline, puisque, aussitôt son introduction dans
l'économie, il rencontre dans nos humeurs des
chlorures alcalins en proportion bien plus que suf-

fisante pour pouvoir passer à l'état de chlorure double.

En résumé, je ne saurais partager l'opinion du médecin de Montpellier relativement au fait rapporté par Vogel. Oui, la mort a pu être la suite fâcheuse de l'administration du malencontreux mélange chlorocaloméique. Je dirai plus ; si chez cet enfant là tolérance a été complète, la mort en a dû être la conséquence inévitable.

L'opinion que je me plais à soutenir n'a du reste pas trouvé d'idées aussi réfractaires chez tous les praticiens ; et depuis la publication de ma note, les docteurs Maire, Vicat, Teichmeyer, Fontanetti et autres, se sont empressés de publier des observations cliniques qui me font espérer, à ma grande satisfaction, que mon assertion ne tardera pas à être mise au rang des vérités. Voici comment s'exprime M. Maire (1).

« Dans le cours de campagnes assez nombreuses
» sur mer, j'ai eu occasion de vérifier l'exactitude
» de ce fait sur nos matelots, assujettis, comme
» chacun le sait, à un régime salé, à tel point que
» j'avais renoncé, dans les derniers temps, à user
» du calomel comme purgatif, au moins à cause de
» la fréquence et de la promptitude avec laquelle
» il amenait le ptyalisme (2).»

(1) *Journal de médecine pratique.* — *Recueil des travaux de la Société de Bordeaux.* — Juin 1840, p. 346.

(2) J'ai appris, tout dernièrement, qu'un médecin de

[Comme, à mon avis, le fait de la transformation partielle du calomel en sublimé corrosif, sous l'influence des chlorures alcalins, domine toute la posologie des composés mercuriels insolubles ; comme c'est sur la connaissance de ce fait que sont basées la plupart des considérations thérapeutiques qu'on va lire, on conçoit combien il m'importe de faire partager à ce sujet ma manière de voir au lecteur : c'est pourquoi je ne dois pas laisser passer sous silence les recherches que M. Larroque, préparateur à l'École de pharmacie, a exécutées sous les auspices de M. le professeur Caventou, et qu'il a publiées dans le *Journal de pharmacie ;* recherches à l'aide desquelles il s'est cru en droit de pouvoir conclure : « Que, contrairement à mes assertions,
» le protochlorure de mercure ne se transforme pas en
» bichlorure sous l'influence des chlorures alcalins,
» lorsqu'on opère à la température ordinaire, mais
» que les chlorures alcalins dissolvent une petite
» quantité de protochlorure de mercure. »

Or, je pourrais bien transcrire ici les arguments sur lesquels je me suis basé pour conclure de nouveau dans ma réplique à M. Larroque :

« Que, contrairement aux assertions de Hervy,
» de MM. Caventou, Larroque, etc., le proto-

la marine vient d'adresser une lettre à M. Chevallier où se trouvent consignés des faits analogues à ceux rapportés par M. Maire.

» chlorure de mercure se transforme en partie en
» bichlorure de mercure sous l'influence des chlo-
» rures alcalins aérés, quand on opère à la tem-
» pérature ordinaire ; et que les chlorures alcalins
» ne dissolvent pas le calomel à l'état de protochlo-
» rure ; le composé mercuriel dissous ayant tous les
» caractères des deutosels de mercure, etc. »

Mais comme il ne m'appartient pas de m'établir
juge dans ma propre cause, je demanderai la permission de rapporter ici une partie de la lettre que
M. F. Selmi m'a adressée, à ce sujet, dans le
Journal de pharmacie, février 1844 :

« M. Larroque, dans le cahier de juillet du
» *Journal de pharmacie* (année dernière), a publié
» quelques expériences pour combattre ce qui fut
» établi par vous, par moi et par d'autres chimistes,
» sur la réaction que les chlorures alcalins exer-
» cent sur le mercure doux. J'allais répondre à
» quelques unes de ses expériences, lorsque passa
» par mes mains le cahier d'octobre du même
» journal, où, par des arguments de raison et de
» fait, vous démontrez la faute où M. Larroque est
» tombé, etc. »

Qu'il me soit également permis, avant de passer
outre, de reproduire ici le jugement qui a été porté
sur la valeur de mes recherches chimiques par un
homme bien compétent dans la matière, et cela au
moment même où M. Larroque s'apprêtait à les
combattre.

« *Sels de mercure.* — M. Mialhe a fait un beau
» travail sur les chlorures de mercure et sur leurs
» combinaisons avec les chlorures alcalins, qui
» prouve que non seulement le chlorure mercureux,
» mais aussi le métal lui-même et toutes ses com-
» binaisons, possèdent une grande tendance à
» former avec les chlorures alcalins des sels dou-
» bles, composés de chlorure mercurique et d'un
» chlorure alcalin, dont les quantités varient selon
» les circonstances et selon la composition diffé-
» rente des combinaisons de mercure. Ce mémoire
» mérite toute l'attention des pharmaciens. »

(BERZELIUS. *Rapport annuel sur les progrès de
la chimie*, présenté le 31 mars 1843 à l'A-
cadémie royale des sciences de Stockholm.)

Depuis la lecture de mon mémoire sur l'action
des chlorures alcalins sur les mercuriaux, j'ai
étudié avec quelque soin l'action de l'acide cyanhydrique et des cyanures alcalins sur plusieurs des
composés fournis par le mercure, à propos d'un
empoisonnement par l'eau de laurier-cerise et le
calomel, et comme quelques uns des résultats que
j'ai obtenus méritent de fixer l'attention des praticiens, je m'empresse de les reproduire ici.

*Action de l'acide cyanhydrique sur le protochlorure
de mercure.* — Il résulte incontestablement de mes
recherches que, lorsqu'on fait réagir un excès d'a-
cide prussique sur du mercure doux, et qu'on a
soin d'aider la réaction par une agitation convenable,

le calomel ne tarde pas à être entièrement décomposé. Il se produit d'abord de l'acide hydrochlorique, du bicyanure de mercure et du mercure métallique, ainsi que le démontre la réaction suivante :

$$Cl^2 Hg^2 + Cy^2 H^2$$
$$= Cl^2 H^2 + Cy^2 Hg + Hg;$$

c'est-à-dire qu'un équivalent de calomel, en réagissant en présence d'un équivalent d'acide prussique, donne naissance à un équivalent d'acide hydrochlorique, à un équivalent de cyanure mercurique, et qu'un équivalent de mercure métallique est mis en liberté, et cela parce qu'il n'existe pas de cyanure de mercure correspondant au protochlorure.

A cette réaction si simple en succède une autre qui, bien que très simple aussi, n'a pas peu contribué à cacher la véritable réaction que je viens d'énoncer. C'est qu'une fois que cette réaction primordiale est terminée, et même avant, l'acide chlorhydrique et le cyanure mercurique réagissent mutuellement de manière à produire du bichlorure de mercure et de nouveau de l'acide cyanhydrique; mais cette décomposition n'est jamais que partielle, l'action décomposante de l'acide hydrochlorique ne tardant pas à être contre-balancée par l'affinité bien connue du cyanogène pour le mercure.

Le produit définitif de la réaction est donc du bichlorure de mercure, du bicyanure de mercure, de l'acide hydrochlorique et de l'acide hydrocyanique; plus, du mercure métallique. Enfin ce mélange renferme, en outre, des traces d'ammoniaque et d'acide formique, provenant l'un et l'autre de l'action réciproque de l'acide cyanhydrique et de l'eau.

L'acide cyanhydrique se comporte, du reste, d'une manière analogue avec tous les protosels de mercure, ainsi que je m'en suis convaincu par l'expérience. Avec le protobromure de mercure il donne du bicyanure et du bibromure, de l'acide cyanhydrique et de l'acide bromhydrique et du mercure métallique. Avec le proto-iodure il se comporte de même, à cette différence près, que la proportion de cyanure est moindre et la proportion d'iodure plus considérable, et cela, à cause du peu de solubilité de l'iodure mercurique.

Les oxysels de protoxyde de mercure sont auss totalement décomposés par l'acide cyanhydrique et transformés en entier en bicyanure et en mercure métallique, l'oxacide mis en liberté n'ayant, en général pas, comme les hydracides précités, la propriété de décomposer en partie le bicyanure d mercure (1).

(1) Les cyanures alcalins se comportent avec les sels d mercure d'une manière absolument pareille à celle de l'acide cyanhydrique.

La réaction chimique que l'acide prussique fait éprouver au calomel est des plus remarquables, examinée au point de vue d'application médicale, elle est telle que je ne crains pas d'avancer ici que les produits qui en résultent doivent avoir sur l'économie animale une action au moins double de celle de la proportion d'acide cyanhydrique qui leur a donné naissance. Pour démontrer la vérité de mon assertion, il me suffira de faire observer que 100 parties d'acide hydrocyanique renferment 96,36 de cyanogène, tandis que 100 parties de bicyanure de mercure n'en contiennent que 20,67, c'est-à-dire près de cinq fois moins; d'où l'on voit que 100 parties d'acide prussique contiennent assez de cyanogène pour qu'en agissant sur un excès de calomel, il puisse se produire près de 500 parties de cyanure mercurique, lequel, décomposé par de l'acide chlorhydrique, peut reproduire 100 parties d'acide prussique, et près de 400 parties de sublimé corrosif; or, c'est précisément là le fait de la réaction qui nous occupe.

Le cyanure provenant du calomel décomposé reproduit immédiatement, comme il a été établi plus haut, une partie de l'hydracide qui lui a donné naissance, et la reproduction est très probablement totale après son ingestion dans l'estomac; l'acide hydrochlorique contenu dans le suc gastrique continuant son action décomposante sur la partie de cyanure indécomposé, au fur et à mesure que l'acide cyanhydrique, dont la présence paralyse son action, est absorbé.

Qu'il me soit donc permis, en terminant cet article, d'engager tous les praticiens à ne plus associer à l'avenir les protosels de mercure et notamment le calomel, à quelque dose que ce soit, avec l'acide prussique, ni avec aucune préparation qui en renferme; l'expérience m'ayant appris qu'une très faible dose de mercure doux est suffisante pour épuiser totalement l'action décomposante de la plus forte proportion d'acide cyanhydrique qu'il soit raisonnablement permis d'administrer à l'homme].

Pour tout esprit exempt de préjugés, les observations qu'on vient de lire corroborent puissamment l'opinion déjà annoncée, à savoir : que *l'action médicale du calomel est entièrement subordonnée à la plus ou moins grande proportion de sublimé auquel sa transformation donne naissance.*

Mais, me demandera-t-on, s'il est vrai que le proto-chlorure de mercure n'a d'action sur l'économie que par le bichlorure qu'il forme, pourriez-vous nous indiquer la dose qu'il peut en produire dans une circonstance donnée?

La quantité de chlorure alcalin et d'acide chlorhydrique étant variable, d'une manière absolue, suivant l'âge et suivant le sexe, et d'une manière relative suivant chaque individu en particulier, on conçoit qu'il devra être fort difficile, pour ne pas dire impossible, de pouvoir donner même des indication approximatives à cet égard. Fort heureusement que la quantité des corps chlorurés contenus dans nos organes est rarement assez grande pour pouvoir produire une proportion de sel mercurique susceptible d'amener des ravages inattendus ; fait qu'il est de la plus haute importance de signaler, mes expériences m'ayant surabondamment démontré que la quantité de sublimé corrosif produit n'est nullement en rapport avec la proportion de calomel soumis à une investigation. Quelle que soit la dose de chlorure mercureux que j'ai mis en digestion avec une dose invariable de chlorure alcalin, et à une température supérieure de quelques degrés à la température du corps de l'homme, la quantité de bichlorure produit a peu varié ; elle a été en moyenne d'un grand nombre d'expériences de 15 milligrammes ; s'en produit-il une proportion plus forte lors de son ingestion dans l'économie humaine ? C'est un problème qu'il m'est impossible de résoudre ! Je crois pourtant qu'il en est ainsi, attendu que l'observation m'a démontré que plus le calomel mis en expérimentation offre de surface à l'air, plus est grande la quantité de sublimé produit ; aussi est-ce uniquement à cause de ce fait que je crois qu'il est bon de prescrire le chlorure mercureux à une dose assez élevée (6 à 12 décigrammes, par exemple), lorsqu'on veut obtenir de ce médicament le maximum d'énergie médicale qu'il peut produire en *une seule administration.*

5*

Toutefois, je le répète, la proportion de sublimé produit en une seule ingestion ne peut jamais être très considérable, quelle que soit d'ailleurs la dose de calomel ingéré, sauf le cas exceptionnel d'une tolérance trop longtemps continuée, ou alors une forte dose de calomel ne saurait résider longtemps dans l'économie sans produire tous les symptômes de l'infection mercurielle, ainsi que j'en ai eu dernièrement un exemple frappant. La proposition que je viens d'énoncer explique parfaitement le fait suivant dont la connaissance est due à Lemery; fait que MM. Mérat et Delens croient pouvoir rapporter à un effet de l'*habitude*.

« L'habitude est un puissant correctif des mercu-
» riaux, disent-ils; elle en émousse l'action et peut
» rendre innocentes les préparations les plus dange-
» reuses. Desbois de Rochefort assure que c'était la
» mode en Russie de mettre de la dissolution de
» sublimé dans la première cuillerée de soupe, et
» Lemery parle d'un alchimiste qui mangeait du
» calomel comme du pain, et à qui il en vit avaler
» quatre onces en une fois pour se purger douce-
» ment et purifier le sang. »

Qu'un alchimiste ait pris sans danger quatre onces de calomel simplement pulvérisé, comme on le faisait alors, et parfaitement lavé, c'est ce que mes expériences me permettent de croire volontiers; mais que l'on puisse s'habituer à prendre impunément du sublimé ou tout autre poison minéral

énergique, c'est une assertion qu'il m'est totalement impossible de partager.

Une observation bien ancienne, qui prouve mieux que tous les raisonnements possibles que l'action médicale du calomel est subordonnée à la quantité de chlorure alcalin contenue dans l'économie, c'est que les deux classes de malades les plus faibles, les enfants et les femmes, c'est-à-dire, ceux qui usent des aliments les moins salés, sont ceux qui supportent le mieux l'action du calomel.

« Relativement aux *circonstances individuelles*, on
» observe en général que les femmes, les enfants
» supportent plus difficilement les mercuriaux, *le*
» *calomel excepté*, que les hommes. »

(MÉRAT et DELENS.)

Cette remarque est de la plus grande justesse, et trouve son explication dans la différence d'alimentation que j'ai signalée. Seulement il convient de la rapporter à tous les composés mercuriels qui demandent la participation des chlorures pour acquérir de l'énergie, et spécialement à tous les protosels de mercure neutres et non décomposables par l'eau (1).

Voici un autre fait bien avéré qui prouve à la

___

(1) Depuis la lecture de ce mémoire, j'ai apporté une preuve de plus en faveur de mon opinion dans le t. XXIII du *Bulletin de thérapeutique;* la voici :

« Je terminerai cet article par une remarque importante

fois, et que l'action du chlorure mercureux est en rapport avec le sublimé produit, et que la quantité de ce dernier est en proportion directe avec la dose de chlorures alcalins réagissant. C'est que le mode d'administration du calomel influe beaucoup sur la rapidité du développement du ptyalisme.

« Un fait principal ressort d'un travail publié » récemment par le docteur Law, médecin de l'hô- » pital de sir Patrick Dunn ; c'est qu'il suffit d'une » très petite quantité de mercure (1) administré à

» que je signale à l'attention des praticiens, pour qu'ils la » vérifient : puisqu'il est démontré que les protosels de » mercure agissent en raison directe de la quantité de » chlorures alcalins que nos humeurs renferment, il est » évident que les malades depuis longtemps soumis à la » diète doivent plus aisément supporter l'usage des proto- » sels de mercure que les gens en santé.

» Cette remarque est du reste applicable à l'action d'un » grand nombre de composés métalliques, ainsi que je le » démontrerai dans un travail ultérieur. »

J'ai eu depuis cette époque maintes occasions de m'assurer, par l'observation clinique, de la justesse de mes prévisions théoriques ; j'en ai vérifié l'exactitude avec le calomel, le proto-ioduré de mercure et le mercure métallique, au point que je crois pouvoir affirmer ici, sans craindre d'être démenti un jour, que l'assertion émise par moi *à priori* à ce sujet doit être considérée comme étant une vérité absolue.

(1) Cette proposition, présentée ainsi, est évidemment

» petite dose et à de cours intervalles, pour
» obtenir la salivation, ou l'action du médicament
» sur l'économie.

» Le docteur Law fait faire avec 5 centigrammes
» (1 grain) de calomel et une certaine quantité de
» gentiane, douze pilules que le malade prend à
» une heure seulement d'intervalle ; souvent la sa-
» livation a déjà commencé à se montrer avant que
» que le malade ait pris vingt-quatre pilules. »

(TROUSSEAU et PIDOUX.)

Or, le plus simple raisonnement amène à conclure que ce moyen d'introduire le protochlorure
de mercure dans l'économie favorise on ne peut
mieux d'une part le contact de l'air, d'autre part
l'action des humeurs chlorurées, et partant, que la
proportion de sublimé formé doit être la plus forte
possible. De là tous les phénomènes de l'intoxication mercurielle au premier degré observée par le
docteur Law.

Action du nitrate de potasse sur le calomel.

« Le nitrate de potasse a été récemment vanté
» par Burdach comme favorisant et adoucissant
» l'action purgative du calomel, prévenant aussi la

erronée ; elle ne doit être rapportée qu'aux seuls composés
mercuriels qui ont besoin de l'intervention des chlorures
de l'économie pour acquérir de l'énergie.

» salivation, et le rendant propre à être employé
» dans les maladies sthéniques ; il trouve ce mé-
» lange si utile que sans lui, dit-il, il ne voudrait
» pas être médecin. »   (MÉRAT et DELENS.)

Que l'azotate de potasse favorise et adoucisse
l'action du calomel, qu'il prévienne la salivation,
ainsi que le proclame un observateur distingué, c'est
ce qu'il ne m'appartient pas de décider ici ; je ferai
observer seulement que le nitre, par son action
diurétique, favorisant la sortie hors de l'économie
de la substance toxique, pourrait bien avoir quelques uns des avantages signalés avec tant d'en-
thousiasme par Burdach. Quoi qu'il en soit, le
nitrate potassique, ajouté au mélange aqueux de
calomel et de chlorures alcalins, ne change nullement la proportion de sublimé produit, ainsi que
je m'en suis convaincu par quatre expériences ana-
lytiques comparatives.

*La magnésie mélangée au calomel peut-elle empê-
cher la formation du sublimé corrosif dans le sein de
nos organes ?*

Au lieu de se réjouir de pouvoir enfin expliquer
l'action énergique d'un médicament insoluble, et
supposé inattaqué par les fluides de notre économie,
bon nombre de praticiens ont nié la véracité de
mes assertions au point de vue chimique. D'autres,
ajoutant foi à mes expériences de laboratoire, n'ont
pas partagé ma manière de voir relativement aux
déductions thérapeutiques que j'en avais tirées, et

ont cherché à empêcher la production de la substance héroïque en laquelle résident ses propriétés
médicales. Ainsi, M. Fauré, de Bordeaux, « frappé,
» dit-il, des accidents qui pourraient quelquefois
» suivre la médication calomélique, a proposé à ce
» sujet la magnésie pour les éviter. » D'un autre
côté, M. Borchard dit avoir vu les médecins anglais
n'employer à l'intérieur que le calomel mélangé à
la magnésie calcinée, dans la crainte de voir l'inflammation augmentée par la transformation du
protochlorure en deutochlorure. Heureusement
pour l'humanité que ces théoriciens inexpérimentés
avaient mal choisi leur antidote, sáns quoi ils
eussent réduit à zéro les précieuses propriétés de
l'un des remèdes sur lesquels il est le plus permis
de compter. La magnésie, en effet, ne décompose
pas le bichlorure de mercure alors qu'il est combiné
aux chlorures alcalins, comme cela a toujours lieu
dans les liquides du corps de l'homme. Bien plus,
du chlorure mercurique décomposé par la magnésie,
mis en contact avec ces mêmes chlorures, ne tarde
pas à repasser à son état primitif.

Encore une réflexion à ce sujet : comment se
peut-il que les médecins anglais, qui font un aussi
fréquent usage du calomel comme agent de la médication substitutive, aient pu songer à lui ôter ses
propriétés *inflammantes?* Est-ce par hasard que ces
praticiens croient qu'il existe des agents thérapeutiques, faisant partie de la médication substitutive,

qui appartiennent aux classes des médicaments peu énergiques, aux émollients, par exemple? Si telle est leur manière de voir, ils sont certainement dans une erreur profonde; mais j'ai peine à croire qu'il en soit ainsi.

Pour terminer tout ce qui me reste à dire sur la réaction *chlorocalomélique* envisagée au point de vue médical, j'ajouterai que pour répondre à la curiosité de quelques praticiens et à l'incrédulité de quelques autres, je me suis assuré par la voie de l'expérimentation que dans toutes les circonstances où le protochlorure de mercure est appelé à agir comme agent médicamenteux, il emprunte ses propriétés au sublimé corrosif. Ainsi, m'étant administré 6 décigrammes de calomel, j'ai constaté de la manière la plus évidente la présence d'un sel de mercure dans l'urine que j'ai rendue 12 heures après l'ingestion de ce remède héroïque. Or, le sel mercuriel excrété par mes urines était certainement du sublimé corrosif; car, le calomel étant insoluble, on ne saurait attribuer à sa présence les réactions mercurielles que ces urines soumises, au préalable, à la filtration, ont présentées.

Ainsi du calomel mis à digérer à la température de 40° centigrades avec du sérum de sang humain, m'a offert, après quelques heures de contact, des traces non équivoques de bichlorure de mercure !

Ainsi, du chlorure mercureux mis en présence d'une humeur *puriforme* et placé dans les circonstances précédentes a présenté une transformation tout-à-fait semblable.

Enfin, des larmes, en réagissant sur du mercure doux, ont également donné lieu à la formation d'une certaine quantité de chlorure mercurique. Ceci posé, ne m'est-il pas permis de conclure affirmativement *que le sublimé corrosif est l'unique agent de la médication calomélique ?*

Protobromure de mercure.

Tous les raisonnements relatifs à l'action thérapeutique du protochlorure de mercure, peuvent être appliqués presque sans restriction au bromure mercureux ; il jouit des mêmes propriétés médicales, aux mêmes doses, et rien à mes yeux ne justifie la préférence que quelques praticiens amis de la nouveauté se sont plu à lui accorder.

Proto-iodure de mercure.

« A l'imitation de Biett, dans mon service à
» l'hôpital de l'Oursine, j'ai substitué le *proto-iodure*
» de mercure aux autres sels mercuriels. Beaucoup
» plus actif que le *protochlorure* ou calomel, et bien
» moins apte à provoquer la salivation, ce médica-
» ment est moins vénéneux que le sublimé corrosif,
» et son administration sous la forme pilulaire le

» rend plus agréable aux malades que la liqueur de
» Van-Swieten

» Toutefois, si ce remède paraît moins irritant
» pour l'estomac que le sublimé corrosif, en re-
» vanche il agit davantage sur l'intestin, occasionne
» assez souvent des coliques et du dévoiement; il
» paraît même plus facilement provoquer la *saliva-*
» *tion* que la liqueur de Van-Swieten.   (GIBERT.)

» Depuis quelques années, dans la vérole consti-
» tutionnelle on a substitué au sublimé et aux fric-
» tions avec l'onguent napolitain, l'usage interne
» du proto-iodure de mercure, médicament puissant,
» très puissant même, et qui est appelé à dominer
» toute la thérapeutique des malades syphilitiques,
» concurremment avec l'iodure de potassium. »

(TROUSSEAU et PIDOUX.)

L'iodure mercureux est-il réellement plus actif
que le chlorure auquel il correspond, c'est-à-dire
le calomel, ainsi que le professent hautement les
trois auteurs précités?

Si je n'eusse consulté que l'action décomposante
des chlorures alcalins sur ce nouvel agent médicamenteux, je me serais prononcé hardiment pour la
négative, mais comme dans l'économie humaine à
l'action de ces chlorures se joint celle de l'acide
chlorhydrique, j'ai dû m'enquérir de l'action de ces
deux agents de décomposition sur l'iodure mercureux et sur le calomel. A cet effet, j'ai fait les quatre
expériences suivantes :

Expérience : Liqueur d'essai , 10 grammes.
           Calomel ,   3 décigrammes.

La quantité de sublimé produit après une demi-heure de contact à la température de 80 à 90 degrés centigr., a été de 28 milligrammes.

Expérience : Liqueur d'essai, 10 grammes.
           Proto-iodure de
              mercure,   3 décigrammes.

Ce mélange, placé dans les mêmes circonstances que le précédent, a donné à l'analyse 11 milligr. de chlorure mercurique, quantité plus de moitié moindre que celle donnée par le protochlorure de mercure.

Ces deux expériences faites dans des circonstances différentes de celles dans lesquelles ont été faites les expériences rapportées dans la partie chimique de ce travail, n'avaient du reste d'autre but que de les confirmer.

Expérience : Liqueur d'essai, 10 grammes.
           Calomel et acide
            chlorhydrique,
            de chaque,   6 décigrammes.

Le produit de la réaction opérée à la température de 80 à 85 degrés centigr. et continuée seulement un quart d'heure, a été de 18 milligrammes.

Expérience : Liqueur d'essai, 10 grammes.
Proto-iodure de
mercure et ac.
hydrochloriq.,
de chaque,   6 décigrammes.

Bichlorure de mercure obtenu après une digestion égale à la précédente, 17 milligrammes.

Ces deux expériences démontrent que l'acide chlorhydrique agit bien plus vivement sur l'iodure mercureux que sur le chlorure correspondant. Néanmoins, bien que la proportion d'acide chlorhydrique par rapport aux chlorures alcalins ait été plus grande qu'elle ne l'est dans l'économie animale, la quantité de sublimé produit par le composé mercuriel ioduré n'a pas été aussi forte que par le composé mercuriel chloruré qui lui correspond par la composition chimique, c'est-à-dire, par le calomel.

Me serait-il permis d'arguer de ces résultats chimiques que l'action médicale du proto-iodure de mercure est moindre que celle du protochlorure?

Non, me dira-t-on, car vos expériences de laboratoire ne sauraient contredire nos observations cliniques. Comme ce n'est point par esprit de parti que je fais de l'opposition en fait de thérapeutique, mais bien par le simple désir de connaître la vérité, j'ai cherché à bien apprécier tout ce qui a été écrit sur l'action médicale de cet agent si fort en honneur aujourd'hui, et je n'ai pas tardé à me convaincre que partout on l'avait considéré comme étant beaucoup plus actif qu'il ne l'est réellement.

Comment peut-on, en effet, le croire plus énergique que le calomel, alors qu'il est constant qu'on ne cesse de répéter qu'il cause, moins souvent que ce dernier, la diarrhée et la salivation ? Le ptyalisme n'a-t-il pas toujours été regardé comme la preuve la plus évidente de l'infection mercurielle ? et l'infection mercurielle ne donne-t-elle pas la clef de l'énergie de chacun des composés de cette classe de médicaments ? Mais, objectera-t-on, l'iodure mercureux est administré à des doses 10, 20, 30 et 40 fois moindres que le calomel, et dès lors leur mode d'action ne saurait être comparé comme vous le faites. Voilà précisément ce qui vous abuse ; c'est que vous pourriez diminuer infiniment la dose de protochlorure de mercure, sans pour cela diminuer sensiblement ses effets, et que vous pourriez sans le moindre danger augmenter de beaucoup la proportion de proto-iodure. Le fait suivant démontre qu'on peut impunément porter plus haut qu'on ne le fait d'ordinaire la dose du proto-iodure de mercure. Plein de confiance en des expériences dont il avait été l'actif auxiliaire, M. Claude a dernièrement pris intérieurement 6 décigrammes d'iodure mercureux, c'est-à-dire au moins 12 fois la dose habituelle, et n'a obtenu pour tout résultat clinique qu'une seule évacuation par le bas, et cela après plus de 24 heures de séjour dans le canal alimentaire.

Qu'il me soit donc permis d'engager les praticiens amis de la vérité à observer de nouveau, comparativement, l'action du calomel et celle du *proto-icdure* de mercure, afin qu'ils puissent rectifier, s'il y a lieu, avec connaissance de cause, tout ce que, sous le point de vue médical, mes conclusions chimiques peuvent avoir d'erroné.

[La prière que j'adressais aux praticiens en 1841 a été entendue; un grand nombre d'entre eux ont depuis cette époque administré le proto-iodure de mercure à une dose notablement plus élevée que celle à laquelle ils le prescrivaient avant la lecture de mon mémoire, et cela sans danger. M. Ricord, entre autres, a publié une formule de pilules anti-syphilitiques, ayant pour base l'iodure mercureux, avec l'indication de porter la dose de cet agent médical à 40 et 50 centigrammes par jour (*Bulletin de thérapeutique*, t. 23, p. 446) : dose énorme, qui démontre que déjà alors l'opinion que je professe sur la différence d'action médicale des proto et des deutosels de mercure commençait à porter son fruit. Aujourd'hui, ma manière de voir est admise à peu près sans conteste, au moins en ce qui touche le proto-iodure; toutefois, je crois devoir re-

produire ici l'histoire de quelques incidents relatifs
à l'impureté de ce composé mercuriel ; qui n'ont
pas peu contribué à faire douter de la véracité de
mes assertions touchant son innocuité.

Depuis le jour où j'ai été conduit par mes expériences chimiques à annoncer que le proto-iodure de
mercure est beaucoup moins actif que les praticiens
ne le supposaient, alors, ai-je dit ailleurs (*Bulletin
thérapeutique*, t. 24, p. 357), j'ai été plus d'une
fois à même de vérifier, par l'observation clinique,
la vérité de mes assertions théoriques, au point que
je ne crains pas de proclamer aujourd'hui que le
proto-iodure de mercure pur est tout aussi peu énergique, dans les circonstances ordinaires, que le
chlorure mercuriel qui lui correspond par la composition chimique, c'est-à-dire que le calomel. Ce
n'est pas que je n'aie eu quelques anomalies d'action
médicale de ce composé à enregistrer ; au contraire,
on m'en a fait connaître de si remarquables au premier abord, que les personnes qui me les ont signalées étaient certainement très éloignées de
s'attendre à me trouver en mesure de pouvoir en
donner une explication satisfaisante ; et pourtant
toutes ces prétendues anomalies ont bientôt disparu
pour eux devant des faits purement chimiques
d'une évidence certaine : il leur a été facile, en
effet, de se convaincre, ou que le proto-iodure de
mercure avait été prescrit concurremment avec
l'iodure de potassium, ou qu'il contenait une pro-

portion très marquée de deuto-iodure. On conçoit dès lors aisément que l'action médicale produite ait été plus grande qu'on ne s'y attendait, puisqu'il est d'observation clinique que le bi-iodure de mercure est doué d'une énergie à peu près égale à celle du sublimé corrosif lui-même.

La réaction instantanée que les iodures alcalins font éprouver au composé mercuriel qui nous occupe (1) est trop évidente pour qu'il soit nécessaire de s'appesantir un seul instant sur l'inopportunité qu'il y aurait à administrer l'iodure de potassium avant, pendant ou après l'ingestion du proto-iodure de mercure (2).

(1) Tous les chimistes savent que l'iodure de potassium transforme immédiatement le proto-iodure en bi-iodure et en mercure métalliques.

(2) Voici, du reste, la relation d'une observation clinique qui démontre jusqu'à l'évidence toute la portée de mes assertions théoriques :

« M. Laner, de Berlin, a eu occasion de vérifier la jus-
» tesse de l'intéressante remarque faite par Fricke, que
» le calomel appliqué sur un œil sain ou malade ne déter-
» mine qu'une sensation désagréable, mais passagère,
» tandis qu'il irrite et enflammme la conjonctive jusqu'à
» donner lieu à un véritable chémosis, et cela dans l'espace
» de peu de temps, lorsqu'on le met en contact avec l'œil
» d'un malade qui fait usage d'une préparation d'iode à
» l'intérieur. » (*Giornale per servire ai progressi*, etc.)

L'explication du phénomène pathologique précédent est

Quant au choix d'un proto-iodure de mercure chimiquement pur de tout mélange avec du deuto-iodure, je ne saurais attirer trop spécialement l'attention des praticiens sur ce point, l'expérience m'ayant démontré que le proto-iodure de mercure préparé par le procédé de M. Berthemot, adopté par les rédacteurs du nouveau *Codex*, renferme constamment une proportion plus ou moins marquée de bi-iodure; qu'il en contient même quelquefois jusqu'à 8 et 10 pour 0/0 de son poids.

Qu'il me soit donc permis, comme je l'ai déjà fait l'an dernier, *dans le Bulletin de thérapeutique*, d'engager les praticiens à ne prescrire à l'avenir que du proto-iodure de mercure parfaitement lavé à l'alcool bouillant; sans cette précaution, il sera toujours impossible aux thérapeutistes d'assigner à ce sel de mercure la place qu'il doit occuper dans le cadre posologique des composés mercuriels.

Depuis cette publication, M. Soubeiran s'est em-

précisément celle que j'ai donnée un peu plus haut. N'est-il pas évident que la sécrétion oculaire des personnes qui usent d'une préparation iodique doit contenir des iodures alcalins, lesquels, en réagissant sur le mercure doux, doivent le transformer en tout ou en partie en mercure métallique et en bi-iodure de mercure? Il est très certain qu'il en est ainsi. Or, c'est sans aucun doute au deuto-iodure produit en cette circonstance que l'état inflammatoire doit être rapporté.

pressé de faire soumettre à un lavage alcoolique convenable tout le proto-iodure de mercure qui se prépare dans le vaste établissement qu'il dirige; et tout dernièrement encore, M. Dominé, son interne, m'a fait voir 90 grammes de bi-iodure de mercure cristallisé provenant du lavage alcoolique de 1,000 grammes de proto-iodure. Un pareil résultat parle de lui-même; il explique on ne peut mieux comment il se fait que M. Devergie a tout récemment, *dans le Bulletin de thérapeutique*, professé sur le proto-iodure de mercure une opinion diamétralement opposée à celle de ses confrères :

« J'accorde, dit M. Devergie, peu de confiance
» aux préparations mercurielles insolubles, et no-
» tamment au proto-iodure de mercure, que quel-
» ques médecins ont préconisé. Leur influence
» est variable en raison du mode préparatoire du
» proto-iodure et du temps depuis lequel il est pré-
» paré. »]

Je ferai observer, en terminant cet article, que ce qui a souvent trompé les médecins sur la véritable action médicale de ce composé, c'est que le proto-iodure de mercure est fréquemment prescrit concurremment avec l'iodure de potassium, et que, administré ainsi, ce n'est plus du proto-iodure, mais bien du deuto-iodure qui exerce son action sur l'économie animale, comme je l'ai déjà dit. Cette remarque revient de droit au traitement usité par M. Ricord.

Bisulfure de mercure.

Contrairement à l'opinion de Smith, mes expériences m'ont conduit à adopter la manière de voir de Cartheuser sur l'innocuité du sulfure rouge de mercure. Les chlorures alcalins et l'acide chlorhydrique ont une action si faible sur ce composé, qu'il doit être permis de le considérer comme devant être à peu près inactif, pourvu, toutefois, qu'il ne contienne aucune parcelle de bi-oxide, ce qui n'a pas toujours lieu.

Sulfure noir de mercure.

Le prétendu protosulfure de mercure bien préparé est, d'après mes essais, aussi inerte que le précédent, mais il n'en est pas absolument de même du sulfure noir au moment où il vient d'être obtenu par le broyage de ces deux composants. Celui-ci éprouve une réaction un peu plus sensible de la part des agents précités. Les préparations mercurielles employées en médecine les moins énergiques de toutes sont sans contredit les deux précédentes.

Oxide rouge de mercure.

Administré à l'intérieur, le bi-oxide de mercure

ne tarde pas à être transformé en sublimé corrosif par l'action réunie des chlorures alcalins et de l'acide chlorhydrique contenus dans les liquides du tube digestif. De là l'explication simple et vraie de son énergie puissante.

MM. Mérat et Delens, tout en considérant l'oxide mercurique comme étant une substance très active, ne le croient pas aussi délétère qu'il l'est réellement, parce qu'ils pensent que l'empoisonnement observé par M. Brachet, de Lyon (de l'emploi de l'opium, 1828, page 184), doit être attribué à l'incertitude de sa bonne préparation.

Je ne saurais partager leur opinion : quelques grains de bioxide pur ont pu très bien amener de fâcheux résultats. Pour être convaincu de la vérité de mon assertion, il suffit de se rappeler qu'il faut moins de 20 centigr. d'oxide pour en produire 25 de bichlorure.

Ici se présente naturellement une question. L'oxide mercurique, pris à l'intérieur, donne-t-il toujours une quantité de deutochlorure en rapport avec la proportion de bioxide ingéré dans nos organes? Non, sans doute, puisque la dose de chlorure mercurique formé est toujours proportionnelle avec la masse de corps chlorurés renfermés dans le tube digestif.

Néanmoins, la proportion de sublimé qui peut toujours prendre naissance, n'est jamais assez faible pour qu'il soit permis de considérer le précipité rouge comme tenant *le milieu pour l'activité médicale entre le protochlorure précipité et le proto-iodure de mercure*, ainsi que le professent deux hommes d'un mérite reconnu, MM. Trousseau et Pidoux.

Ce qui vient d'être dit démontre suffisamment que l'oxide rouge de mercure constitue un agent médical énergique, mais incertain; aussi convient-il de le reléguer dans la classe des médicaments destinés à l'usage externe, ce que l'on fait du reste généralement aujourd'hui. A l'extérieur, le degré d'action de cet oxide est encore remarquable, quoique bien moindre qu'à l'intérieur; l'absence de l'acide chlorhydrique et la proportion plus faible de chlorures alcalins à l'extérieur qu'à l'intérieur du corps, donne de ces phénomènes une explication satisfaisante.

Je terminerai cet article en faisant observer qu'on favorise parfois son action à l'aide d'un liquide chloruré; on sait qu'il est assez fréquemment usité en frictions après l'avoir délayé dans de la salive. Ici, comme on voit, le hasard ou l'observation avaient devancé mes recherches.

Oxide noir de mercure.

(*Protoxide de mercure.*)

L'oxide noir de mercure n'est que rarement usité en médecine, où il porte les noms assez bizarres

de mercure soluble de Moscatti, de mercure soluble de Moretti. Récemment préparé, il pourrait
être prescrit à des doses au moins 5 à 6 fois plus
fortes que l'oxide rouge, ainsi que mes expériences
sur le mode d'action des chlorures alcalins et de
l'acide chlorhydrique sur ce composé m'en ont
fourni des preuves non équivoques. Comment se
peut-il donc que cet oxide soit administré à des
doses à peu près aussi minimes que l'est l'oxide
rouge? La réponse à cette question est que l'oxide
noir de mercure est un produit peu stable dont
l'activité peut varier à l'infini, puisqu'il résulte
d'une observation de M. Guibourt, observation dont
j'ai eu occasion de vérifier toute la justesse, que ce
corps complexe peut spontanément changer de nature chimique et passer en tout ou en partie à l'état
de bioxide composé que mes expériences ont démontré être incomparablement plus énergique que
le précédent. Cette remarque est digne de fixer l'attention des médecins ; elle prouve que ce composé
constitue un agent médical infidèle, que l'on ferait
bien de bannir à jamais de l'arsenal thérapeutique.

Protonitrate de mercure.

Il résulte de mes expériences que les chlorures
alcalins en excès, en réagissant sur une solution
aqueuse de nitrate de protoxide de mercure,
donnent constamment lieu à la production d'une

certaine quantité de sublimé corrosif provenant de l'action réunie de l'oxigène de l'air et de l'excès des chlorures alcalins sur le précipité blanc primitivement produit. Ces faits chimiques, examinés au point de vue thérapeutique, intéressent les praticiens à un haut degré. Ils leur apprennent que le nitrate mercureux administré dans nos organes doit éprouver de la part des chlorures qu'ils contiennent dans leurs cavités une transformation chimique pareille. Or, comme l'expérience m'a appris que la proportion du bichlorure formé est très minime, il s'ensuit que ce composé mercuriel doit avoir sur l'organisme une action médicale moindre qu'on ne l'eût pensé *à priori*.

Si les observations qui précèdent présentent tout le degré de vérité que je me plais à leur supposer, les assertions écrites à propos du sirop mercuriel de Bellet par l'un de nos meilleurs pharmacologistes perdraient beaucoup de leur valeur.

« Nous nous serions abstenu, dit M. Guibourt, » de parler de cette formule si elle n'était pas pré- » sentée, dans le formulaire magistral de *Cadet* et » dans d'autres ouvrages aussi récents, comme la » plus exacte et la seule bonne à suivre. Contentons- » nous d'observer que ce sirop contient, lorsqu'il » est récent, 6 grains de sel mercuriel par once, ce » qui doit en rendre l'usage très dangereux pour les » enfants..... Nous persistons à croire que, dans le » cas où il est nécessaire de prescrire un sirop véri-

» tablement mercuriel, le seul que l'on doive em-
» ployer est celui qui contient par once seulement
» 1/4 de grain de deutochlorure de mercure. »

Que le sirop de bichlorure de mercure soit préférable au sirop de Bellet, c'est ce dont je suis persuadé
plus que personne au monde peut-être (1) ; mais
qu'il soit vrai que 1 once de sirop contenant 6 grains
de nitrate mercureux soit infiniment plus actif que
1 once de sirop renfermant 1/4 de grain de sublimé,
c'est ce qui ne m'est pas également bien prouvé.
Oserai-je engager les praticiens à vérifier mes assertions par l'expérience ?

L'eau mercurielle, célèbre pendant quelque temps
sous les noms de liqueur de Belloste, remède du
duc d'Antin, remède des capucins, usité comme

(1) Cette assertion est même trop exclusive : le sirop de
bichlorure de mercure est très certainement préférable
au sirop de Bellet, quand il est destiné à agir sur la crase
du sang ; mais quand il est usité comme anthelmintique,
il n'en est plus ainsi, attendu que le sirop de bichlorure de
mercure est absorbé en totalité dans les premières voies,
et que par conséquent il ne saurait aller intoxiquer les
parasites siégeant dans les autres parties du tube digestif,
avantage que présente le protochlorure produit par la décomposition du protonitrate contenu dans le sirop de
Bellet, puisque ce composé est susceptible de produire
une certaine proportion de bichlorure dans toute la longueur de ce canal.

phagédénique, n'était autre chose qu'une dissolution aqueuse de protonitrate de mercure.

Turbith nitreux.

Si, en me basant sur l'action des chlorures alcalins, sur le nitrate de protoxide de mercure, j'ai été
conduit à le considérer comme jouissant de propriétés médicales assez faibles, il n'en a pas été de
même du turbith nitreux ; ce dernier, en effet, s'est
comporté plutôt comme un sous-sel de deutoxide
que comme un sous-sel mercureux basique, résultat
inattendu qui me porte à voir en ce composé un
médicament remarquablement énergique.

Mercure soluble d'Hahnemann.

Ce composé mercuriel, qui a joui pendant quelque
temps en Allemagne d'une très grande vogue comme
antisyphilitique, et maintenant à peu près abandonné, ne méritait certainement pas la réputation
qu'il avait usurpée.

Le mercure soluble d'Hahnemann est un produit
mercuriel dont la constitution chimique est très
sujette à varier, et dont les propriétés médicales varient avec la constitution.

Mes expériences m'ont démontré que le véritable
mercure d'Hahnemann, c'est-à-dire celui qui est
d'un beau noir velouté, est un médicament peu

accessible à l'action des chlorures alcalins et partant peu actif (1); mais il n'en est pas de même de celui qui est plutôt gris que noir, et qui renferme une proportion marquée de sous-nitrate de deutoxide; celui-ci constitue, au contraire, une préparation douée d'une énergie puissante, à cause de la facilité avec laquelle ce sous-sel mercurique est transformé en sublimé corrosif.

Le mercure soluble d'Hahnemann est encore une de ces préparations infidèles qu'il est bon de laisser tomber dans l'oubli.

Protosulfate de mercure.

Le sulfate mercureux n'est pas usité en médecine; mais il résulte de mes expériences qu'il agirait à la

---

(1) Longtemps après la rédaction de cet article, et au moment même de publier mon mémoire, j'ai eu la satisfaction de voir mes assertions chimiques confirmées par des observations cliniques de l'un de nos jeunes praticiens les plus distingués.

« J'ai très souvent recours au mercure soluble d'Hahne-
» mann, surtout dans les symptômes primitifs de la sy-
» philis, et je n'ai jamais observé un seul cas de saliva-
» tion. »   (CAZENAVE, *Appendice au Codex*, 1841.)

Le ptyalisme étant le signe caractéristique de l'infection hydrargirique, il résulte de ce fait que toute préparation inhabile à produire ce symptôme doit être mise au rang des préparations mercurielles peu actives.

manière du protochlorure précipité, par suite de sa
facile transformation en ce dernier corps , par l'action des chlorures alcalins contenus dans les fluides
de l'économie.

Proto-acétate de mercure.

Les dragées ou pilules de Keyser, autrefois si célèbres, avaient acquis à l'acétate de protoxide de
mercure une valeur thérapeutique qu'il est bien loin
de mériter. Ce sel, de même que tous les protosels
de mercure en général, est d'abord transformé en
chlorures mercureux par les chlorures alcalins renfermés dans nos viscères, et puis en partie en sublimé corrosif : aussi l'action médicale de ce composé doit-elle être entièrement rapportée à celle du
mercure doux de Schéele provenant de sa décomposition ; assertion qui est, du reste, confirmée par
l'expérience.

Keyser a publié deux formules de ses dragées :
l'une renferme l'acétate de deutoxide de mercure,
l'autre l'acétate de protoxide. La première des formules publiées par l'auteur est celle qui ordonne
l'usage du sel de deutoxide ; mais il ne tarda pas à
la remplacer par celle qui prescrit l'emploi de l'acétate mercureux.

Avant l'apparition de mon travail chimico-thérapeutique, il eût été bien difficile d'indiquer *à priori*
laquelle des deux préparations renferme le composé

mercuriel le plus énergique , tandis que , grâce aux expériences que je publie aujourd'hui , on peut affirmer hardiment qu'à dose égale d'acétate, les dragées préparées suivant la formule primitive étaient infiniment plus actives. Faut-il rappeler ici que tous les deutosels de mercure sont immédiatement transformés en sublimé corrosif par les chlorures alcalins ; que les protosels , au contraire, passent d'abord à l'état de protochlorure, et que ce n'est que par une transformation subséquente , qui n'est jamais que partielle , qu'ils produisent ce sel mercurique ?

Il était donc urgent de signaler la différence d'action qui existe entre ces deux compositions pharmaceutiques, puisque, encore de nos jours , on les trouve inscrites l'une et l'autre dans plusieurs ouvrages de pharmacologie , et que la préparation la plus énergique , celle qui a rapport à l'acétate mercurique , est seule indiquée dans le *Manuel des maladies vénériennes* de M. Gibert. Cette remarque me paraît d'autant plus utile à faire connaître que la dose à laquelle M. Gibert dit qu'on peut donner ces dragées me semble un peu exagérée , tandis que , appliqué aux dragées préparées avec le proto-acétate , ce mode d'administration serait on ne peut plus rationnel.

Prototartrate de mercure.

« La dose, comme antisyphilitique, est de 1 à
» 2 grains ; mais il est vénéneux et aujourd'hui peu
» usité. »   (MÉRAT et DELENS.)

En réfléchissant sur le peu d'action chimique
que les chlorures alcalins exercent sur le tartrate
mercureux, j'ai été naturellement conduit à me
demander sur quelles observations cliniques ces
deux thérapeutistes distingués ont pu asseoir l'opinion qu'ils professent sur l'action médicale de ce
composé mercuriel. Il m'était d'autant plus permis
de m'adresser cette question que j'ai eu en général
le plaisir de voir mes expériences chimiques confirmer l'ensemble des observations cliniques ayant
rapport aux préparations dont le mercure est la
base. Voici ce qu'il est résulté de mes recherches à
ce sujet : des deux tartrates de mercure, le prototartrate, comme il a été dit, donne une très faible
proportion de sublimé sous l'influence de liqueurs
chlorurées, tandis que le deuto, au contraire, est
entièrement transformé en ce composé héroïque.
Or, il résulte de mes recherches que le prototartrate
existant dans les officines est rarement exempt de
bitartrate, que c'est à la présence de ce dernier qu'il
emprunte la plus grande partie de son énergie
toxique, et que la liqueur de Pressavin, que l'on
supposait être constituée par un tartrate double de

protoxide de mercure et de potasse, renfermait réellement une proportion énorme de tartrate de deutoxide : aussi éprouvait-elle une réaction puissante de la part des chlorures alcalins contenus dans les liqueurs de l'économie, ainsi que le témoignent les remarques suivantes :

« Il faut éviter, pendant tout le traitement, de » manger des aliments salés, parce que le muriate » de soude opérerait la décomposition de ce sel en » liqueur. Les acides des premières voies suffisent » pour le décomposer : aussi est-il sujet à exciter de » violents efforts pour le vomissement, et le vomis- » sement lui-même. Souvent il occasionne des tran- » chées et des flux du ventre. » (MORELOT.)

Ces remarques étaient sans doute bien dignes de fixer l'attention des praticiens ; mais, comme tant d'autres observations importantes, elles ont eu le malheur de passer inaperçues.

Oxido-chlorure de mercure.

L'oxido-chlorure de mercure n'a jamais été employé à l'intérieur sous son véritable nom ; mais il l'a été assez souvent sous les noms de biborate de mercure, de bicarbonate de mercure, composés mercuriels inconnus des chimistes.

L'oxido-chlorure de mercure est, d'après mes expériences, un composé des plus énergiques. M. Jourdan a donc grand tort de prétendre que les borates de mercure peuvent remplacer le mercure doux, attendu que le prétendu borate mercurique est sans aucun doute incomparablement plus actif. Cependant Wurtz prescrivait le prétendu carbonate mercurique à la dose de 16 grains, comme purgatif. Administré à une dose aussi élevée, l'oxido-chlorure constitue, sans contredit, un médicament incendiaire.

Deuto-iodure de mercure.

Suivant MM. Trousseau et Pidoux, le bi-iodure de mercure serait infiniment plus actif que le sublimé corrosif ; j'ignore sur quelles données ces praticiens distingués ont basé leurs opinions, mais je suis forcé de déclarer ici que je ne la partage nullement. Oui, le bi-iodure de mercure est une substance active, puisqu'il est plus que probable qu'elle agit à l'état de chlorure mercurique ; mais, comme 3 parties de bi-iodure ne peuvent donner naissance qu'à un peu moins de 2 parties de bichlorure mercuriel, il est difficile de croire qu'il puisse être plus actif que ce dernier rationnellement administré. C'est, du reste, à des observations cliniques bien dirigées qu'il appartient de décider en dernier ressort lequel de nous a tort ou raison.

Ammoniure de mercure.

Ce composé n'est pas , que je sache , entré encore dans le domaine de la thérapeutique , et il est à désirer qu'il n'y entre jamais. Si cependant quelques praticiens désiraient essayer son action sur le vivant, ils devraient le prescrire à de très faibles doses, car il agirait à la manière du bi-oxide employé seul.

Chloro-amidure de mercure

(*Nitrate ammoniacal de mercure insoluble*).

Le chloro-amidure de mercure est le précipité blanc des anciens chimistes , qu'il faut bien se garder de confondre avec le protochlorure obtenu par voie de précipitation , ou mercure doux de Schéele , ainsi que M. Guibourt , surtout, l'a fait très judicieusement observer : observation dont nos recherches chimiques ont amplement confirmé la justesse.

Cyanure de mercure.

Il résulte de mes expériences que le bicyanure de mercure ingéré dans la cavité stomacale est instantanément décomposé par les agents chimiques du suc gastrique, et transformé en deux des produits les plus énergiques que les chimistes connaissent :

le sublimé et l'acide prussique : réaction des plus intéressantes à signaler au point de vue qui nous occupe, et qui permet de mettre en doute que le bicyanure de mercure soit préférable au bichlorure ; qu'il soit moins sujet que ce dernier à produire des douleurs épigastriques, comme on l'a pompeusement proclamé dans ces derniers temps.

Voici deux faits insérés dans l'ouvrage déjà cité de M. Cazenave qui démontrent la vérité de mes assertions :

« Ce sel, après avoir été extrêmement vanté il
» y a quelques années, n'est presque plus employé
» aujourd'hui.

» Dans deux cas, j'ai vu son administration suivie
» de symptômes de dypsnée très remarquables qui
» ont obligé d'en interrompre l'usage. »

Deuto-azotate de mercure.

Ce sel, uniquement employé à l'extérieur, constitue, à l'état de dissolution acide, un caustique des plus énergiques, à cause de sa facile décomposition en un sous-sel insoluble et en un sel acide soluble, lequel, en se combinant avec les éléments albumineux du sang, scarifie instantanément la partie touchée.

L'expérience m'ayant fait voir que le nitrate de deutoxide de mercure est immédiatement changé en sublimé par les chlorures alcalins, il convient de ne jamais opérer de cautérisation sur une surface un peu étendue avec ce caustique, ou, si l'on y a recours, il ne faut pas négliger de laver immédiatement toutes les parties soumises à son action, sans quoi ce sel peut être absorbé, transformé en bichlorure, et, par suite, amener tous les symptômes de l'infection mercurielle.

Le fait suivant vient à l'appui de ma manière de voir à ce sujet :

« En 1839, M. le professeur Breschet a vu la
» salivation mercurielle se déclarer le lendemain du
» jour qu'il avait cautérisé pour la première fois le
» col de l'utérus avec le nitrate acide de mercure. »

(Trousseau et Pidoux.)

Si, comme il est probable, le nitrate acide de protoxide de mercure est aussi caustique que le précédent, il devrait lui être préféré, attendu qu'en présence des chlorures contenus dans les humeurs animales, il produirait du calomel et non du sublimé corrosif, et, partant, serait à l'abri de l'inconvénient précité (1).

C'est à tort que MM. Mérat et Delens ont prétendu que le deutonitrate de mercure constituait la base de l'eau mercurielle, eau de Belloste, remède du duc d'Antin, remède des capucins, dont il a été

---

(1) Ce que j'avais conseillé théoriquement ayant été confirmé par la pratique, j'ai publié depuis lors la formule d'un nitrate de mercure liquide dont l'emploi,

parlé à l'article relatif au protonitrate. C'est ce dernier sel, agent d'une activité incomparablement moindre, qui faisait réellement partie de cette préparation maintenant à peu près inusitée.

C'est encore par erreur que ces deux auteurs estimables ont pensé que le nitrate mercurique fait la base du sirop de Bellet ; la seule formule de ce sirop contenant un nitrate mercuriel, renferme très certainement le protonitrate. (*Journal des pharmaciens de Paris*, page 377.)

L'opinion que je professe relativement à l'énorme différence d'action des proto et des deutosels de mercure, me porte à considérer ces fautes légères en apparence comme constituant des erreurs on ne peut plus graves.

même longuement continué, ne saurait amener le ptyalisme ; la voici :

Protonitrate de mercure liquide rationnel.

PRENEZ : Protonitrate de mercure
       basique................... 30,00 grammes.
       Acide nitrique............ 20,00   —
       Eau distillée............. 100,00   —

Broyez d'abord le nitrate mercureux dans un mortier de verre ou de porcelaine, ajoutez ensuite l'eau distillée acidulée en continuant toujours de broyer, et conservez ensuite la liqueur mercurielle sur le dépôt salin qui refuse de se dissoudre.

Deutosulfate de mercure.

A l'intérieur, on le donne comme antisyphilitique à la dose de 15 à 20 centigrammes (1 à 4 grains) par jour.   (Trousseau et Pidoux.)

Administré aux doses indiquées par MM. Trousseau et Pidoux, le sulfate mercurique constituerait un médicament dangereux. Heureusement que ce composé salin n'est presque jamais usité en médecine.

Sulfate trimercurique

(*Turbith minéral*).

Ce composé mercuriel, signalé déjà par Basile Valentin, a joui plus tard d'une grande célébrité, grâce au charlatanisme de Crollius, qui fit un secret de sa préparation et la préconisa sous le nom de précipité jaune, de turbith minéral, dans le traitement des maladies vénériennes rebelles. Boerhaave et Sydenham l'employèrent dans le même cas. On l'a également vanté contre la variole, et enfin comme purgatif, à la dose *énorme* de 5 à 30 centigrammes.

Mes expériences de laboratoire m'ont porté à voir dans cette préparation un agent thérapeutique énergique, mais incertain dans ses effets ; assertion qui confirme la manière de voir des praticiens de nos

jours, qui ont relégué le turbith minéral dans la
classe des médicaments destinés à l'usage externe.

Bitartrate de mercure.

La combinaison du bi-oxide de mercure avec l'a-
cide tartrique est censée n'avoir pas été usitée en
médecine : elle l'a été cependant, ainsi que je l'ai
annoncé à propos du tartrate mercureux ; outre la
liqueur de Pressavin, dont j'ai déjà parlé, elle faisait aussi très probablement partie de la liqueur
fondante de Diener.

L'action des chlorures alcalins sur le tartrate
mercurique est telle, que je ne crains pas de signaler
ce composé comme faisant partie des préparations
mercurielles les plus redoutables.

Mercure métallique.

Un fait physiologique remarquable, c'est que,
parmi le nombre assez considérable de métaux qui
font partie du domaine de la thérapeutique, *aucun
n'a d'action sur l'économie vivante à l'état de corps
simple.*

Quelques métaux, dont les effets sur l'homme ont
été mal étudiés, ont paru, il est vrai, faire exception à cette règle ; mais je ne tarderai pas à signaler
la cause des erreurs dans lesquelles sont tombés les
observateurs qui ont professé ces hérésies physio-

logiques ; et si, comme je l'espère, j'ai le bonheur
de faire pour chacun d'eux ce que j'ai fait actuelle
ment pour le mercure, je crois que nul ne pourra
récuser mes arguments.

Examen rapide de l'action thérapeutique des prin
cipales préparations dont le mercure métallique
est la base.

(*A*) Préparations mercurielles renfermant le mercure métallique simplement divisé :

    1° Mercure saccharin (1) ;
    2° Mercure gommeux de Plenck ;
    3° Pilules simples ou bleues ;
    4° Pommade mercurielle récente et préparée avec de
        la graisse fraîche.

Les compositions pharmaceutiques de la nature
de celles qui précèdent, récemment préparées, ont
une action thérapeutique douce ; sagement administrées, elles ne causent jamais, ou presque jamais, aucun des accidents reprochés à la plupart
des préparations mercurielles. C'est à elles seulement qu'il convient d'appliquer les propositions
suivantes :

« Ainsi la préparation la plus simple, celle du

____

(1) Consulter les ouvrages de pharmacologie, pour
connaître la formule de chacune de ses préparations.

» mercure divisé ou éteint, est en même temps la
» plus douce et la plus sûre. Elle ne cause ordinai-
» rement ni vomissement, ni diarrhée, ni colique. »

(MÉRAT et DELENS.)

Les expériences chimiques auxquelles j'ai soumis ce genre de médication ont confirmé de la manière la plus satisfaisante les données thérapeutiques précédemment exprimées ; elles m'ont appris que le mercure, ainsi divisé, sous l'influence réunie de l'oxigène de l'air d'une part, et des chlorures alcalins seuls ou accompagnés d'acide chlorhydrique d'une autre part, donne constamment naissance à une très faible proportion de sublimé corrosif dans lequel résident les propriétés médicales des préparations pharmaceutiques précitées.

Or, comme les règles que j'ai tracées relativement à la dose de calomel qu'il convient d'administrer pour qu'il atteigne son maximum d'énergie médicale, sont en tout applicables aux préparations dont le mercure métallique est la base, c'est-à-dire que la quantité de sublimé produit par l'ingestion du mercure métallique n'est nullement en rapport avec la dose de métal ingéré, mais bien avec la proportion des corps chlorurés réagissant, il s'ensuit que les compositions médicinales qui précèdent, administrées aux doses habituelles, ont toutes une action médicatrice à peu près égale et directement en rapport avec la quantité plus ou moins forte de chlorures contenus dans les humeurs de l'économie lors de leur ingestion.

Dix grammes de liqueur d'essai, en réagissant 24 heures à la température de 40 à 50° centigrades sur une dose de chacune des préparations énoncées plus haut, renfermant 6 décigrammes de mercure, ont donné à l'analyse 8 milligrammes de sublimé (moyenne de plusieurs expériences).

Décoction de mercure.

C'est à cette classe de médicaments mercuriels qu'il convient de rapporter la décoction de mercure, préparation presque inerte, ne renfermant d'ordinaire que des traces de mercure à l'état de fluide élastique. Je dis d'*ordinaire;* car, lorsque, pour composer cette boisson anthelmintique, on fait usage d'eau commune, laquelle renferme des chlorures et du mercure plus ou moins mélangé d'oxide, on obtient alors une eau véritablement active contenant des traces manifestes de bichlorure de mercure.

(*B*) Préparations mercurielles renfermant le mercure à l'état métallique, mais plus ou moins oxidé.

1° Pilules de Belloste;
2° Emplâtre de Vigo;

3° Pommade mercurielle déjà un peu ancienne ou
nouvelle, mais préparée avec de la graisse
rance ;

4° Pilules de Sédillot, etc.

Les deux premières préparations ne contiennent
qu'une fort petite quantité d'oxide de mercure (1);
mais les dernières en renferment ordinairement une
proportion très marquée.

Les pilules de Belloste récentes ne m'ont pas présenté de différences bien grandes avec les compositions précédentes, relativement à la quantité de bichlorure qu'elles produisent sous l'influence de
chlorures alcalins.

L'emplâtre de Vigo m'en a offert une un peu plus
marquée.

Enfin l'onguent napolitain un peu ancien a donné
à l'analyse des quantités variables de sublimé, mais
toujours plus considérable que celle fournie par les
compositions précédentes : ainsi, de la pommade
mercurielle récente, mais préparée avec de la graisse
rance, a produit 11 milligrammes de chlorure mercurique.

La même pommade ayant six mois de prépara-

(1) Mon assertion relative à la faible quantité d'oxide
mercuriel, dans l'emplâtre de Vigo, ne se rapporte qu'à
l'emplâtre préparé avec le mercure métallique, et non
avec l'emplâtre préparé avec l'onguent mercuriel, comme
on le pratique, à tort, chez quelques pharmaciens.

tion m'a donné 14 milligrammes 5 dix-milligrammes de sublimé corrosif.

La même composition, préparée depuis au moins un an, a donné à l'analyse 17 milligrammes 5 dix-milligrammes de bichlorure mercuriel. Enfin, un échantillon d'onguent napolitain très ancien a donné pour résultat analytique 22 milligrammes de deuto-chlorure de mercure (1).

Ces expériences démontrent que la pommade mercurielle est une préparation dont la constitution chimique est sujette à varier, pouvant contenir des quantités d'oxide de mercure bien différentes, et, partant, avoir sur l'économie animale une puissance d'action bien différente aussi. De là l'explication des anomalies fréquentes signalées par tous les auteurs qui ont écrit sur l'action thérapeutique de cette préparation pharmaceutique célèbre.

Tout ce qui a rapport à la pommade mercurielle s'applique aussi aux pilules de Sédillot, dont, comme on sait, elle constitue la base.

De ce qui précède, il résulte clairement, à mes yeux du moins, que le mercure, administré à l'état métallique, ne produit d'effet sur l'organisme qu'à cause de la proportion variable, mais con-

(1) Ces quatre expériences ont été faites avec 10 gram. de liqueur d'essai et 12 décigrammes de pommade, c'est-à-dire 6 décigrammes de mercure, comme pour les autres expériences.

stante, de chlorure mercurique auquel, par une réaction remarquable, il donne naissance.

Mais, dira-t-on, s'il est vrai que le mercure, à l'état de corps simple, soit sans action, et que, de même que le calomel, il n'agisse que par le sublimé qu'il forme, comment se fait-il que son introduction dans le canal intestinal n'amène ordinairement pas le dévoiement, comme cela arrive presque toujours avec le chlorure mercureux ?

Les préparations dont le mercure métallique est la base ne produisent pas aussi fréquemment la colique et la diarrhée que le calomel : 1° parce que l'expérience démontre qu'à poids égal le mercure métallique simplement divisé donne naissance à une moindre dose de sublimé ; 2° parce que le mercure métallique est administré ordinairement à plus forte dose ; 3° enfin, parce que le sublimé produit par l'action réunie du mercure, de l'air et des chlorures alcalins, se change très probablement, en partie, en protochlorure, par l'effet de l'excès du mercure métallique réagissant : on sait que le bichlorure de mercure transforme le mercure métallique en protochlorure de mercure en passant lui-même à ce premier degré de chloruration.

Mercure en vapeur.

Les faits chimiques précédemment exposés me semblent appelés à jeter le plus grand jour sur cette triste série de phénomènes morbides auxquels sont assujettis ceux qui sont condamnés par leurs professions à vivre dans une atmosphère *mercurifère*, tels que les doreurs, les miroitiers, les fabricants de baromètres, etc.

N'est-il pas évident que le mercure introduit dans le sein de l'organisme à l'état de vapeur mélangé d'air est alors dans les circonstances les plus favorables pour être impressionné chimiquement par les chlorures alcalins que nos humeurs renferment?

N'est-il pas évident que c'est à la production incessante de sublimé dans les organes des artistes précités qu'il convient de rapporter cette intoxication lente qui amène chez eux des suites aussi déplorables?

L'explication que je viens de donner de l'action toxique du mercure en vapeur est certainement bien plus en rapport avec l'état actuel de la science que celle par laquelle « on suppose que l'action *décom-* » *posante* des tissus vivants entraîne dans l'écono- » mie des molécules mercurielles dans un état de » composition chimique *spéciale* et tout-à-fait in- » connu. »   (TROUSSEAU et PIDOUX.)

La manière de voir que je publie aujourd'hui sur

l'action thérapeutique du mercure métallique confirme on ne peut mieux les expériences à l'aide desquelles Gaspard est arrivé à conclure que le mercure ne saurait circuler dans les vaisseaux capillaires sans les enflammer.

La même opinion a été professée par M. Cruveilhier : aussi ce praticien distingué suppose-t-il la non-absorption de ce métal dans le traitement par friction de la syphilis.

Mais, comme on le pense bien, je ne saurais partager l'opinion de M. Cruveilhier relativement à la non-absorption du mercure dans le traitement par friction. Selon moi, dans ce traitement, comme dans tous ceux où ce métal est administré à l'état de corps simple, il pénètre très certainement dans l'économie : seulement il convient de faire remarquer que, soit qu'il y pénètre ou non à l'état métallique, il n'entre en circulation réelle qu'après avoir subi la double influence de l'oxigène et des chlorures alcalins, c'est-à-dire qu'il n'y pénètre qu'à l'état de sublimé corrosif.

Traitement prophylactique de l'intoxication par les émanations mercurielles.

Il découle de mes expériences que, pour annihiler, autant que faire se peut, l'action malfaisante du mercure en vapeur, il faut : 1° éviter, autant que possible, l'usage du sel marin, afin d'empêcher la production du sublimé; 2° boire journellement un ou deux verres d'eau sulfureuse dans le but de transformer le sublimé déjà formé en bisulfure de mercure, qui est, sans contredit, le composé mercuriel le plus inoffensif de tous.

TROISIÈME PARTIE.

Recherches toxicologiques.

Dans la première partie de mes recherches sur les mercuriaux, j'ai établi, par des expériences précises, que toutes les préparations mercurielles, en réagissant en présence des chlorures alcalins, produisent toutes une certaine quantité de sublimé corrosif. — Dans la seconde partie de mon travail, j'ai prouvé, par des arguments de raison et de fait, que c'est à cette transformation chimique que leur action thérapeutique est due. Je vais démontrer actuellement que c'est aussi à la réaction précitée que leur action délétère doit être rapportée.

Toutes les fois qu'une préparation mercurielle à base de deutoxide est mise en contact avec nos tissus vivants, elle se combine avec l'élément fibrino-albumineux qui le constitue (1); mais le composé qui se produit en cette circonstance ne saurait

______

(1) A moins que le composé hydrargyrique n'appartienne pas aux *coagulants;* tel est, par exemple, le bicyanure, auquel cas l'absorption s'en effectue immédiatement.

avoir une longue durée, attendu que les chlorures alcalins qui baignent l'escarre mercurielle ne tardent pas à se combiner au mercure qu'elle renferme et à l'emporter dans le torrent de la circulation, à l'état de chlorure double hydrargyrico-alcalin. — Lorsque, au contraire, le sel mercuriel mis en contact avec notre trame organique est à base de protoxide, l'action est d'abord inappréciable, si le composé est parfaitement neutre ; mais bientôt après, à la faveur des chlorures alcalins contenus dans nos liquides, il est transformé en protochlorure, puis en partie en sublimé corrosif ; et ce dernier, enfin, éprouve le phénomène de l'absorption en s'unissant à l'excès des chlorures alcalins réagissants. De là l'explication ignorée jusqu'à moi de l'absorption des sels de mercure insolubles et du mercure métallique lui-même.

Toutefois il convient de faire observer que, pour que certains composés mercuriels insolubles puissent intoxiquer, il faut qu'ils soient répandus sur une assez grande surface et pendant un temps assez long, sans quoi leur transformation chimique serait tellement minime que leur action sur l'économie animale passerait inaperçue : c'est, en effet, ce qui arrive assez fréquemment ; ainsi, par exemple, lorsqu'on ingère du mercure coulant par la bouche, ce métal est presque toujours expulsé par les garde-robes ; mais lorsque, pour une cause quelconque, ce métal est longtemps retenu dans nos cavités splanchniques, il s'y divise, s'y oxide, s'y transforme en bichlorure de mercure, et, finalement, nos humeurs se trouvent infectées au même degré et par le même fait chimique que si l'on eût introduit dans notre économie le sublimé corrosif lui-même. — A l'appui de l'opinion que je professe, laquelle est déjà partagée par un bon nombre de toxicologistes, et notamment par M. Orfila, je vais relater ici deux cas d'empoisonnement *chloro-mercurique*, l'un ayant rapport au sublimé, et l'autre ayant trait au mercure métallique.

Première observation. — Empoisonnement par le sublimé.

L'histoire d'intoxication mercurielle que je vais rapporter a été publiée dans un grand nombre de journaux ; la voici telle que je l'ai insérée, en janvier 1844, dans le *Journal des connaissances médicales pratiques et de pharmacologie.*

Un enfant de deux ans, jouissant de la meilleure santé, portait, dans la profondeur des sillons graisseux que forme la peau des cuisses, de petites excoriations du derme qu'on nomme gerçures. Sa mère avait l'habitude de laver les parties et de les saupoudrer avec du lycopode. Cette malheureuse mère se trompe ; elle prend, dans le lieu qui renfermait le lycopode, une poudre à peu près semblable, jaunâtre comme elle (c'était du sublimé corrosif impur); elle saupoudre le pli de l'aine droite, la face interne du scrotum, et la partie supérieure de la cuisse de ce côté avec du sublimé. L'enfant s'agite et pousse des cris. En vingt minutes une escarre brune de 4 centimètres carrés se forme dans le pli de l'aine; les bourses deviennent volumineuses et comme demi-transparentes. M. le docteur Bouchut fit administrer trois bains émollients d'une heure chacun, dans l'espace de douze heures, pour calmer les premières souffrances de l'enfant, et favoriser la dissolution des molécules de sublimé dont la combinaison n'avait pas encore eu lieu. Mais le cas paraissait très grave, le petit malade fut apporté à l'hôpital des Enfants, dans le service de M. Trousseau, trente-six heures après l'accident.

L'état local ne paraissait pas devoir donner d'abord de trop vives inquiétudes; mais, vers le soir du second jour après l'application du sublimé, les gencives devinrent douloureuses, rouges, se gonflèrent et se revêtirent, ainsi que la langue, d'une couche blanchâtre; l'haleine devint fétide et les glandes sous-maxillaires douloureuses. Toute la muqueuse buccale participa bientôt à ces désordres; au sixième jour, elle était envahie de toutes parts; le gonflement s'était propagé des gencives à la muqueuse de la voûte palatine, et à celle qui recouvre la face interne de la joue. Des escarres grisâtres se formèrent, l'une sur la lèvre inférieure, les autres de chaque côté du globe alvéolaire supérieur, au niveau des dents molaires ; d'autres enfin sur les côtés de la langue. Au-dessous de la couche blanchâtre des escarres, les chairs étaient fongueuses et saignantes.

Bientôt s'accomplit le sphacèle des gencives, la dénudation du rebord des os maxillaires, et la chute de plusieurs dents incisives inférieures. L'haleine était d'une fétidité repoussante ; la salivation était peu considérable et difficile à constater chez cet enfant, qui avalait sans cesse le produit de cette sécrétion. M. Trousseau cautérisa d'abord la muqueuse avec la poudre d'alun, puis avec de l'acide chlorhydrique affaibli ; il porta enfin sur les escarres un pinceau chargé d'acide nitrique ; aucun de ces moyens ne put modérer la marche des accidents.

A plusieurs reprises, il s'effectua par la surface ulcérée ou les escarres des hémorrhagies considérables. Une partie du sang était avalée, l'autre rejetée au-dehors avec quelques débris de muqueuse sphacélée. Enfin, cet intéressant et malheureux enfant, qui conserva, jusqu'à la veille de sa mort, la plus grande aménité, cessa de vivre le quinzième jour de l'accident. Pendant toute la durée de la maladie, il n'y eut pas de désordres gastriques, pas de diarrhées ni de vomissements autres que ceux que déterminait la quantité de sang qu'il avalait par suite de l'hémorrhagie buccale.

Cette observation, dit M. E. Boudet, *Journal de pharmacie*, est intéressante sous plusieurs rapports :

la salivation mercurielle, très rare chez l'enfant, et bien caractérisée chez celui-ci, qui avait à peine deux ans, est un fait remarquable (1). Mais la particularité la plus frappante dans l'empoisonnement que nous venons de rapporter, c'est la persistance et l'activité de l'absorption, malgré le sphacèle des tissus touchés par le sublimé.

Il semble, continue M. Boudet, d'après la marche graduelle des accidents, qui ne se sont développés qu'au bout de quelques jours, et qui, à dater du moment de leur apparition, n'ont pas cessé de

(1) L'explication de ce fait physiologique est aisée à donner : si les enfants sont moins souvent atteints de ptyalisme que les grandes personnes, cela ne vient pas de ce que leur système glandulaire est moins apte à être impressionné par le mercure que celui des adultes, mais bien de ce que l'on n'administre d'ordinaire aux enfants que le calomel, et que cette préparation hydrargirique est du nombre de celles qui n'ont d'action qu'à la faveur des chlorures alcalins de l'économie : or, les enfants ayant leurs humeurs moins salées que les adultes, il en résulte que la proportion de sublimé produit chez les enfants, lors de l'ingestion du mercure doux, est moindre que chez les adultes ; mais si, au lieu de leur prescrire un composé mercuriel qui, pour avoir de l'énergie, a besoin de l'intervention des chlorures, on leur administrait du bichlorure de mercure en proportion outrée, la salivation ne tarderait pas à se manifester. C'est, en effet, ce qui a eu lieu dans le cas qui nous occupe.

croître d'intensité , que le sublimé , combiné avec les parties molles de la cuisse, sous forme d'escarre, fut une source intarissable d'infection où puisaient les absorbants pour aller ensuite empoisonner l'économie.

En lisant attentivement la relation du déplorable accident d'intoxication mercurielle que je viens de rapporter ici , j'ai été bien loin de partager l'étonnement général des praticiens relativement à la persistance et à l'activité d'absorption qui s'est manifestée , malgré le sphacèle du tissu touché par le sublimé , ce fait étant pour moi des plus faciles à expliquer. Bien plus , *je puis affirmer* avoir professé plus d'une fois que telle doit toujours se traduire l'action du bichlorure de mercure alors qu'il est administré par la méthode endermique. Pour bien faire saisir l'explication que je vais reproduire ici , il me suffira de rappeler encore une fois que le sublimé contracte avec le sérum du sang une combinaison insoluble dans l'eau distillée , mais soluble dans de l'eau chargée d'un chlorure alcalin quelconque , et notamment du chlorure de sodium ou sel marin : or, le premier effet du sublimé agissant sur la peau dénudée, consiste tout simplement en une coagulation des éléments albumineux avec lesquels il se trouve alors immédiatement en contact. De là la production de l'escarre , véritable combinaison chimique de sublimé , de fibrine et d'albumine , combinaison chimique étudiée avec beau-

coup de soin par MM. Lassaigne, Selmi et autres.
On voit donc que le premier effet du sublimé est
purement local, qu'il forme un composé insoluble,
et, par conséquent, incapable de produire l'infection mercurielle, puisqu'il est inabsorbable ; mais
cet état de choses est de courte durée, attendu que
le composé chimique qui constitue l'escarre peut
être rendu soluble par les chlorures alcalins que nos
humeurs renferment, et par suite éprouver le phénomène de l'absorption : c'est en effet ce qui a lieu,
l'escarre se trouvant sans cesse en contact avec des
liqueurs riches en sels marin et ammoniac ; ces
sels, en se combinant avec le chlorure mercurique,
le rendent soluble, et, partant, absorbable. Voilà
pourquoi, dans le cas qui nous occupe, *l'escarre a
pu être une source intarissable d'infection où puisaient les absorbants pour aller ensuite empoisonner
l'économie.*

Si maintenant quelqu'un me demandait si le traitement auquel on a soumis le malheureux enfant
qui fait le sujet de cette disgression a été rationnel,
fidèle à des principes que je me fais gloire de professer, je répondrai que non. Les bains étaient,
sinon contre-indiqués, du moins peu efficaces, l'eau
seule n'ayant presque aucune action sur la combinaison chloro-hydrargyrico-albuminique qui constituait la source d'infection.

Les cautérisations, en ce cas, n'étaient guère
mieux indiquées. Que fait, en effet, la cautérisa-

tion ? Elle obture les conduits excréteurs par où s'effectue la déjection salivaire, et, quand l'infection est faible, l'économie se débarrasse du mercure pendant leur obturation par d'autres émonctoires. Mais ici l'infection était des plus marquées, et la cause qui l'avait produite incessamment agissante.

Que fallait-il donc faire en cette circonstance ? Le voici : il fallait, avant tout, selon moi, se débarrasser de l'escarre mercurielle, soit par un moyen chirurgical, s'il y avait possibilité, soit en la frottant longtemps avec une éponge imprégnée de sel marin et d'hydrate de protosulfure de fer ; le premier de ces agents aurait rendu le sublimé soluble, et le second l'aurait changé immédiatement en bisulfure de mercure, composé insoluble et inactif, ainsi que mes expériences, confirmées par celles de MM. Orfila, Bouchardat et Sandras, l'ont positivement démontré.

Outre ce traitement externe, il convenait d'administrer intérieurement quelques verres d'eau hydrosulfurée artificielle ou naturelle, mais récente.

Le traitement que je viens d'indiquer aurait-il été suivi de succès ? Aurait-il sauvé la vie du malheureux enfant en question ? Je le pense ! cet enfant aurait été sauvé, c'est mon intime conviction... Puisse, toutefois, l'occasion de vérifier par l'expérience clinique la vérité de mes assertions théoriques, ne se présenter jamais !...

Seconde observation. — Empoisonnement par le mercure métallique.

La femme Nanta, âgée de quarante-deux ans, demeurant dans la commune d'Outre-Furens (banlieue de Saint-Étienne), d'une forte constitution, fit, le 23 janvier dernier, un violent effort pour soulever son lit. Aussitôt après elle ressentit une douleur vive dans le bas-ventre; elle s'en occupa peu d'abord; mais cette douleur ayant augmenté, et d'autres symptômes étant survenus, elle me fit appeler le 3 février, onze jours après l'accident. Je la trouvai dans un état d'anxiété vive. La douleur, d'abord limitée, s'était étendue à tout le ventre; celui-ci était distendu, sonore à la percussion. L'estomac rejetait toutes les boissons; aucun aliment n'avait été pris depuis plusieurs jours. La langue était humide et légèrement blanche, la soif nulle, les urines rares, la constipation opiniâtre; les lavements ne pouvaient être reçus qu'en petite quantité, et ne ramenaient aucune matière alvine. Le pouls était petit, serré et fréquent; la peau froide et visqueuse.

Je pratiquai le cathétérisme, et n'obtins que quelques gouttes d'urine épaisse, huileuse; la vessie était fortement refoulée vers le vagin. Mon doigt, introduit dans le rectum, sentit une tuméfaction considérable, pesante, et douloureuse au toucher.

Aucun symptôme ne permettant de croire à une hernie, je diagnostiquai un *volvulus*, avec inflammation vive, et je prescrivis les antiphlogistiques et des laxatifs légers. Le lendemain, l'état était le même; les boissons avaient été rejetées. J'informai les parents de l'issue probable de la maladie, et d'autres médecins furent successivement appelés. Leur diagnostic fut semblable à celui que j'avais porté; le traitement conseillé par l'un d'eux seulement fut différent; il employa le mercure métallique : 750 grammes furent ordonnés, à prendre en trois fois, matin et soir; 500 grammes seulement purent être ingérés en deux fois. Aucun autre moyen actif ne fut employé; je remarquai particulièrement que les bains sulfureux ni aucune autre préparation de cette nature ne furent prescrits ni mis en usage.

Le 11 février, sept jours après ma dernière visite, on me pria de retourner auprès de cette femme. Les douleurs étaient alors si vives, qu'elle voulait à tout prix que je lui ouvrisse le ventre pour extraire le mercure, qu'elle croyait être l'unique cause de ses souffrances; elle le sentait peser fortement, me disait-elle. L'abdomen était tellement distendu, que je ne l'ai jamais vu chez aucun hydropique atteindre un développement aussi considérable. Elle ne prenait plus que quelques gouttes d'eau; aucun vomissement n'avait eu lieu depuis qu'elle avait avalé du mercure; la constipation s'était maintenue; le pouls était presque imperceptible, la peau froide et pâle, l'anxiété excessive, la face amaigrie et douloureusement contractée. La peau, surtout à la face, autour du nez et des yeux, avait acquis une couleur grise, rappelant, à ne pas s'y méprendre, celle du mercure métallique. Je m'assurai attentivement de cette circonstance, et la notai avec soin. Les yeux étaient caves; les membres supérieurs et la mâchoire inférieure affectés d'un tremblement léger, mais continuel. Les gencives, spécialement les inférieures, violacées et saignantes, tombaient en lambeaux; les dents incisives inférieures avaient toutes disparu depuis deux jours; une seule des supérieures restait encore, mais si chancelante, que le plus léger effort aurait suffi pour l'extraire L'os maxillaire inférieur était à nu dans plusieurs points au niveau des alvéoles; la bouche exhalait une odeur fétide. Il n'y avait pas, et il n'y avait pas eu, m'a-t-on dit, de salivation manifestement plus abondante que dans l'état naturel. Peu de temps après mon arrivée, elle mourut presque subitement. L'intelligence et la parole se conservèrent intactes jusqu'au dernier moment.. Il fut impossible de faire l'ouverture du cadavre. (Cette observation a été transmise à M. Orfila, le 10 avril 1842, par M. le docteur Pinjon, médecin de Saint-Étienne.)

Cette relation d'intoxication hydrargyrique concorde à un si haut degré avec la précédente; les symptômes morbides ont été tellement pareils dans les deux cas, que toute réflexion à ce sujet me semble hors de propos; et, en effet, il me paraît impossible que du parallèle de ces deux observations on puisse arriver à tirer une conclusion différente de la mienne, savoir : *que le mercure métallique ingéré dans l'économie animale peut, quand il y séjourne, agir comme poison au même titre que le sublimé corrosif, contrairement à l'opinion de quelques toxicologistes.*

Ce que je viens de dire sur les effets délétères du mercure métallique s'applique sans restriction à tous les composés binaires fournis par ce métal ; *tous peuvent, dans le même cas, donner naissance à du bichlorure de mercure en quantité suffisante pour produire la mort.*

Je pourrais accumuler ici un bien grand nombre d'empoisonnements dus à des préparations mercurielles de toute espèce (1), qui tous confirmeraient

(1) Entre autres faits que je pourrais produire, il en est trois qui ont rapport à la pommade citrine employée en frictions contre la gale ; frictions qui ont été suivies de la mort après 15 ou 20 jours d'infection hydrargyrique. (Ces observations m'ont été communiquées par le docteur Bourgeois, médecin de l'hôpital d'Étampes.) Je crois devoir profiter de cette occasion pour faire connaître aux praticiens qu'il résulte de mes recherches que l'onguent citrin constitue un agent médical variable dans ses effets, le plus actif, *et de beaucoup*, étant celui qui est le plus récemment préparé.

ma manière de voir; mais je crois pouvoir m'en
tenir aux deux relations qui précèdent.

Traitement de l'empoisonnement chloro-mercurique.

Il resulte de mes expériences que le protosulfure
de fer hydraté (1), corps tout-à-fait inerte, décompose instantanément le sublimé corrosif, en
donnant lieu à du protochlorure de fer et à du bisulfure de mercure, c'est-à-dire à deux substances
tout-à-fait inoffensives, propriété précieuse qui me
porte à proclamer le sulfure ferreux à l'état d'hydrate comme constituant l'antidote par excellence
de ce terrible poison.

Une preuve chimico-physiologique qui démontre

(1) Pour préparer l'hydrate de protosulfure de fer, on
fait dissoudre une quantité quelconque de protosulfate de
fer pur dans au moins vingt fois son poids d'eau distillée
privée d'air par l'ébullition, et on opère la précipitation du
sel ferreux au moyen d'une quantité suffisante de sulfhydrate de soude ou d'ammoniaque également dissous dans
l'eau distillée non aérée. On lave ensuite avec de l'eau
pure, bouillie, le protosulfure obtenu, et on le conserve
dans un flacon, bouché à l'émeri, plein d'eau distillée.
La recommandation de conserver ce sulfure hors du contact de l'air doit être exécutée à la lettre, ce composé
ayant la plus grande tendance à passer à l'état de sulfate
et non à l'état de persulfure, comme on l'a indiqué dans
quelques écrits estimables qui en ont parlé après ma publication.

combien est prompte l'efficacité de mon contre-poison est la suivante :

Lorsqu'on introduit dans la bouche quelques centigrammes de bichlorure de mercure, on ne tarde pas à avoir cet organe infecté par la saveur métallique insupportable qui le caractérise. Eh bien, il suffit alors de se gargariser avec de l'hydrate de sulfure de fer à l'état de bouillie claire, c'est-à-dire tel qu'il doit toujours être employé, pour voir disparaître comme par enchantement la saveur mercurielle dont il vient d'être question. Ce fait n'a besoin d'aucun commentaire ; il parle assez de lui-même, sans qu'il soit nécessaire d'en donner ici l'explication.

Le contre-poison que je propose ne borne pas son effet aux seuls composés fournis par le mercure ; il peut également servir à annihiler l'action malfaisante de plusieurs autres genres de sels métalliques, tels que ceux de cuivre, de plomb, etc.

Depuis le mois d'août 1842, époque à laquelle j'ai fait connaître à l'Académie royale de médecine ce précieux antidote, j'ai eu l'occasion de me convaincre de son efficacité sur le vivant dans un cas d'empoisonnement par l'acétate de plomb, et M. Orfila a publié dans le *Journal de chimie médicale* les détails de quelques expériences qu'il a faites sur des chiens, desquelles il a conclu :

« 1° Que le protosulfure de fer anéantit complétement les propriétés vénéneuses du sublimé corrosif, s'il est administré en dose suffisante *immédiatement* après l'ingestion de ce poison ; 2° qu'à l'instar des antidotes les mieux accrédités, il est inefficace s'il n'est donné qu'au bout de dix ou quinze minutes, lorsque déjà le sublimé a eu le temps d'exercer une action délétère assez forte pour produire la mort ; 3° que tout en accordant qu'il agit plus énergiquement que l'*albumine*, pour s'opposer aux effets délétères du sublimé, et qu'il doit par conséquent lui être préféré dans tous les cas où il pourra être administré *immédiatement* ou *peu de temps après* l'empoisonnement, il n'en est pas moins vrai que *presque toujours*, pour ne pas dire *toujours, dans la pratique*, on retirera plus d'avantage de l'albumine que du protosulfure de fer, parce que celui-ci ne se débitant que dans les pharmacies, ne pourra être ingéré qu'après un temps assez long, et lorsque le sublimé aura exercé ses ravages, tandis que le blanc d'œuf délayé dans l'eau, qui est à la portée de tout le monde, pourra être donné peu d'instants après l'intoxication. »

Ainsi donc, d'après ce qui précède, il demeure établi que le plus efficace de tous les contre-poisons proposés jusqu'ici pour s'opposer aux effets délétères du sublimé corrosif est, sans contredit, le protosulfure de fer hydraté, employé en temps opportun, c'est-à-dire avant que tout ou partie de ce poison ait été absorbé.

Quelque temps après la publication du doyen de

l'École de médecine de Paris, MM. Bouchardat et Sandras ont été également conduits à juger la valeur curative de l'hydrate de sulfure de fer, dans un travail ayant pour titre : *Recherches et expériences sur les contre-poisons du sublimé corrosif, du plomb, du cuivre et de l'arsenic ;* mais comme leurs conclusions sont différentes des miennes, je demanderai la permission de reproduire ici la partie de leur travail qui me concerne, afin de mettre le lecteur à même de juger le degré de vérité des remarques que leurs objections m'ont suggérées.

« Enfin, partant du même principe que Navier,
» M. Mialhe a proposé l'emploi du protosulfure de
» fer hydraté. Ce produit opère la décomposition du
» sel mercuriel, et lui-même n'est nullement véné-
» neux, précieux et nécessaire avantange pour un
» contre-poison, afin qu'on ne craigne pas d'en
» donner un grand excès. Mais l'empoisonnement
» par le sublimé corrosif n'est pas assez commun
» pour qu'on puisse astreindre les pharmaciens à
» conserver chez eux ce nouveau produit, qui n'a
» pas d'autre usage thérapeutique. D'ailleurs, dans
» sa préparation, il faut avoir recours à l'emploi
» d'un sulfure alcalin au minimum, ou à l'hydro-
» sulfate de soude, produits que le *Codex* n'a pas
» rangés au nombre des substances que l'on doit
» trouver préparées dans toutes les pharmacies.
» Nous croyons que le sulfure de fer hydraté au
» maximum doit lui être préféré.

10.

» Rien n'est plus facile que la préparation de ce
» persulfure (1). Il suffit de verser goutte à goutte
» une dissolution neutre de sulfate ferrique dans
» une dissolution de foie de soufre étendue d'eau.
» On obtient ainsi un précipité noir gélatineux,
» qu'on prive du sulfure de potassium en excès par
» des lavages et des décantations, et que l'on con-
» serve sous l'eau dans un flacon bien clos.

» Nous aurions institué des expériences physio-
» logiques comparées sur la valeur des divers contre-
» poisons du sublimé corrosif ; mais nous en avons
» été détournés, 1° par l'incertitude qui domine
» tous les résultats que nous avons obtenus, et dont
» nous allons faire connaître la source (2) ; 2° parce
» qu'il existe un contre-poison du sublimé corrosif
» qui réunit toutes les conditions désirables. L'eau
» albumineuse proposée par M. Orfila est d'une in-
» nocuité parfaite et se trouve partout. Elle forme

(1) A la manière dont MM. Bouchardat et Sandras
parlent de la facilité avec laquelle on obtient leur sulfure,
on serait tenté de supposer que la préparation de mon
protosulfure est plus difficile ou plus compliquée ; il n'en
est cependant rien, puisqu'elles reposent toutes deux sur
le même principe, comme on peut s'en convaincre, et
que, en outre, leur manipulation est tout-à-fait semblable.

(2) L'incertitude de MM. Bouchardat et Sandras a été
basée sur la difficulté qu'ils ont éprouvée à s'assurer du
véritable degré de *toxicité* du sublimé sur les chiens.....

» instantanément un composé insoluble avec le bi-
» chlorure de mercure. Ce composé, il est vrai,
» *n'est pas complétement inactif;* mais dans le cas
» d'empoisonnement, on ne néglige jamais de faire
» vomir les malades, et on les débarrasse ainsi sû-
» rement de l'hôte dangereux que leur estomac
» pourrait encore contenir.

» Nous avons donc accepté les résultats obtenus
» sur ce point par cet habile expérimentateur. »
(*Bulletin de thérapeutique*, août 1843.)

Je vais actuellement tâcher d'apprécier comme il
convient les conclusions que MM. Bouchardat et
Sandras ont formulées sur la valeur de mon antidote.

Et tout d'abord je ferai observer à ces deux expérimentateurs distingués que je n'ai pas été amené
à proposer le sulfure de fer hydraté en partant du
même principe que Navier : la preuve qu'il n'en a
pas été ainsi, c'est que Navier a préconisé comme
contre-poison du sublimé corrosif, entre autres
substances, les alcalis et les terres, les teintures
martiales alcalines, les sulfures de potasse et de
chaux, c'est-à-dire tous les corps qui lui avaient
semblé avoir sur ce sel mercuriel une action plus
ou moins marquée. En a-t-il été de même de ma
part? Il me sera facile de prouver le contraire. Si
j'ai cherché à transformer le sublimé corrosif en bisulfure de mercure, c'est que mes recherches m'on
appris que le sulfure mercurique est l'un des com-

posés mercuriels les moins aptes à être influencés par les chlorures alcalins, et partant, l'un des plus inoffensifs ; et si, pour accomplir cette transformation, je me suis adressé à l'hydrate de sulfure ferreux plutôt qu'aux sulfures alcalins, c'est que, outre que ces derniers composés sulfurés sont eux-mêmes vénéneux, mes expériences m'ont également fait connaître que le bisulfure de mercure est soluble dans un excès de liqueur sulfureuse, et par conséquent absorbable à l'état de sulfosel.

MM. Bouchardat et Sandras pensent que *l'empoisonnement par le sublimé n'est pas assez commun pour qu'on puisse astreindre les pharmaciens à conserver chez eux ce nouveau produit, qui, selon eux, n'a pas d'autre usage thérapeutique.* Mais quelque rare que soit l'empoisonnement en question, on ne peut raisonnablement pas arguer de ce fait que l'on ne saurait astreindre le pharmacien d'en avoir constamment de préparé dans son officine, et d'ailleurs il n'est pas exact de dire que ce corps n'a pas d'autre usage, puisque, au contraire, ce composé peut aussi servir de contre-poison aux sels de plomb et de cuivre, ainsi que je l'ai annoncé, et ainsi que MM. Bouchardat et Sandras l'ont eux-mêmes amplement confirmé par leurs expériences ; mais, de plus, ce sulfure peut également annihiler l'action malfaisante des sels d'étain, d'antimoine, d'argent, *de l'acide arsénieux*, etc. Enfin, pour dire mieux, il n'est, très certainement, aucun contre-poison connu qui puisse être employé dans un aussi grand nombre de cas. A tous ces titres, l'hydrate de sulfure de fer me paraît devoir mériter d'occuper dans les pharmacies la place que MM. Bouchardat et Sandras lui refusent.

D'ailleurs, continuent ces deux estimables praticiens, *dans sa préparation, il faut avoir recours à l'emploi d'un sulfure alcalin au minimum ou à l'hydrosulfate de soude, produits que le* Codex *n'a pas rangés au nombre des substances que l'on doit trouver toujours préparées dans toutes les pharmacies.* Partant de là, ils croient *que le sulfure de fer au maximum doit lui être préféré.*

Mais en avançant que le *Codex* n'a pas rangé l'hydrosulfate de soude parmi les composés officinaux, il y a eu implicitement erreur de la part de MM. Bouchardat et Sandras, puisque ce sel entre dans la composition de plusieurs eaux minérales artificielles, et que, de plus, il constitue la base des bains de Baréges inodores, dont la formule est inscrite au *Codex*.— Enfin, je pose en fait que le sulfhydrate de soude existe dans un plus grand nombre d'officines que le sulfate de peroxide de fer, qui est l'un des composés désignés par MM. Bouchardat et Sandras pour préparer leur persulfure.

Mais il est une autre objection bien plus grave que j'ai à faire à la substitution proposée par ces deux expérimentateurs distingués : c'est que le persulfure, qu'ils recommandent comme pouvant remplacer avantageusement le protosulfure, n'existe réellement pas, le composé chimique qu'ils désignent comme tel n'étant autre chose que du protosulfure impur renfermant une proportion plus ou moins grande de soufre.

Quand on verse une goutte de persulfate de fer dans du foie de soufre dissous, il se forme un précipité d'une composition manifestement complexe, car il est noir dans son centre et blanchâtre dans son pourtour. Or, il est évident que la partie noire est constituée par du protosulfure de fer hydraté, tandis que la zone blanchâtre n'est autre chose que du soufre précipité ou magistère de soufre.

On peut, du reste, se convaincre qu'il en est ainsi à l'aide des moyens suivants :

En soumettant à l'analyse une dissolution faible de solution de polysulfure alcalin, sursaturée par du persulfate de fer, et filtrée, l'expérience démontre que tout le sulfate ferrique sur lequel le foie de soufre a réagi est passé à l'état de protosulfate.

En traitant le prétendu persulfure de fer hydraté par un excès d'éther sulfurique, celui-ci se charge d'une énorme proportion de soufre.

En décomposant du bichlorure de mercure par un excès de ce sulfure, et filtrant, on constate que le sel de fer produit est entièrement constitué par du protochlorure.

Enfin, en traitant un poids égal de mon proto-

sulfure et du persulfure de MM. Bouchardat et Sandras par une même dose de sublimé employé en
excès, on trouve à l'analyse *que la proportion de
chlorure mercurique décomposé par leur prétendu
persulfure est plus de moitié moindre qu'avec le composé sulfuré que j'ai proposé.*

D'après ce qui précède, il résulte incontestablement :

1° Qu'il n'existe pas de persulfure de fer hydraté
correspondant au sesqui-oxide ;

2° Que le composé désigné sous ce nom par
MM. Bouchardat et Sandras n'est autre chose qu'un
mélange en proportions variables d'hydrate de protosulfure de fer et de soufre ;

3° Que la quantité de soufre contenue dans ce
prétendu persulfure est toujours très marquée, quelque polysulfure qui ait servi à le préparer ; mais
que lors de son obtention au moyen d'un trisulfure de potassium, la quantité en est énorme ; elle
est de 7 atomes de soufre pour 2 atomes d'hydrate
de protosulfure, ainsi que l'équation suivante le
prouve :

$$3SO^3, F^2O^3 + KS^3 = 2SO^3, 2FO + SO^3 KO + S^3.$$

D'où l'on voit que le premier effet d'un polysulfure
alcalin sur un persel de fer est tout-à-fait semblable
à celui que l'acide sulfhydrique fait éprouver à ces
corps, c'est-à-dire que le sel ferrique est ramené à

l'état de sel ferreux, et qu'il y a en même temps précipitation de soufre ; la seule différence à noter, c'est que l'acide sulfhydrique n'exerçant aucun effet sur les sels de fer, au minimum d'oxidation, son action décomposante s'arrête aussitôt que tout le sel ferrique est passé à l'état de sel ferreux, tandis que les sulfures alcalins continuent leur action décomposante après que ce premier temps est accompli ; la réaction se continue ainsi qu'il suit :

$$2SO^3, 2FO + 2KS^3 = 2SF + 2SO^3KO + S^4.$$

4° Enfin, que le protosulfure de fer hydraté, préparé suivant ma méthode, étant incomparablement plus riche en sulfure réel que celui de MM. Bouchardat et Sandras, doit lui être exclusivement préféré comme antidote des sels mercuriels et autres composés métalliques, puisque *son action décomposante est toujours plus de deux fois plus grande, pour ne pas dire plus.*

Enfin, je ne saurais partager l'opinion de MM. Bouchardat et Sandras sur la valeur de l'albumine comme contre-poison du sublimé corrosif. Que l'albumine ait rendu des services à cet égard, qu'elle puisse en rendre encore, c'est ce que je me plais à reconnaître ; mais qu'il soit toujours permis de compter sur l'efficacité de ce contre-poison, c'est une opinion qu'il ne m'est pas permis de partager.

Et comment la partagerais-je, puisque j'ai professé depuis longtemps que si, chez une personne ayant pris du sublimé corrosif et de l'albumine, le vomissement ne s'effectuait pas comme il convient, l'empoisonnement aurait indubitablement lieu, le sublimé ne tardant pas à être absorbé à la faveur des chlorures alcalins contenus dans les liquides du tube alimentaire; car c'est une grave erreur que de croire que l'albumine constitue, pour ce poison, un antidote réel; son rôle est plus modeste : il consiste uniquement à paralyser son action locale et à rendre plus aisée son expulsion hors de l'économie. S'il en était autrement, l'empoisonnement par le bichlorure de mercure, et autres composés analogues, serait impossible, puisque, une fois entrés dans la grande circulation, ils trouveraient dans le sang plus d'éléments albumineux qu'il ne leur en faudrait pour annihiler leur action délétère : or, chacun sait qu'il n'en arrive malheureusement pas ainsi...

M. Orfila ne professe pas, du reste, pour l'albumine, examinée au point de vue d'application médicale, une aussi haute estime que MM. Bouchardat et Sandras, et la manière de voir de cet habile toxicologiste diffère même assez peu de la mienne, ainsi que l'atteste le passage suivant :

« On peut, dit M. Orfila, *Traité de toxicologie*, » tom. I, pag. 18, diviser les contre-poisons en » deux sections : 1° ceux qui annulent *complétement* » les qualités délétères des poisons, tels que les sul- » fates solubles pour les sels de baryum et de

» plomb ; les chlorures solubles pour les sels d'ar-
» gent, etc. (1) ; 2° ceux qui *diminuent notablement*
» les effets funestes des poisons : tels sont l'albumine
» pour les sels de mercure et de cuivre, etc. »

Voici enfin la relation d'un fait médical qui parle en faveur de ma manière de voir plus haut que tous les raisonnements que je pourrais faire.

Empoisonnement par le deutochlorure de mercure,
par A. TAYLOR.

Un homme de trente-huit ans, bien constitué, avale, le 10 février 1843, *huit grammes de sublimé corrosif*, puis boit une pinte d'eau. Quatre œufs lui sont administrés immédiatement ; vomissements abondants ; blancs d'œufs à plusieurs reprises.

Une salivation considérable se manifeste avec gonflement de la langue ; les vomissements persistent.

L'albumine de vingt-quatre œufs est avalée par le malade, outre deux pintes de lait.

Les mêmes symptômes persistent, avec selles sanguinolentes et du délire jusqu'à la mort, qui a eu lieu cent trois heures après l'ingestion du sel mercuriel.

L'examen des organes n'offrit que les altérations

(1) Le protosulfure de fer hydraté appartient certainement à cette première classe.

habituelles après un empoisonnement par le sublimé.

L'analyse chimique fut faite avec soin.

On chercha d'abord s'il était resté quelque trace de poison dans l'estomac.

A cet effet les liquides que contenait ce viscère ayant été acidulés par l'acide chlorhydrique, un fil d'or et de zinc y fut plongé pendant plusieurs heures, mais sans aucun résultat.

Ces mêmes matières, soumises à l'ébullition pendant deux heures, ne produisirent pas la moindre tache sur l'or. Donc il ne restait aucune trace de bichlorure de mercure à l'état de solution.

Pour s'assurer s'il existait du sublimé combiné avec l'albumine des œufs et des tissus, on hacha l'estomac, et on le fit bouillir avec de l'acide azotique. Après avoir saturé l'excès d'acide, on traita la liqueur avec le fil d'or et le zinc, mais sans succès.

L'examen du sang, de la rate, de la sérosité du péritoine, n'a pas signalé la moindre trace du sel mercuriel (1)

La conclusion de cette observation, remarquable

(1) Il n'est pas démontré pour moi, malgré la conclusion contraire, que les produits morbides soumis à l'analyse étaient entièrement exempts de bichlorure de mercure : peut-être bien que si, au lieu des essais chimiques multipliés auxquels ils furent soumis, on s'était borné à

11*

au point de vue médico-légal, c'est que les experts ne doivent pas, en matière d'empoisonnement, affirmer que la présence du poison dans les organes de la victime est la seule preuve certaine que la mort a été le résultat de l'ingestion d'une substance vénéneuse. (*Gaz. Médic.*, août 1844.)

Il suit de là que, comme antidote des sels de mercure, de cuivre, de plomb, etc., l'albumine ne peut soutenir le parallèle avec l'hydrate de sulfure de fer.

COUP D'OEIL MÉDICO-LÉGAL.

Mes expériences chimiques sur les mercuriaux ne m'ont pas conduit à découvrir rien de bien impor-

les traiter une seule fois par l'acide sulfurique, ainsi que le recommande M. Orfila, on en aurait constaté la présence. Toutefois on observera que la combinaison que le sublimé contracte avec les chlorures alcalins, étant très soluble et indécomposable par les éléments du sang, il en résulte que le chlorure mercurique est dans les conditions les plus favorables pour être expulsé de l'économie animale par tous les émonctoires qui lui sont propres : ainsi, à coup sûr, il doit y séjourner moins longtemps que certains autres composés salins analogues ayant comme lui la propriété de former des chlorures doubles : tels sont, par exemple, les composés de plomb, d'argent, etc., attendu que les chloroplombates et les chloro-argentates alcalins sont incomparablement moins solubles que les chloro-hydrargyrates correspondants.

tant sous le rapport médico-légal des composés de mercure ; elles m'ont cependant fourni l'occasion de constater deux circonstances dignes d'être signalées, puisque les experts qui les ignoreraient seraient infailliblement conduits à tirer des résultats chimiques qu'ils auraient obtenus une fausse conclusion.

Dans l'une d'elles, ils pourraient conclure que l'empoisonnement n'a pas eu lieu par du sublimé corrosif, mais bien par un autre composé mercuriel ; tandis qu'en réalité l'action délétère aurait été produite par cette substance toxique. Dans l'autre, au contraire, ils pourraient être conduits à admettre que l'empoisonnement a été effectué par du bichlorure de mercure, tandis que dans le fait l'intoxication aurait été déterminée par un autre sel mercuriel.

On sait que l'unique moyen que les chimistes possèdent pour enlever à une solution aqueuse le sublimé qu'elle renferme réside dans l'emploi de l'éther.

Or, il résulte de mes recherches que l'éther est inhabile à dissoudre le chlorure mercurique accompagné d'une quantité marquée de bi-oxide de mercure et d'un chlorure alcalin ; tel est, par exemple, le sublimé qui se produit par l'action réunie des chlorures alcalins et de l'air ; tel est aussi le composé qui prend naissance quand on ajoute quelques gouttes d'un alcali fixe dans un chloro-hydrargyrate alcalin, c'est-à-dire dans une dissolution renfermant à la fois et du sublimé et un chlorure alcalin.

Voilà pour le premier cas : voici maintenant pour le second.

Il résulte également de mes expériences chimiques que tous les deutosels de mercure, en présence des chlorures alcalins, donnent immédiatement lieu, par double décomposition, à du sublimé corrosif et à un nouveau sel alcalin.

De la connaissance de ces faits découle une conséquence forcée : c'est que, dans l'état actuel de la science, il n'est pas toujours possible de dévoiler la présence du sublimé dans toutes les liqueurs qui en contiennent, et que, dans d'autres circonstances, il n'est pas possible d'assigner la source de celui qui existe dans celles où on le découvre par l'analyse.

On voit donc que l'éther sulfurique ne constitue pas, pour le deutochlorure de mercure, un réactif aussi précieux que quelques toxicologistes le pensent. A ce sujet, je ne saurais partager l'opinion du savant auteur du *Traité classique de toxicologie générale.*

« Rien n'est si simple, dit M. Orfila, que de reti-
» rer par l'éther une partie du sublimé *en nature*
» de certaines dissolutions aqueuses ou de quelques
» liquides alimentaires colorés. Dira-t-on qu'il n'est
» pas nécessaire d'extraire le sublimé pour affirmer
» que l'empoisonnement a eu lieu par ce corps, et
» qu'il suffit de prouver que la liqueur contient du

» chlore par l'azotate d'argent, et du mercure par
» la lame de cuivre? Ce serait méconnaître les prin-
» cipes les plus élémentaires de la science ; en effet,
» que l'on fasse dissoudre 5 centigrammes d'azotate
» de bi-oxide de mercure et autant de chlorure de
» sodium dans 60 grammes d'eau distillée, l'azotate
» d'argent donnera un précipité de chlorure d'ar-
» gent, et la lame de cuivre décèlera le mercure
» contenu dans l'azotate de bi-oxide.

» Conclura-t-on qu'il y a du sublimé en dissolu-
» tion ? Ce serait une erreur grave.

» On voit donc combien il pourra être utile de
» recourir à l'éther pour déterminer si une matière
» suspecte renferme du sublimé dans les cas nom-
» breux où une préparation mercurielle aura été
» dissoute dans l'eau *impure* ou dans des liquides
» colorés contenant des chlorures solubles. »

(ORFILA, *Toxicologie*, t. I, p. 559.)

Est-il besoin de faire observer que dans les cas
cités plus haut mes recherches démontrent que
l'emploi de l'éther amènerait infailliblement à une
conclusion erronée? D'ailleurs, en publiant l'article précédent, M. Orfila s'est mis en contradiction
avec lui-même, puisque dans ses conclusions générales, page 573 du même ouvrage, il établit en
principe :

« Qu'il ne suffit pas, pour *affirmer* qu'un individu
» est mort empoisonné par le sublimé corrosif,
» d'avoir obtenu du mercure métallique ou du bi-

» chlorure de mercure des matières précitées, parce
» que ce poison est journellement administré à des
» malades atteints de syphilis; que l'on emploie
» aussi d'autres composés mercuriels qui, d'après
» M. Mialhe, semblent se transformer en sublimé
» aussitôt qu'ils sont en contact avec des chlorures
» alcalins et avec l'air, et que dans tous ces cas
» l'expert pourrait constater, soit dans le canal di-
» gestif, soit dans le foie, soit dans l'urine, la pré-
» sence du mercure métallique ou du sublimé, en
» proportion, à la vérité, excessivement minime. »

(ORFILA, *Toxicologie*, t. I, p. 573.)

D'après ce qui précède, il résulte : 1° que dans
l'empoisonnement par un composé mercuriel, il
n'est pas toujours possible de *découvrir* le corps du
délit; 2° que la présence du sublimé corrosif dans
les organes de la victime n'autorise pas à affirmer
que l'intoxication a été produite à l'aide de ce
poison.

CONCLUSIONS GÉNÉRALES

SUR LES MERCURIAUX.

———

Je croirais manquer à la mission que je me suis imposée, si, en terminant ce long mémoire, je ne cherchais à faire partager à mes lecteurs l'opinion que mes expériences m'ont fait naître sur l'action physiologique du mercure et sur la valeur thérapeutique relative de la plupart de ses composés.

L'agent immédiat ou médiat de l'action physiologique et des propriétés thérapeutiques de toutes les préparations mercurielles, c'est, à mon avis, le *deutochlorure* ou *sublimé corrosif*, lequel, en se combinant avec les chlorures alcalins et avec les parties albumineuses du sang, constitue un composé soluble remarquable par ses propriétés chimiques, susceptible de parcourir tout le cercle circulatoire sans éprouver aucune altération.

Telle est la manière de voir que je professe sur l'action des mercuriaux, et que j'ai basée sur les considérations suivantes :

1° Toutes les préparations mercurielles usitées en

médecine, en réagissant avec les dissolutions des chlorures alcalins, seules ou avec le concours de l'air, produisent une certaine quantité de sublimé corrosif.

2° La quantité de sublimé qui prend naissance avec les différents composés fournis par le mercure est loin d'être la même avec chacun d'eux. Le bioxide de mercure, la plupart des composés binaires qui lui correspondent par leur composition et tous les deutosels de mercure en général, en présence des chlorures alcalins, donnent lieu, par une simple double décomposition, à du deutochlorure de mercure et à un nouveau composé alcalin, tandis que le protoxide de mercure, la plupart des composés binaires qui lui correspondent par leur composition, commencent par produire du protochlorure de mercure, et ce n'est que par une réaction subséquente qu'une très faible proportion de sublimé corrosif est produite.

3° Une remarque importante découle de la connaissance des faits qui précèdent : c'est que la différence d'action médicale des proto et deutosels de mercure doit être plus grande qu'on ne l'avait pensé jusqu'ici. Tous les deutosels solubles ou insolubles, constituent, selon moi, des agents héroïques, tandis que les protosels, au contraire, constituent des médicaments d'une activité bien moindre, et toujours à peu près inoffensifs. On pourrait même dire, médicalement parlant, que les protosels sont des êtres de raison, puisqu'ils n'agissent jamais que par la faible proportion du sublimé auquel leur décomposition donne naissance.

4° Le mercure métallique lui-même, mis en digestion avec les solutions des chlorures alcalins aérées, se convertit en partie en sublimé corrosif. De là l'explication ignorée jusqu'à ce jour de l'action physiologique et des propriétés thérapeutiques de ce corps simple introduit dans l'économie animale sous la forme métallique.

Toutes les réactions indiquées plus haut ont lieu à la température ordinaire, et, mieux encore, à celle du corps humain. Toutes se produisent dans un temps assez court ; les unes même ont instantanément lieu ; la plupart ne demandent que quelques heures de contact pour s'effectuer. Or, comme les différents liquides contenus dans les organes de l'homme renferment de l'oxigène, du sel marin et du sel ammoniac, accompagnés ou non d'acide chlorhydrique et autres acides qui peuvent encore faciliter leur mode d'action, il s'ensuit que tous les phénomènes chimiques produits dans les circonstances précitées ont lieu dans l'intérieur du corps humain quand on y ingère une préparation mercurielle quelconque, c'est-à-dire qu'elles produisent toutes une quantité constante de sublimé corrosif.

5° L'observation clinique démontre que l'ingestion de la plupart des composés fournis par le mercure donne lieu à une série de phénomènes physiologiques, toujours les mêmes, et diffèrent seulement par leur degré d'intensité. Or, ce qui prouve la valeur de mes expérimentations chimiques, c'est qu'elles confirment l'ensemble des données pratiques que possède la science sur la thérapeutique des mercuriaux ; l'analyse m'a, en effet, appris que celles d'entre les préparations mercurielles qu'une observation clinique bien établie a désignées comme étant les plus actives, sont précisément celles qui ont la propriété de produire, avec les chlorures alcalins, une plus grande proportion de chlorure mercurique : ainsi, par exemple, les bicyanure, binitrate et bisulfate de mercure, qui, d'après mes expériences, sont totalement transformés en sublimé corrosif, sont rangés, dans tous les ouvrages, à côté de cet agent héroïque, relativement à leurs effets thérapeutiques et toxiques ; tandis que le mercure métallique, le protochlorure, le protobromure, le proto-acétate, qui, d'après mes observations, produisent peu de deutochlorure, sont considérés comme étant doués d'une activité bien moindre. Toutefois, je le répète encore, la différence d'action chimique qui existe entre les sels de protoxide et les sels de deutoxide de mercure, est tellement remarquable, que je me crois en droit de pouvoir soutenir ici que la plupart des protosels de mercure sont moins actifs qu'on ne le pense généralement : ainsi, contre l'opinion unanime des thérapeutistes, je considère le protoxide, le proto-iodure, le proto-

tartrate, le protosulfate, et généralement tous les
sels neutres de protoxide qui ne sont pas décomposés par l'eau, comme étant dépourvus des propriétés
éminemment énergiques des bisels de mercure, tels
que les bichlorure, bibromure, bicyanure, bi-iodure,
bisulfate, etc. Mes expériences m'autorisent donc à
engager vivement les thérapeutistes à vouloir bien
vérifier, par des observations cliniques, ma manière
de voir relativement à l'inégale énergie des deux
classes de sels de mercure. Qu'ils veuillent bien
prendre la peine d'expérimenter comparativement
les deux tartrates de mercure, et la vérité de mes
assertions leur apparaîtra, je pense, dans tout son
jour.

6° Les expériences de M. Lassaigne ont parfaitement démontré que le sublimé et l'albumine étaient
susceptibles de former un composé insoluble dans
l'eau, mais soluble, à l'état d'hydrate, dans les
dissolutions des chlorures alcalins. Or, j'ai constaté
que ce composé se forme toutes les fois qu'on ajoute
du bichlorure de mercure dans du sérum de sang
humain, et que, pourvu que la proportion de sublimé ne soit pas très considérable, la combinaison
qu'il forme avec l'albumine reste dissoute à l'aide
des chlorures alcalins que cette humeur renferme.
J'ai constaté, en outre, que le composé triple d'albumine et de chloro-hydrargyrate alcalin est très
fluide et remarquablement stable : l'acide sulfhydrique et les sulfhydrates ne le décomposent que

très difficilement et partiellement, peut-être ; il en est de même des alcalis puissants ; les bases faibles, y compris la magnésie, n'ont aucune action sur ce composé. Ces propriétés sont certainement très importantes à signaler au point de vue qui nous occupe : elles nous apprennent que la combinaison que le sublimé contracte si aisément avec l'albumine n'est décomposable par aucun des éléments chimiques du sang. Ces observations ne m'autorisent-elles pas à conclure que l'*action physiologique et thérapeutique du mercure est due à la propriété que possède le deutochlorure de mercure de se combiner avec la partie albumineuse du sang et les chlorures alcalins qui l'accompagnent, et que c'est en s'unissant à la partie de ce fluide animal que l'on peut, à bon droit, désigner sous le nom de chair coulante, qu'il apporte dans l'organisme, ou un trouble modificateur bienfaisant, ou une perturbation violente et même mortelle, suivant la proportion à laquelle il est administré ?*

L'explication que je donne de l'action physiologique du sublimé corrosif est bien plus rationnelle que celle qui admettait sa transformation en protochlorure et en acide chlorhydrique, et seule elle rend un compte satisfaisant de ses effets thérapeutiques. N'est-il pas évident que le bichlorure de mercure, en se combinant avec l'élément fondamental de nos tissus, doit en modifier les propriétés organiques, en troubler la plasticité ? Il est incontestable qu'il en est ainsi : c'est en produisant de tels phénomènes que le sublimé administré sous la forme de calomel, dans le croup ou angine couenneuse, arrête les progrès du travail organisateur qui caractérise cette terrible maladie.

Quant aux vertus antisyphilitiques du mercure, la facilité avec laquelle le sublimé corrosif circule dans l'économie, à l'état de combinaison triple, ne permet-elle pas de supposer que c'est en contractant une combinaison analogue avec le virus vénérien qu'il annihile ses propriétés malfaisantes?

La théorie qu'on vient de lire rend compte de cette *dissolution du sang* admise par tous les auteurs comme le signe pathognomonique par excellence de l'infection mercurielle, dissolution sanguine dont des hémorrhagies graves sont parfois les tristes conséquences.

[Depuis la rédaction de ce passage, MM. Lemaire et Gélis ont institué des expériences physiologiques qui les ont conduits à conclure que le mercure ne produit pas la diffluence du sang, mais bien sa plasticité et son inflammation, d'où ils ont inféré qu'il y aurait eu erreur dans les expériences d'intoxication mercurielle faites par M. Bretonneau, et qui tendent toutes, comme on sait, à démontrer l'extrême diffluence du sang chez les animaux qu'il soumettait à ses recherches. — Toutefois quelque degré de confiance que je puisse avoir pour des observateurs aussi distingués que le sont MM. Lemaire et Gélis, je n'en persiste pas moins pour cela à me ranger du côté du savant praticien de Tours.

L'opinion que je professe est, du reste, généralement partagée, et il y a peu de temps encore, M. A. Nonat s'exprimait à ce sujet ainsi qu'il suit, dans le *Bulletin de thérapeutique* :

« Nous sommes disposé à admettre que le mer-
» cure exerce une influence favorable sur la marche
» de l'inflammation pseudo-membraneuse des voies
» aériennes, et qu'il peut concourir à empêcher
» la formation des fausses membranes, ou du moins
» en faciliter l'expulsion. On sait que ce remède
» jouit de la propriété de rendre le sang moins plas-
» tique, et d'exciter la sécrétion des membranes
» muqueuses buccales, des conduits bronchiques,
» et qu'il modifie avantageusement la sécrétion de
» cette membrane. »

Ce qui prouve que c'est à sa propriété de se combiner avec l'albumine que le sublimé doit l'action immédiate qu'il exerce sur l'organisation, c'est que l'observation démontre que chez les animaux dont le sang est moins riche en chlorures, chez certains herbivores, par exemple, le bichlorure de mercure épaissit plutôt leur sang qu'il ne le liquéfie. Chez les chevaux, suivant M. Dupuy, il cause la mort à la dose de moins d'un gros, en épaississant *l'albumine du sang.*

(*Journ. gén. de méd.*, t. LXXX, p. 178.)

Cette dernière remarque nous explique comment il se fait que le sublimé corrosif est si difficilement éliminé par les urines chez les animaux dont le sang est pauvre en chlorures alcalins, tandis qu'il l'est si aisément chez l'homme, ainsi que Cantu et autres expérimentateurs l'ont irrévocablement établi. Néanmoins, comme ce dernier fait est encore contesté par quelques physiologistes, j'ajouterai, pour les convaincre, si faire se peut, que *j'en ai constaté la réalité sur moi-même* (1).

7° Mes recherches expérimentales m'autorisent à proclamer hautement que le sulfure de fer hydraté constitue, pour le sublimé corrosif, l'antidote par excellence; — que ce sulfure devrait se trouver constamment préparé à l'avance chez tous les pharmaciens; que c'est de tous les antidotes connus, celui qui est appelé à rendre le plus de services à la thérapeutique, attendu que *seul* il peut servir à annuler complétement l'action délétère des sels d'étain, de plomb, de bismuth, de cuivre, d'antimoine, de mercure, d'argent, etc.; — que ce sulfure doit être, à tous égards, préféré au prétendu persulfure de fer proposé à tort par MM. Bouchardat et Sandras, comme pouvant le remplacer avantageusement dans la pratique médicale; — qu'il doit être aussi préféré

(1) Depuis la lecture de ce mémoire, M. Orfila a cru devoir s'occuper encore de cette question, et, comme on le pense bien, il l'a résolue affirmativement.

12.

à l'albumine, et avec plus de raisons encore ; qu'il ne faut pas pour cela négliger d'avoir recours à l'eau albumineuse dans le cas où l'on serait dépourvu d'hydrate de sulfure de fer ; mais que l'ingestion de ce pseudo-contre-poison ne doit pas dispenser d'administrer ultérieurement le sulfure ferreux, la mort pouvant avoir lieu malgré l'emploi de l'eau albumineuse, fait que la théorie chimique avait prévu, et que la pratique médicale a sanctionné.

8° Enfin, il découle de mes expériences chimiques : que dans l'empoisonnement par un composé mercuriel, il n'est pas toujours possible de *découvrir* le véritable corps du délit ; que la présence du sublimé corrosif dans les organes de la victime n'autorise pas à *affirmer* que l'intoxication a été produite par ce poison.

Quelles sont les règles à suivre relativement à l'administration du sublimé corrosif employé comme agent de la médication antisyphilitique ?

S'il est parfaitement établi pour moi que le bichlorure de mercure est l'agent unique de la médication mercurielle, il n'est pas moins bien constaté pour tout le monde que c'est un composé toxique des plus énergiques que la médecine ait en son pouvoir : aussi convient-il de ne l'administrer qu'avec la plus grande prudence, suivant le sage précepte du célèbre Boerhaave : *At prudenter, à prudente medico.*

Le sublimé corrosif doit être prescrit à de très faibles doses, 5 à 25 milligrammes (1/10 à 1/2 grain) par jour, et souvent même une proportion moindre est suffisante pour obtenir de ce précieux agent thérapeutique tout les avantages qu'il est susceptible de produire.

Le deutochlorure de mercure doit être administré dans l'eau distillée pure, ou mieux encore additionnée de quelques centigrammes de sel marin ou de sel ammoniac. Cette addition a le double avantage de lui donner de la stabilité, et d'empêcher qu'il ne puisse être précipité par la présence de quelques matières albumineuses.

On peut aussi, sans le moindre inconvénient, prescrire le sublimé dans une tasse de lait ou d'eau albumineuse, pourvu qu'on ait la précaution de l'associer à une certaine quantité de l'un des chlorures précités, attendu que le composé chimique que le bichlorure de mercure forme avec les substances de nature albumineuse est très soluble dans l'eau chargée de ces deux sels, et que par conséquent il peut être facilement absorbé. Cette association n'offrant aucun désavantage clinique, devrait être exclusivement adoptée. On doit surtout éviter de prescrire le bichlorure de mercure sous la forme pilulaire, allié à des substances capables d'en changer la nature chimique, telles que le gluten, certaines matières extractives, ajoutées dans l'intention mal entendue de le *dulcifier*.

Le sublimé est aux préparations mercurielles ce que la quinine est à l'écorce de quinquina. Que dirait-on de celui qui, sous prétexte de *dulcifier* ce précieux antipériodique, le remélangerait avec le résidu inerte de l'écorce dont elle a été péniblement extraite? Qu'en agissant de cette sorte, il se conduit en aveugle! N'en est-il pas de même de celui qui, possédant la *véritable panacée mercurielle*, *le sublimé*, l'administre en contact avec des corps qui en changent incessamment l'action thérapeutique?

Un fait principal ressort de mes recherches sur la transformation des composés mercuriels en sublimé corrosif sous l'influence des chlorures alcalins, c'est que ce qui a surtout contribué à enlever au bichlorure de mercure la suprématie thérapeutique, qui depuis Boerhaave et Sydenham lui était justement acquise, c'est qu'il a été très souvent administré à de trop hautes doses (1).

Veut-on savoir pourquoi le mercure simplement

(1) Les praticiens, j'en ai l'intime conviction, reviendront un jour à l'usage du sublimé corrosif : déjà, depuis la lecture de mon travail, plusieurs d'entre eux en ont reparlé avec avantage et abandonné pour lui les préparations de mercure insolubles, tel est, par exemple, M. A. Devergie, qui, dernièrement encore, s'exprimait ainsi dans le *Bulletin de thérapeutique :*

« J'affirme n'avoir jamais vu la santé altérée par l'ad-
» ministration du sublimé à petite dose, pourvu qu'on

divisé, non *mélangé d'oxide*, constitue de toutes les préparations mercurielles la plus douce et la plus sûre?

Veut-on également connaître la cause de l'efficacité du proto-iodure pur?

C'est que ces deux substances constituent deux des composés mercuriels les moins aptes à produire du sublimé corrosif en présence des chlorures alcalins contenus dans les organes de l'homme!...

C'est à cette propriété, et à cette propriété seulement, qu'il convient de rapporter la préférence qui leur est accordée, et qu'ils méritent, du reste, mais par un mérite purement passif, puisque par leur nature intime ils placent le praticien inexpérimenté dans l'impossibilité absolue d'outre-passer la dose rationnelle d'un agent aussi terrible que l'est le sublimé corrosif, alors qu'il est intempestivement administré.

Enfin, selon moi, la méthode curative, qui consiste à administrer le mercure aux nourrissons d'une manière médiate, c'est-à-dire par l'intermédiaire du lait de leur mère, n'est vraiment avantageuse que parce qu'elle ne permet pas d'introduire dans l'économie du jeune enfant une trop forte dose de

» l'associe à l'opium, et je n'hésite pas à prolonger son » emploi pendant deux, trois et quatre mois, si cela est » nécessaire, aux traitements des accidents syphilitiques » secondaires. »

sublimé, la plus grande partie du composé mercuriel prescrit à la nourrice étant éliminé par les
urines.

Voici une remarque que je crois devoir faire, à
propos de la méthode précédente : je considère
comme un fait incontestable le passage du sublimé
dans le lait des femmes soumises à un traitement
mercuriel ; mais je ne suis pas également persuadé
que ce phénomène physiologique puisse avoir lieu
avec la même facilité chez les animaux qui, comme
l'ânesse, par exemple, ont leur sang trop peu riche
en chlorures alcalins. Toutefois, je ne doute pas
qu'on ne puisse parvenir à rendre mercuriel le lait
d'un grand nombre d'animaux en ayant soin de les
astreindre préalablement à une nourriture convenablement salée.

Tout ce qui vient d'être dit sur l'administration
du deutochlorure de mercure se rapporte à ce composé chimique employé comme agent de la médication antisyphilitique ; mais les mercuriaux ne sont
pas, comme chacun le sait, uniquement consacrés
au traitement des maladies vénériennes : ils font
également partie des médications altérante, substitutive et antiphlogistique. Or, comme mes expériences m'ont appris que toutes les préparations
mercurielles empruntent leurs propriétés médicales
au sublimé corrosif (chlorure mercurique), lequel,
en se combinant avec le principe générateur de la
trame organique, l'*albumine*, modifie d'une ma-

nière salutaire le travail de l'organisation, il me semble à la fois convenable et rationnel de désigner sous le nom générique de *médication chloro-mercurique* l'action physiologique du bichlorure de mercure.

Quelles sont les règles à suivre relativement à l'emploi général de la médication chloro-mercurique ?

Usitées comme agent de la médication chloro-mercurique, les diverses préparations mercurielles sont employées à des doses si différentes, qu'il est impossible de répondre catégoriquement à cette intéressante question : le seul précepte général que l'on puisse donner à ce sujet, c'est que les doses de toutes les préparations mercurielles, autres que le sublimé corrosif, doivent être d'autant plus faibles que la personne à qui on les administre fait un plus grand usage de sel marin ou chlorure de sodium.

Quant aux doses de chaque composé mercuriel qu'il convient de prescrire, elles doivent être en rapport avec la proportion de bichlorure de mercure que chacun de ces composés peut produire après son ingestion dans l'économie vivante.

Qu'il me soit donc permis de m'inscrire en faux contre les propositions qu'on va lire, bien qu'elles appartiennent à deux hommes éminemment compétents dans cette matière.

« On ne peut pas dire d'une manière absolue que
» les médicaments mercuriels agissent en raison di-
» recte de leur solubilité ; car, si l'on compare entre

» eux le mercure cru , le calomel, le précipité rouge,
» les iodures de mercure, tous insolubles , on sera
» frappé du peu d'activité des uns et de l'extrême
» violence des autres ; et le sublimé, qui est si so-
» luble , est certainement beaucoup moins actif que
» le deuto-iodure de mercure, qui est aussi inso-
» luble que le calomel.

» Il y a dans ces diverses préparations un mode
» d'action que la chimie n'explique pas , et que pro-
» bablement elle n'expliquera jamais. Si nous avions
» à classer les mercuriaux que l'on donne à l'inté-
» rieur par ordre d'activité , nous les mettrions dans
» le rang suivant :

» Au bas de l'échelle le protochlorure de mer-
» cure sublimé , puis le mercure cru , le protochlo-
» rure précipité , l'oxide rouge, le proto-iodure, le
» sublimé corrosif , le deuto-iodure. »

(TROUSSEAU et PIDOUX.)

Je vais maintenant passer en revue les principales
propositions thérapeutiques émises par ces deux
habiles thérapeutistes.

1º *Proposition.* « On ne peut pas dire d'une ma-
» nière absolue que les médicaments mercuriels
» agissent en raison directe de leur solubilité. »

Cette proposition est , à mes yeux, une des plus
grandes hérésies physiologiques qu'il soit possible
d'imaginer, car on peut affirmer, sans craindre
d'être démenti par l'observation clinique , que ,
dans une même série chimique de médicaments ,

toutes choses étant égales d'ailleurs, *les plus solubles sont aussi les plus actifs.* Il est également certain que tous les composés insolubles dans l'eau et dans les liquides du tube digestif constituent des médicaments tout-à-fait inertes. Que MM. Trousseau et Pidoux veuillent bien comparer entre eux, sous le rapport médical, l'or métallique et son chlorure, le bisulfure et le bichlorure de mercure, et ils ne tarderont pas à être convaincus de l'erreur dans laquelle ils sont tombés. Si le bi-iodure semble faire exception à la règle que je pose, s'il est plus énergique que les préparations mercurielles auxquelles il est comparé, c'est précisément parce qu'il est plus soluble et plus décomposable par les liqueurs du tube alimentaire que le mercure cru et que le calomel. Quant au proto-iodure pur, il n'est pas plus actif que ces deux derniers corps, et cela encore parce qu'il n'est pas plus attaquable qu'eux par les fluides de l'économie.

2ᵉ *Proposition.* « Le sublimé est beaucoup moins » actif que le deuto-iodure. »

C'est tout le contraire, suivant moi. Ce qui a pu induire en erreur à ce sujet, c'est que le sublimé est assez fréquemment associé à des substances qui en changent la nature chimique, et partant les propriétés thérapeutiques.

3ᵉ *Proposition.* « Il y a dans ces diverses prépa» rations un mode d'action que la chimie n'explique

» pas, et que *probablement* elle n'expliquera ja-
» mais. »

Le mot probablement était ici très bien placé,
puisque le temps d'expliquer chimiquement ces prétendues anomalies physiologiques ne s'est pas fait
longtemps attendre. Si la chimie n'en avait pas
donné plus tôt l'explication, c'est qu'on ne l'avait pas
interrogée à ce sujet. Les thérapeutistes ont, en général, si peu de tendance à appeler cette belle science
à leur aide !

4ᵉ *Proposition.* « Si nous avions à classer les mer-
» curiaux que l'on donne à l'intérieur par ordre
» d'activité, nous les mettrions dans le rang suivant :

» Au bas de l'échelle, le protochlorure de mer-
» cure sublimé, puis le mercure cru, le protochlo-
» rure précipité, l'oxide rouge, le proto-iodure, le
» sublimé corrosif, le deuto-iodure. »

Mes expériences chimiques m'autorisent à classer
les composés mercuriels qui précèdent dans un ordre
d'activité si différent de celui qu'on vient de lire,
que je crois qu'il est de mon devoir d'engager, avant
tout, les praticiens à ne considérer mes données expérimentales que comme de simples indications,
tant que des recherches cliniques n'en auront pas
vérifié l'exactitude.

Voici, du reste, le rang que j'assigne à chacune
des préparations mercurielles qui suivent :

Au bas de l'échelle, le mercure métallique non mélangé d'oxide, puis le proto-iodure pur, le protochlo-

rure sublimé, le protochlorure précipité, l'oxide rouge, le deuto-iodure, le sublimé corrosif (1).

Mes expériences m'ayant conduit à conclure que toutes les préparations hydrargyriques, *employées aux doses habituelles*, agissent en raison directe de la quantité de sublimé qu'elles produisent, on ne peut manquer de me demander si je ne pense pas qu'on puisse les remplacer toutes par une dose convenable de bichlorure de mercure.

Voici ma réponse : le mercure métallique, le proto-iodure, le protochlorure, l'oxide rouge, le bi-iodure, peuvent être remplacés avantageusement par le sublimé, quand on les destine à l'usage externe ; et si, comme je le pense, mes assertions

---

(1) La discussion qui précède a été écrite sous une inspiration fâcheuse, et elle s'en ressent ; à l'époque où je l'ai rédigée, mes recherches expérimentales n'étaient pas accueillies par le monde médical avec la même bienveillance qu'aujourd'hui : aussi ai-je été généralement blâmé d'avoir exprimé aussi ouvertement ma manière de voir. Toutefois j'étais bien moins coupable que la lecture de mon mémoire ne l'avait donné à entendre ; et, en effet, en attaquant les principes de MM. Trousseau et Pidoux, ce n'étaient pas en réalité leurs opinions que j'attaquais, mais bien les principes admis alors dans la science : aussi, nul ne m'a autant encouragé dans mes recherches que M. Trousseau, nul n'a plus franchement que lui embrassé mes opinions. Qu'il me soit donc permis de lui en témoigner ici toute ma sincère reconnaissance.

13*

chimiques sont exactes, il est évident que les préparations avec le deutochlorure de mercure doivent
être souvent préférables à celles qu'elles sont appe-
lées à remplacer, en ce que, par ce dernier moyen,
on peut, à volonté, augmenter ou diminuer la dose
de leur principe actif. Mais, bien que je considère
le bichlorure comme la cause unique des vertus
médicales de toute la classe des mercuriaux, je ne
pense pas qu'il puisse leur être exclusivement substitué ; voici pourquoi : le deutochlorure de mercure,
administré intérieurement, est absorbé bien avant
d'avoir parcouru toute la longueur du canal alimentaire, tandis que tous les composés mercuriels
insolubles ont la propriété de parcourir tout ce
trajet, en produisant sans cesse du sublimé, ce qui
doit nécessairement établir entre eux et le chlorure
mercurique une différence d'action bien marquée :
ainsi, par exemple, le calomel, administré comme
altérant ou comme antiphlogistique dans le traitement des phlegmasies abdominales, ne saurait être
remplacé par du deutochlorure de mercure.

A propos de l'action altérante des mercuriaux en
général, et du protochlorure de mercure en particulier, je demanderai la permission de relever une
erreur physiologique ayant cours dans la science.
« Dans le cas où la préparation mercurielle produit
» la diarrhée, elle purge, n'est plus *absorbée*, et par
» conséquent n'a plus les propriétés altérantes que
» l'on voulait utiliser. »   (TROUSSEAU et PIDOUX).

Voici la vérité : dans toutes les circonstances où l'on administre une préparation hydrargyrique, l'absorption a lieu ; si la diarrhée ne se manifeste pas toujours, c'est que la plupart des composés mercuriels sont absorbés avant d'arriver dans la partie inférieure du tube intestinal, ou sont incapables de produire en cet endroit une proportion de sublimé assez forte pour pouvoir amener l'irritation qui est nécessaire pour que l'effet purgatif ait lieu. Ce qui prouve qu'il en est ainsi, c'est que le calomel, qui purge presque constamment, est cependant considéré comme un excellent agent de la médication altérante : or, son efficacité est précisément due à l'absorption de la petite quantité de sublimé qu'il a la propriété de produire durant son séjour dans l'économie, ainsi que je m'en suis assuré par l'expérimentation clinique.

Doses auxquelles on doit administrer les préparations mercurielles les plus ordinairement usitées en médecine.

Afin que le lecteur puisse voir d'un coup d'œil les changements posologiques que mes recherches chimiques m'ont conduit à proposer dans l'administration des mercuriaux, je vais placer en regard les doses indiquées dans l'intéressant *Traité de thérapeutique et de matière médicale* de MM. Trousseau et

13.

Pidoux, qui est l'ouvrage le plus récent et le plus au courant de la science que nous ayons actuellement.

(TROUSSEAU ET PIDOUX)	(MIALHE.)

Mercure cru.

Comme antisyphilitique, il se donne à l'intérieur, éteint dans le miel, les extraits, les électuaires, à la dose de 5, 10, 20 centigrammes (1, 2, 4 grains) par jour.

A l'extérieur, on l'emploie habituellement éteint dans les graisses, le cérat, etc., et la dose en est indéterminée.

Mercure cru.

On peut le prescrire, à des doses plus de *dix fois plus fortes*, pourvu qu'il soit pur de tout mélange d'oxide.

A l'extérieur, la pommade mercurielle ancienne doit être employée avec plus de ménagement que la pommade récente, car elle est au moins le *double plus active*. Cette remarque doit surtout être prise en considération alors que l'on administre cette préparation en *pilules*.

Deutoxide de mercure.

Il est peu usité à l'intérieur; à l'extérieur, c'est la préparation mercurielle le plus souvent employée. Il est fort irritant : aussi ne doit-on, quand on l'incorpore aux graisses, au cérat, ne le combiner qu'en faible proportion : un vingt-quatrième, un vingtième, un dixième, tout au plus, à moins qu'on ne veuille produire un effet caustique.

Deutoxide de mercure.

A l'intérieur, il doit être employé à des doses *au moins aussi faibles que le sublimé;* à l'extérieur, il est très actif et très irritant : mais son *degré d'activité n'augmente pas en raison de l'augmentation de la dose de l'oxide ajouté au corps gras :* ainsi, une pommade renfermant *un dixième d'oxide* est sensiblement aussi énergique qu'une pommade contenant le quart de son poids.

Bisulfure.

Le cinabre s'emploie, incorporé aux pommades, contre les maladies cutanées, dans des proportions qui varient d'un dixième à un vingtième.

Bisulfure.

On peut en ajouter aux pommades, *ad libitum*, car c'est, de tous les composés mercuriels, le moins actif.

(TROUSSEAU ET PIDOUX.)

Bisulfure.

A l'intérieur, il s'associe à l'opium, aux extraits ; il se donne de 1 à 10 centigram. (un cinquième à 2 grains.) par jour.

Iodures.

Les iodures se donnent surtout à l'intérieur ; le *proto-iodure*, à la dose de 5 à 15 centigram. (1 à 3 grains) par jour ; extérieurement incorporé à l'axonge ou au cérat dans la proportion de 20 à 50 centigr. (4 à 10 grains) pour 4 grammes (1 gros). Le deuto-iodure se prescrit à des doses moitié moindres.

Calomel.

A l'intérieur, comme altérant, il se donne à la dose de 5 à 20 centigrammes (1 à 4 grains) par jour, et quelquefois même de 4 grammes (1 gros) : comme purgatif, à la dose de 30 centigrammes à 1 gramme (6 à 20 grains).

Précipité blanc.

Il s'emploie dans la thérapeutique externe à la dose de 30 centigrammes à 1 gramme (6 à 20 grains) par 4 grammes (1 gros) de cérat ou d'axonge.

Deutochlorure de mercure.

Le sublimé se donne à l'in-

(MIALHE.)

Bisulfure.

A l'intérieur, on peut l'administrer à des doses plus *de vingt fois plus fortes*, sans le moindre inconvénient, *pourvu qu'il soit parfaitement exempt d'oxide.*

Iodures.

Le deuto-iodure doit être prescrit intérieurement à la dose de 5 *milligrammes à 5 centigrammes* (de un dixième grain à 1 grain) par jour, au plus, tandis que le proto-iodure pur peut être prescrit à des doses plus de *dix fois plus fortes.*

Calomel.

A l'intérieur, on peut en porter la dose à *plusieurs grammes*, et, pourvu que cette quantité soit prise en *une seule administration*, l'effet médical ne sera pas plus marqué que si l'on en avait administré seulement un 1/2 gramme.

Précipité blanc.

Pour l'usage externe, on peut en élever *la dose à volonté.*

Deutochlorure de mercure.

J'ai déjà dit tout ce que

(TROUSSEAU ET PIDOUX.)

térieur de 5 milligrammes à 5 centigramm. (de 1 dixième grain à 1 grain) ordinairement associé à l'opium par parties égales. En bain, à la dose de 10 à 30 grammes (2 gros et demi à 1 once). En pommade, le sublimé s'unit aux graisses ou au cérat dans la proportion d'un dixième et même d'un cinquième.

Dans le but de porter directement les vapeurs hydrargyriques sur la membrane muqueuse du larynx et des bronches, dans les affections chroniques de la membrane muqueuse et des voies aériennes, nous avons imaginé des cigarettes mercurielles que M. Thierry propose de préparer de la manière suivante :

On étend sur du papier, avec un pinceau, une solution *titrée* de bichlorure de mercure que l'on laisse sécher, puis on étale par-dessus cette première solution une solution de potasse également titrée. Il se forme alors du bi-oxide de mercure et du chlorure de potassium qui reste sur le papier.

Lorsqu'on fume ces cigarettes mercurielles, le bi-oxide se trouve réduit par le carbone du papier, et le mercure métallique se vaporise.

Oxichlorure de mercure ammoniacal.

A l'intérieur et à l'extérieur, on le donne aux mêmes doses que le deuto-iodure.

(MIALHE.)

j'avais à dire sur le mode d'administration du bichlorure employé intérieurement.

Pourvu que le tissu dermoïde soit parfaitement sain (1), le sublimé peut être employé extérieurement à des doses assez élevées, ce qui ne pourrait certainement pas être si l'absorption cutanée était aussi active que le supposent quelques physiologistes.

Quant à l'idée de prescrire le mercure à l'état de vapeur à l'aide des cigarettes imaginées par M. Trousseau, elle est bonne, sans doute ; mais il ne faut pas perdre de vue que ce corps simple, administré sous cette forme, est dans les circonstances les plus favorables pour être transformé en bichlorure de mercure.

[(1) Cette remarque mérite toute l'attention des praticiens, ainsi que le prouve, sans réplique, la relation d'empoisonnement par le sublimé appliqué à l'extérieur, que j'ai rapportée à la page 99.]

Oxichlorure de mercure ammoniacal.

Idem.

(TROUSSEAU ET PIDOUX.)

Proto-acétate de mercure.

On le donne aux mêmes doses que le proto-iodure et que le sublimé.

Deutonitrate de mercure liquide.

Il n'est guère employé que comme remède externe, mêlé à son poids d'acide nitrique, pour cautériser les ulcères syphilitiques, les excoriations du col urérin, les boutons chancreux et dartreux, etc. Cependant il peut se donner aussi à l'intérieur aux mêmes doses que le sublimé.

Sous-protonitrate ammoniaco-mercuriel, ou mercure soluble d'Hahnemann.

On le donne à la dose de 1 à 5 centigrammes (un quart de grain à 1 grain).

Deutosulfate de mercure.

On le conseillait jadis en frictions, associé à 10 fois son poids d'axonge, contre les maladies chroniques de la peau. A l'intérieur, on le donne comme antisyphilitique à la dose de 15 à 20 centigrammes (1 à 4 grains) par jour.

(MIALHE.)

Proto-acétate de mercure.

On peut l'administrer aux mêmes doses que le proto-iodure et à des doses au moins *dix fois plus élevées* que le bichlorure de mercure.

Deutonitrate de mercure liquide.

Usité comme caustique, le deutonitrate doit être soigneusement enlevé par le lavage après chaque cautérisation, sans quoi son usage peut facilement amener la salivation. — Le protonitrate acide, comme il a été déjà dit, n'aurait pas cet inconvénient.

A l'intérieur (idem).

Sous-protonitrate ammoniaco-mercuriel, ou mercure soluble d'Hahnemann.

Lorsque ce composé est d'un beau noir, c'est-à-dire lorsqu'il est pur, on peut le prescrire à une dose *au moins 5 ou 6 fois plus élevée.*

Deutosulfate de mercure.

A l'intérieur, on ne doit jamais en porter la dose au-delà de 5 *centigrammes* (1 *grain*) par jour, attendu que ce sel est plus actif que le deutonitrate.

(TROUSSEAU ET PIDOUX.)

Prototartrate de mercure.

Ce sel, qu'il ne faut pas confondre avec le mercure tartarisé, était employé jadis comme antisyphilitique à la dose de 5 à 10 centigrammes (1 à 2 grains). Il faisait la base de la liqueur fondante de Diener et de l'eau végéto-mercurielle de Pressavin.

(MIALHE.)

Prototartrate de mercure.

Lorsque le tartrate de protoxide de mercure est employé exempt de tartrate de deutoxide, on peut le prescrire à la même dose *que le calomel.*

Il résulte de mes recherches que la véritable base des liqueurs de Diener et de Pressavin était le *deutotartrate* et non le proto : or, le deutotartrate est incomparablement plus actif que le proto ; il est *presque aussi énergique que le sublimé.*

Telles sont les doses auxquelles, d'après mes expériences, il convient d'administrer les préparations hydrargyriques qui précèdent ; néanmoins, bien que les *changements posologiques* que je propose soient fondés sur un mode d'expérimentation que je crois rationnel, je me hâte de prévenir le lecteur que je suis loin de vouloir que les praticiens les considèrent comme des *vérités absolues;* ce que je désire, au contraire, c'est qu'ils ne les acceptent que comme de *simples indications.* Quelques soins que j'aie apportés dans mes recherches chimiques, elles ont pu me conduire à donner des préceptes thérapeutiques faux dont l'application clinique pourrait être très fâcheuse, *résultat malheureux dont je ne saurais prendre sur moi la responsabilité.*

NOTE ADDITIONNELLE.

Traitement de l'empoisonnement par le cyanure de mercure.

Quelque temps après avoir proposé l'emploi du protosulfure de fer hydraté comme antidote des sels de mercure, de plomb, de cuivre, etc., j'annonçai à la Société de pharmacie de Paris que mon nouveau contre-poison ne pouvait malheureusement pas servir à annihiler l'action malfaisante du cyanure de mercure, composé contre lequel l'albumine est aussi complétement inefficace, attendu que lorsqu'on traite le cyanure mercurique par le sulfure ferreux, après que la réaction suivante s'est effectuée :

$$Cy^2 Hg + SF = SHg + Cy^2F,$$

c'est-à-dire après qu'il y a eu formation de bisulfure de mercure et de protocyanure de fer, ce dernier est en *partie* décomposé par l'eau avec production d'oxide ferreux et d'acide cyanhydrique.

J'ai le bonheur d'annoncer aujourd'hui qu'en ajoutant à l'*hydrate de sulfure de fer environ le quart de son poids de magnésie calcinée*, ce sulfure devient apte à transformer immédiatement le bicyanure de mercure en deux composés salins des plus inoffensifs, le bisulfure de mercure et le protocyanure de fer et de magnésium.

Ce qui précède démontre que le contre-poison du cyanure de mercure est enfin trouvé, et, en outre, c'est un service de plus que mon antidote sulfuro-martial est appelé à rendre à l'art de guérir.

THÉORIE

DE L'ACTION PHYSIOLOGIQUE

DES FERRUGINEUX,

SUIVIE DE

CONSIDÉRATIONS GÉNÉRALES

SUR LA

VALEUR THÉRAPEUTIQUE RELATIVE
DES DIVERSES PRÉPARATIONS MARTIALES LES PLUS
HABITUELLEMENT USITÉES EN MÉDECINE.

Je ne sais si je m'abuse, mais il me semble qu'en méditant sur ces hypothèses des médecins chimistes du XVIe *siècle, on a beau reconnaître le plus souvent leur futilité, l'esprit cependant s'y arrête et y revient, comme s'il avait la conscience qu'elles le placent à un point de vue d'où des vérités importantes vont lui apparaître.* (ANDRAL.)

Les préparations ferrugineuses, dit M. Trousseau, presque bannies de la thérapeutique pendant que florissait l'école du Val-de-Grâce, ont, depuis quelques années, reçu une impulsion nouvelle, à laquelle nous ne sommes peut-être pas étranger, et aujourd'hui elles ont repris la place importante qu'elles occupaient dans le siècle dernier. De nos jours, il est peu de médecins qui n'emploient souvent le fer, et qui ne le placent, dans l'ordre de son utilité, à côté du quinquina, du mercure, de l'opium.

La manière de voir de M. Trousseau, relativement à la valeur thérapeutique des préparations martiales, est très certainement l'expression de la vérité ; le fer mérite à juste titre d'être placé en tête des agents modificateurs de l'économie animale sur lesquels il est le plus permis de compter. Je dirai même plus : les préparations ferrugineuses sont, de toutes les préparations pharmaceutiques usitées en médecine, celles dont les effets sont les plus certains, les plus faciles à apprécier, celles dont l'efficacité est la plus durable (1).

Toutefois je me hâte de déclarer que je n'ai nullement l'intention de relater ici toute la série des phénomènes physiologiques qui apparaissent sous

(1) Le fer, à proprement parler, n'est point un médicament, mais bien un aliment, et même un aliment du premier ordre, puisqu'il concourt à la production de l'élément organique par excellence, *le globule sanguin*, vérité déjà sentie par MM. Trousseau et Pidoux, qui les a conduits à placer les ferrugineux dans une classe spéciale, les *toniques analeptiques*.

l'influence du fer; le seul point sur lequel je désire
attirer toute l'attention des médecins et des physiologistes, c'est sur la cause immédiate de ces phénomènes.

Dans la chlorose et autres affections analogues,
quand on administre une préparation martiale, à
quel composé chimique du fer faut-il rapporter la
cause de la régénération organique qui en est l'heureuse conséquence?

Est-ce au fer métallique lui-même? Est-ce à l'un
de ses oxides? ou bien encore à l'un de ses composés
salins que ce bienfait doit être attribué?

Si je ne m'abuse, il est impossible, dans l'état
actuel de la science, de répondre à aucune de ces
questions. Et cependant nul doute qu'à la solution
de ces problèmes ne se rattachent des questions de
physiologie et de thérapeutique du plus haut intérêt. Pénétré de cette vérité, je me suis livré à une
longue suite de recherches expérimentales dans le
but de les résoudre, et je suis heureux d'annoncer
que les résultats auxquels je suis arrivé, à ce sujet,
ont de beaucoup dépassé mes espérances.

Avant d'aborder la question au point de vue cri-
tique, établissons d'abord les faits incontestables
acquis à la science.

« Les globules du sang renferment une combinai-
» son de fer; aucune autre partie vivante ne ren-
» ferme du fer.

» La combinaison de fer contenu dans les globules

» sanguins se comporte comme une combinaison
» *oxigénée* de ce métal, car l'hydrogène sulfuré agit
» sur elle d'une manière décomposante comme sur
» les oxides de fer et sur d'autres combinaisons fer-
» rugineuses analogues. A la température ordinaire,
» les acides minéraux extraient l'oxide de fer du
» sang récent ou desséché. »   (LIEBIG.)

« L'altération fondamentale du sang dans la chlo-
» rose, c'est la diminution des globules, résultat déjà
» annoncé par M. Lecanu. Mais ce que l'on avait cru
» généralement jusqu'à ce jour, c'est qu'il y avait en
» même temps dans le sang diminution de la fibrine :
» or, nos recherches démontrent qu'il n'en est nul-
» lement ainsi ; le sang des chlorotiques contient
» tout autant de fibrine que le sang de l'individu le
» mieux portant. »

(ANDRAL et GAVARRET.)

De ce qui précède découle une conséquence forcée : c'est que l'administration des ferrugineux dans
la chlorose a pour but, a pour effet de concourir à
la production *de la seule partie vivante qui renferme
du fer*, la seule qui soit en moins dans cette affection, c'est-à-dire à des *globules sanguins*.

Ceci posé, ceci conclu, il convient de rechercher :

1° Si toutes les préparations martiales sont aptes
à concourir à la création des globules sanguins.

2° Par quel phénomène chimico-organique la
production des globules s'effectue.

3° Parmi les composés de fer susceptibles de don-

ner naissance à des globules, quels sont ceux auxquels on doit donner la préférence.

Les praticiens sont loin de s'accorder sur la valeur
thérapeutique comparative des différents composés
ferrugineux employés en médecine, et cela, sans aucun doute, parce que jusqu'ici aucune saine théorie
n'a présidé à leur choix. Quelques citations empruntées à nos meilleurs auteurs rendront cette vérité
hors de doute.

« De toutes les préparations ferrugineuses, celles
» qui sont employées le plus fréquemment et avec
» le plus de succès, ce sont l'oxide noir (éthiops
» martial) et le sous-carbonate de fer (safran de mars
» apéritif). »   (DESORMEAUX et BLACHE.)

« Il existe réellement entre la plupart des ferru-
» gineux une analogie d'action qui, dans beaucoup
» de cas, peut, à la dose près, rendre indifférent le
» choix de tel ou tel de ces médicaments pour rem-
» plir une même indication thérapeutique. »

(MÉRAT et DELENS.)

« Les préparations insolubles doivent être em-
» ployées, en général, au début du traitement. La
» limaille de fer tient le premier rang.

» Quand la limaille de fer n'est pas supportée de
» cette manière, on prescrit des pastilles de choco-
» lat martial.

» Si le malade, au contraire, supporte bien la
» limaille de fer, on pourra passer aux préparations

» solubles, telles que le lactate, le citrate, les chlo-
» rures de fer. »   (TROUSSEAU et PIDOUX.)

Jusqu'ici point de choix bien arrêté, ou du moins motivé, pour telle ou telle préparation martiale, et surtout point de préférence, point de distinction, même entre les sels à base de protoxide et ceux à base de peroxide de fer.

M. Bouchardat, il est vrai, a été plus explicite à cet égard ; mais nous verrons tout-à-l'heure que les principes qu'il a posés à ce sujet sont loin d'être à l'abri de toute objection.

« Rappelons seulement ici, dit M. Bouchardat,
» les règles qui doivent guider le praticien dans le
» choix de la préparation qu'il veut administrer :
» 1° il faut que le fer soit à l'état de protoxide ou à
» l'état de métal, qui, dans l'estomac, se convertit
» en sel de protoxide ; 2° il faut que le protoxide
» soit uni, ou à l'acide carbonique, ou à un acide
» organique qui puisse être assimilé, tels que le ci-
» trique, le lactique ; 3° tous les sels de peroxide de
» fer, toutes les combinaisons ferrugineuses à radi-
» cal d'acide inorganique fort, tels que le sulfu-
» rique, le phosphorique, ne sont point assimilés,
» et ne sont utiles que comme astringents. »

Examinons maintenant si chacun des préceptes établis par notre habile confrère de l'Hôtel-Dieu peuvent supporter une discussion approfondie.

PREMIÈRE PROPOSITION. — *Il faut que le fer soit à l'état de protoxide ou à l'état de métal.*

Cette proposition est évidemment erronée ; il n'est pas exact d'avancer que les préparations de fer à base de protoxide sont seules efficaces : plus d'un millier de praticiens sont là pour témoigner en faveur de la bonté du sous-carbonate de peroxide, du citrate de peroxide, de l'hydrate de peroxide.

DEUXIÈME PROPOSITION. — *Il faut que le protoxide soit uni à l'acide carbonique ou à un acide organique qui puisse être assimilé.*

C'est également à tort, selon moi, de prétendre que le protoxide doit être uni à l'acide carbonique ou à un acide organique, et non à un acide inorganique.

Les Anglais ne font-ils pas un usage journalier des chlorures de fer ?

Qui ne sait aussi que, depuis Willis surtout, le sulfate de fer, convenablement administré, est regardé, à juste titre, comme une des bonnes préparations ferrugineuses ? Au point que quelques praticiens même, au dire de MM. Mérat et Delens, pensent que ce composé martial peut les remplacer tous.

TROISIÈME PROPOSITION. — *Toutes les préparations de peroxide de fer, toutes les combinaisons ferrugineuses à radical d'acide inorganique fort, tel que le sulfurique, le phosphorique, ne sont point assimilées ; et ne sont utiles que comme astringents.*

Encore une proposition inexacte ; la plupart des composés de fer dont parle M. Bouchardat, quand ils sont bien neutres et convenablement étendus d'eau, sont absorbables, et susceptibles d'éprouver le phénomène de l'assimilation. Cette proposition se trouvant, du reste, résolue par ce qui a été dit précédemment, je ne m'y arrêterai que pour faire observer que l'auteur lui-même n'a pas toujours été fidèle aux principes qu'elle renferme; puisque, en parlant du fer réduit par l'hydrogène, il s'exprime ainsi : « Les avantages qu'offre le fer dans cet état » sont : 1° d'être facilement attaqué par les acides » faibles, tels que le lactique et le chlorhydrique, » qui se trouvent dans le suc gastrique pendant la » digestion. »

En parlant de la sorte, M. Bouchardat avait sans doute oublié que « toutes les combinaisons ferrugi- » neuses à radical d'acide organique fort, tel que » le sulfurique et le phosphorique, et par conséquent » aussi le chlorhydrique, ne sont point assimilées, » et ne sont bonnes que comme astringents. »

Que conclure de tout ce qui précède, relativement à la valeur absolue des nombreuses préparations martiales actuellement usitées en médecine? C'est que la science est bien peu avancée à ce sujet. On ne sait, à vrai dire, qu'une seule chose : c'est que dans quelques affections organiques le sang manque de fer, et qu'en introduisant dans l'économie vivante certains médicaments ayant le fer pour base, on rend à ce liquide nourricier la proportion de ce métal qui lui manquait. Voilà tout ce que l'on sait, et absolument tout.

Pour moi, j'ai étudié cette importante question à un point de vue plus relevé, et, si je ne m'abuse par trop, les faits que je vais faire connaître parleront aux yeux de tous.

Chacun sait que dans les sciences naturelles, il est d'observation que plus les recherches se multiplient, plus on voit que les lois les plus simples président aux phénomènes en apparence les plus compliqués. L'astronomie est là pour témoigner en faveur de la vérité de ma remarque.

Pourquoi n'en serait-il pas des lois qui régissent l'économie vivante comme il en est des lois qui président aux grands phénomènes de la nature?... Il en est très certainement ainsi.

Déjà, dans trois précédents mémoires, j'ai démontré d'une manière irrévocable que toutes les préparations pharmaceutiques ayant le plomb, le mercure, l'argent, l'or, etc., pour base, empruntent toutes leurs propriétés thérapeutiques et toxiques à un seul genre de composé chimique, le chlorure, lequel prend toujours naissance à la faveur des chlorures alcalins que nos humeurs renferment alors, que l'on ingère dans l'économie un composé quelconque de l'un des métaux précités.

Je me propose de démontrer aujourd'hui que toutes les préparations ferrugineuses usitées en médecine, dans le traitement de la chlorose, empruntent toutes leurs propriétés reconstituantes à un seul composé chimique ayant le fer pour base, à l'un des composés métalliques les plus abondants que l'on connaisse, c'est-à-dire au sesqui-oxide ou per-oxide de fer : nouvelle preuve à donner en faveur de cet axiome philosophique, qui nous apprend que les substances les plus abondamment répandues sur la surface de notre globe sont aussi celles qui sont le plus éminemment utiles à l'homme.

Il résulte, en effet, de mes recherches : 1° que toutes les préparations martiales solubles, ou pouvant le devenir sous l'influence des acides du suc gastrique, susceptibles d'être *précipitées*, soit immédiatement, soit seulement médiatement (1), par les alcalis libres ou combinés à l'acide carbonique, *peuvent être avantageusement employées dans le traitement des affections qui réclament l'usage du fer*.

2° Que toutes les préparations martiales solubles,

(1) Par composé de fer précipitable *médiatement*, je veux dire non décomposable par les alcalis au moment où ils sont ingérés dans l'économie, mais pouvant le devenir après leur ingestion : tel est, par exemple, le tartrate de potasse et de peroxide de fer, lequel est indécomposable par les alcalis au moment où on l'administre, mais qui le devient après son absorption, puisqu'il résulte des belles recherches de Wœhler que les tartrates, citrates et autres sels à acides organiques, sont transformés en carbonates pendant le temps de l'assimilation, leurs éléments combustibles étant brûlés par l'oxigène contenu dans le sang.

ou pouvant le devenir sous l'influence des acides du suc gastrique, *non précipitables* par les alcalis libres ou combinés à l'acide carbonique, *ne peuvent avoir aucune action avantageuse dans le traitement des affections qui réclament l'usage du fer.*

Dans la première classe, *qui constitue la règle générale*, se rangent la plupart des composés chimiques de fer connus : ainsi ce groupe comprend le fer métallique et ses combinaisons avec l'oxigène, le chlore, le brome, l'iode, et, sans exception aucune, tous les oxisels de fer. Cette classe contient, comme on le voit, tous les composés ferrugineux dont l'expérience clinique a sanctionné la valeur thérapeutique ; plus, un certain nombre de composés pouvant très certainement être avantageusement employés en médecine.

Dans la seconde classe, *qui constitue l'exception à la règle*, on ne trouve qu'un très petit nombre de composés, ayant presque tous pour radical le cyanogène ou ses dérivés ; exemple : cyanure de potassium et de fer, sulfocyanure de potassium et de fer.

Veut-on savoir maintenant pourquoi les préparations ferrugineuses de la première classe peuvent seules être employées à la reconstitution des globules sanguins ? C'est que ces préparations peuvent seules être chimiquement influencées par la soude ou le carbonate de soude contenus dans le sang ; c'est que seules elles peuvent mettre en liberté, dans le torrent circulatoire, un composé oxigéné de fer, et que par conséquent elles peuvent seules redonner aux éléments albumineux du sang *le composé de fer qui, d'après Liebig, se comporte avec les réactifs comme une combinaison oxigénée de ce métal.*

Veut-on également savoir pourquoi les préparations martiales de la seconde classe ne peuvent pas être employées à la reconstitution des globules sanguins ? C'est que ces préparations sont incapables d'éprouver aucune action chimique de la part de la soude ou du carbonate de soude contenus dans le sang, et que partant elles ne peuvent redonner aux éléments albumineux de l'économie *vivante le composé de fer qui, d'après Liebig, se comporte avec les réactifs comme une combinaison oxigénée de ce métal.*

Pour faire actuellement sentir toute la portée de mes recherches chimico-médicales, qu'il me soit permis de faire remarquer qu'à l'aide des principes que je viens d'établir, il devient très aisé de donner la solution d'un bon nombre de problèmes physiologiques qu'il eût été complétement impossible de résoudre avant ma publication ; ainsi, par exemple :

Pourquoi les cyanures de potassium et de fer passent-ils dans les urines, ainsi que Vœhler l'a incontestablement établi ?

Parce que ces composés cyaniques ne sont pas décomposés par les alcalis du sang.

Pourquoi les oxisels de fer et leurs analogues ne passent-ils pas dans l'urine?

Parce que dans tous ces composés la base est mise en liberté par les éléments alcalins du sang.

« Le fer, dans les combinaisons où il existe à » l'état d'oxide, ne passe pas dans les urines. »

BERZÉLIUS (t. VII, p. 402) (1).

Demandez à un thérapeutiste si le chlorure double de fer et d'ammonium peut être avantageusement employé dans le traitement des pâles couleurs, il s'empressera de répondre par l'affirmation, car l'observation clinique a depuis longtemps prononcé à cet égard. Adressez lui alors la même question relativement au cyanure jaune de potassium et de fer, et, très probablement, il vous répondra aussi que oui. Eh bien ! moi, j'affirme qu'il ne peut pas en être ainsi ; non, le cyanure de potassium et de fer ne peut pas avoir d'action dans la chlorose, car, n'étant pas susceptible d'être décomposé par les alcalis du sang, il ne saurait en régénérer les éléments : aussi ce composé chimique ne tarde-t-il pas

(1) Il paraît cependant, d'après Berzélius, qu'après l'emploi d'une grande quantité de préparations ferrugineuses, l'urine acquiert quelquefois une faible teinte verte ou bleuâtre ; mais cette observation curieuse, loin d'infirmer ma théorie, la confirme, au contraire, puisqu'il résulte des recherches de ce célèbre chimiste que le fer excrété est combiné à l'acide ferrocyanique, qui lui-même est produit par la décomposition dans le corps de différentes matières animales.

à sortir de l'économie par diverses voies, emportant avec lui tout le fer qui lui est propre.

Il me reste maintenant à faire connaître sur quelles données je me fonde pour admettre que c'est au peroxide de fer et non au protoxide que la régénération des globules sanguins est due. Et d'abord, je ferai observer qu'ayant surabondamment démontré que les deux classes de sels de fer sont toutes deux aptes à récupérer le cruor, de deux choses l'une : ou bien chaque oxide de fer agit réellement par lui-même, ou bien un des oxides seuls est actif, l'autre ne le devenant qu'après avoir été chimiquement transformé en ce dernier. Or, la seconde supposition étant la plus vraisemblable, toutes les probabilités sont donc du côté du peroxide : il est inaltérable à l'air ; ses combinaisons salines sont en général stables, offrant toutes une coloration rouge plus ou moins analogue à celle des globules sanguins eux-mêmes. Le protoxide, au contraire, est altérable à l'air ; il en est de même de la plupart des combinaisons salines auxquelles il donne naissance, lesquelles n'offrent en outre aucune analogie de couleur avec le sang ; n'est-il pas permis de conclure de là que le protoxide de fer ne devient réellement actif qu'après avoir passé à l'état de peroxide ?

Rien d'ailleurs de plus aisé que de concevoir la possibilité de la transformation du protoxide de fer en peroxide ; il suffit pour cela de savoir que l'ingestion des sels de fer a toujours lieu en présence de l'oxigène, et de se rappeler que le protoxide de fer possède la propriété d'absorber l'oxigène libre, et même de l'enlever à certaines combinaisons oxigénées, pour avoir la clef de ce phénomène.

Quoi qu'il en soit de cette explication, voici comment je conçois que la création des globules s'effectue, quand on administre une préparation ferrugineuse *de la première classe :* le sel ferrique ingéré et l'albuminate de soude contenu dans le sang se décomposent mutuellement ; il se produit un nouveau sel de soude et de l'albuminate de fer, véritable base du cruor : c'est donc par l'accomplissement d'un fait chimique des plus simples, par une double décomposition, que le globule sanguin, ou, pour mieux dire, la trame du globule, prend naissance.

Ainsi, pour me résumer : dans la chlorose, il y a diminution des globules rouges, diminution de la combinaison martiale qui, d'après Liebig, se comporte comme une combinaison oxigénée de fer, et voilà tout. Il n'y a point de diminution de fibrine, comme l'avait prétendu Fœdish : voilà pourquoi toutes les préparations ferrugineuses, susceptibles de mettre en liberté de l'oxide de fer lors de leur mélange avec la masse sanguine, peuvent concourir à la création des globules, et par suite amener la santé, ce qui ne saurait être si l'assertion de Fœdish était exacte.

Mais, me dira-t-on peut-être, comment expliquez-vous la formation des globules sanguins au moyen de votre composé ferrico-albuminique? A cela, je répondrai que mes recherches sont inhabiles à expliquer les nombreux phénomènes qui président à l'organisation ! mes prétentions ne vont pas jusque là.

Cependant je ne saurais passer sous silence le fait suivant.

Quand on verse, dans une dissolution albumineuse, un sel de peroxide de fer, *bien neutre*, il n'y a point de précipitation ; mais vient-on à ajouter au mélange ferrico-albuminique une certaine quantité de chlorure de sodium, une précipitation assez abondante ne tarde pas à se produire (1) : or, on enseigne en physiologie que les globules du sang sont solubles dans l'eau distillée et non dans une eau chargée de sel marin, comme l'est le sérum qui les renferme, c'est-à-dire que les globules sanguins se comportent, avec les dissolutions salines, en tout point comme le composé ferrico-albuminique que je viens de faire connaître.

(1) Je dois dire, à la vérité, que la curieuse expérience que je viens de relater ne réussit pas toujours. A quoi tient ce phénomène ? Je l'ignore ; mais je suis porté à penser que cela tient à la nature chimique de l'albumine employée, cette substance étant très certainement constituée par plusieurs variétés albuminoïdes, ainsi que le beau travail de Mulder l'a incontestablement établi.

Le fait que je viens de rapporter aurait-il quelque relation avec la création des globules, lors de l'administration du fer dans la chlorose? Il se pourrait peut-être qu'il en fût ainsi.

PRÉPARATIONS DE FER INSOLUBLES

ou

PRÉPARATIONS FERRUGINEUSES NON IMMÉDIATEMENT ABSORBABLES.

Les préparations martiales insolubles constituent des médicaments d'une efficacité réelle, mais lente à apparaître; ces préparations n'ayant d'activité qu'à la faveur des acides de l'estomac, et le degré d'acidité du suc gastrique étant toujours borné et variable chez la plupart des malades, il s'ensuit que l'action thérapeutique de ces composés est également bornée, et pour ainsi dire individuelle.

Que ces préparations soient à base de protoxide ou à base de peroxide de fer, leur efficacité finale est toujours également certaine, mais seulement à la condition que si l'on fait usage d'un composé de peroxide insoluble, on en prolongera plus longtemps l'administration, et cela pour des raisons que j'ai fait connaître ailleurs (*Bulletin de Thérapeutique*), et que je crois devoir reproduire ici textuellement.

On sait que la plupart des agents médicaux n'a-gissent qu'autant qu'ils sont absorbés : or, cette absorption se fait avec ou sans l'intermédiaire d'un dissolvant : tous les corps solubles sont absorbés directement; tous les corps insolubles, au contraire, ont besoin de l'intervention soit d'un acide, soit d'un alcali, soit d'un composé salin, pour pouvoir éprouver les phénomènes de l'absorption. Ainsi, par exemple, les métaux et la plupart de leurs oxides demandent l'intervention des acides pour être ab-sorbés; les acides insolubles, les huiles et les rési-nes, l'intervention des alcalis, et les sels insolubles, l'intervention des sels solubles. Ces acides, ils les trouvent dans le suc gastrique; ces alcalis, dans le suc intestinal, et ces composés salins, dans toute la longueur du tube alimentaire; mais, comme la quantité d'acides, d'alcalis et de sels contenus dans les humeurs de l'économie est très bornée, il s'en-suit que l'action médicale des composés insolubles est en général bornée aussi et rarement en rapport avec la quantité de matière agissante ingérée.

Si maintenant nous faisons l'application des principes que je viens d'exposer à l'étude thérapeu-tique du safran de mars apéritif, nous verrons : 1° que c'est dans l'estomac que ce composé insolu-ble pourra devenir soluble à la faveur des acides sécrétés par cet organe; 2° que ses effets physiolo-giques seront plutôt en rapport avec la proportion variable de la quantité d'acide renfermé dans l'es-

tomac qu'avec la proportion de safran administré ;
3° que la dose de fer absorbé sera plus grande avec
le safran de mars riche en protoxide de fer qu'a-
vec du safran de mars entièrement constitué par de
l'hydrate de peroxide. attendu que, pour dissoudre
deux équivalents de fer protoxidé, il ne faut que
deux équivalents d'acide, tandis qu'il en faut trois
pour dissoudre une égale quantité de fer combiné
au maximum d'oxigène, c'est-à-dire un tiers de plus :
donc le safran de mars obtenu à l'aide du carbonate est plus actif que celui des anciens.

De là, sans aucun doute, la cause de l'inégalité
d'action des diverses variétés de safran de mars employées en médecine, les plus actifs étant ceux qui
renferment le protocarbonate de fer en plus grande
proportion.

Tout ce qui vient d'être dit étant applicable à
tous les composés de fer insolubles, il en résulte incontestablement que les préparations *insolubles* à
base de protoxide méritent la préférence sur celles
à base de peroxide.

A cette remarque importante, j'en ajouterai une
seconde qui mérite, à juste titre, de fixer l'attention
des praticiens : c'est que, pour obtenir des préparations de fer insolubles leur maximum d'effet thérapeutique, il faut les administrer à doses réfractées,
attendu que ces composés, de même que le calomel
et autres composés insolubles, n'agissent pas en raison de la dose de matière ingérée en une seule fois,

mais bien en raison du nombre de réactions chimiques qui ont lieu à chaque fois qu'une nouvelle dose est administrée.

Dans mon Mémoire sur les mercuriaux, j'ai longuement insisté sur cette explication, à propos de la méthode proposée par le docteur Law, pour amener promptement la salivation avec une très faible dose de calomel, administré à doses fractionnées.

Un inconvénient des préparations de fer insoluble que je ne crois pas devoir passer sous silence, c'est que les proportions auxquelles on les administre habituellement étant infiniment plus fortes que les acides des premières voies ne peuvent en dissoudre, la majeure partie du composé ferrugineux ingéré reste nsoluble et parcourt en cet état toute la longueur du canal alimentaire, ce qui détermine une irritation intestinale plus ou moins intense, qui force assez souvent à en suspendre l'emploi. Dans quelques circonstances même, la proportion de matière restée indissoute a été telle que des concrétions lythoïdes intestinales en ont été la conséquence. C'est surtout avec le safran de mars apéritif que les praticiens ont été appelés à constater ce fâcheux résultat.

Je vais actuellement passer en revue les préparations de fer insolubles qui jouissent de la plus grande vogue.

1° *Fer métallique.*

Le fer à l'état de métal, récemment porphyrisé ou mieux encore réduit par l'hydrogène, d'après la méthode de mon estimable collègue M. Quevenne, agit sur l'économie animale à la manière des composés de fer insolubles à base de protoxide, les plus aisément attaquables par les acides, le protocarbonate, par exemple; c'est-à-dire que les acides du suc gastrique, en réagissant sur un excès de fer simplement divisé, produisent une proportion de protosel de fer exactement pareille à celle qu'ils produisent en réagissant en présence d'un excès de carbonate ferreux : donc leur effet thérapeutique doit être absolument le même. Aussi, malgré les éloges pompeux que, dans ces derniers temps, on s'est plu à prodiguer au protocarbonate de fer, un grand nombre de praticiens célèbres, parmi lesquels je citerai MM. Andral, Chomel, Rayer, Trousseau, etc., n'en ont pas moins persisté à professer la plus haute estime pour le fer métallique. Cette opinion mérite d'être respectée.

La grande efficacité médicale du fer à l'état de corps simple n'est, du reste, pas un fait nouvellement acquis à la science, ainsi que l'atteste la citation suivante :

« M. Leméry, le fils, a souvent éprouvé, et d'ha-

» biles praticiens le confirment, que le fer pris en
» substance vaut beaucoup mieux qu'en crocus
» (safran de mars astringent). C'est grand dom-
» mage d'employer de l'art à gâter la nature. »
(*Histoire de l'Académie royale des Sciences*, année
1713, p. 26.)

Un des principaux arguments que les médecins
fassent valoir en faveur de l'emploi thérapeutique
du fer métallique simplement divisé est celui-ci :
c'est que cette préparation martiale, comme du
reste toutes les préparations ferrugineuses insolubles, ne colore jamais les dents et leurs alvéoles
en noir, comme le font assez souvent les composés
de fer solubles. Mais cette coloration constitue un
inconvénient de peu d'importance, auquel on peut
aisément remédier, quand il se présente, et que l'on
peut même empêcher de se produire. Et, en effet,
cette couleur noire étant due à du tannate de fer
insoluble résultant de l'union de l'oxide ferrique
avec le tannin contenu dans les matières alimentaires, il suffit de se laver journellement la bouche
avec une préparation *dentifrice tannifère*, pour
transformer ce tannate basique en un tannate acide
soluble, pour la faire disparaître.— Pour éviter que
cette coloration ne se produise, la chose est tout
aussi aisée, puisqu'il suffit de prescrire les préparations ferrugineuses solubles en pilules, afin d'é-
viter que la réaction tannico-ferrique précitée ne
puisse s'effectuer dans la bouche.

Avant de quitter ce qui a trait à l'emploi thérapeutique du fer pris en nature, je crois devoir relater ici un petit inconvénient qui accompagne presque toujours son ingestion dans l'estomac : c'est aux rapports nidoreux qu'il occasionne fréquemment que je fais allusion en ce moment, et dont voici la cause : pour chaque équivalent de fer attaqué par les acides du suc gastrique, un équivalent d'eau est décomposé, son oxigène s'unit au fer, qui alors seulement acquiert la propriété de se dissoudre, et son hydrogène se dégage à l'état de gaz, lequel, à l'état naissant, se combine avec tout le soufre que les résidus alimentaires et le fer lui-même renferment, et acquiert une odeur puante, ce qui occasionne des éructations que les malades ne manquent pas de comparer à l'odeur d'œuf pourri, ce qui est l'expression exacte de la vérité. Toutefois il est juste de convenir que, chez beaucoup de personnes soumises au régime du fer, le gaz nidoreux produit prend une direction opposée, ce qui rend alors nul le petit inconvénient précité.

2° *Pilules de Vallet.*

(*Carbonate de protoxide de fer*).

Ces pilules, qui sont formées, comme chacun le sait, par l'union du miel et du protocarbonate de fer, jouissent d'une grande réputation, et cette réputation est méritée ; elles valent, sans contredit, le fer métallique le mieux divisé, le plus facilement attaquable par les acides. Elles sont même un peu plus actives à la faveur de la petite proportion d'acide lactique qui se produit durant la digestion de leur excipient sucré : aussi ne sont-elles pas toujours aussi aisément supportées que le fer par les malades à qui on les administre ; mais cette différence est peu sensible ; somme toute, je le répète, elles valent le fer métallique le mieux divisé, leur résultat thérapeutique est à peu près le même.

3º *Pilules de Blaud.*

(*Carbonate ferroso-ferrique.*)

Les pilules de Blaud constituent une préparation ferrugineuse qui a reçu des attaques injustes, mais à laquelle aussi, en maintes circonstances, on a prodigué des louanges outrées. Comme j'ai fait de cette préparation une étude chimico-thérapeutique assez approfondie, je vais tâcher de la juger ici à sa juste valeur.

Ces pilules, résultant de la décomposition mutuelle du protosulfate de fer cristallisé et du carbonate de potasse sec, contiennent, au moment de leur préparation, du protocarbonate de fer, du sulfate de potasse, plus, un petit excès de carbonate alcalin ; mais elles ne tardent pas à subir l'influence de l'oxigène atmosphérique, lequel transforme peu à peu une partie du carbonate ferreux en peroxide de fer. Or, c'est de cette transformation chimique partielle qu'on leur a fait un crime, les accusant de manquer du caractère essentiel d'un bon médicament, la stabilité ; mais cette décomposition, même après plusieurs mois de préparation, est encore très bornée, et d'ailleurs je crois pouvoir affirmer que la proportion de protocarbonate de fer qui demeure toujours indécomposée est plus que suffisante pour épuiser l'action dissolvante des acides du suc gastrique.

Toutefois il convient de faire remarquer que le petit excès de carbonate alcalin qui accompagne toujours le carbonate ferreux dans les pilules de Blaud sature en pure perte pour l'effet médical une petite quantité des acides de l'estomac, circonstance qui fait que ces pilules sont très sensiblement moins actives que les deux préparations précédentes ; mais, en revanche, elles sont plus aisément et plus long-temps supportées par les malades.

4° *Éthiops martial.*

(*Oxide ferroso-ferrique.*)

L'éthiops martial, préparé par voie humide, suivant la méthode de Cavezalis, régularisée par M. Guibourt, peut rivaliser d'action médicale avec les préparations précédentes, attendu que, à la dose à laquelle il est administré, il renferme plus de fer protoxidé que les acides des premières voies ne peuvent en dissoudre; mais, comme l'éthiops martial des pharmacies est rarement en bon état, je pense que c'est une préparation que les praticiens feront bien de rejeter entièrement.

5° *Safran de mars apéritif.*

Le safran de mars apéritif, préparé par double décomposition, comme on le fait aujourd'hui, mérite d'être mis au rang des composés de fer sur lesquels il est permis au médecin de compter. Mais lorsqu'il est entièrement constitué par du peroxide de fer anhydre, comme il en existe dans le commerce de la droguerie, c'est alors un fort mauvais médicament, presque aussi peu efficace que le peroxide obtenu par la voie ignée, c'est-à-dire que le safran de mars astringent.

6° *Peroxide de fer hydraté.*

Le peroxide de fer hydraté est rarement usité en médecine; cependant M. Trousseau, qui l'a expérimenté, le place au rang des bonnes préparations de fer insolubles. Ce composé doit être, en effet, actif, et surtout infiniment plus actif que le peroxide anhydre, lequel n'est que très difficilement attaqué par les acides. Toutefois, si mes théories ont le degré de justesse que je leur suppose, il est moins actif que les préparations dont je viens de parler, contrairement à l'opinion de M. Trousseau.

PRÉPARATIONS DE FER SOLUBLES,

ou

PRÉPARATIONS FERRUGINEUSES IMMÉDIATEMENT ABSORBABLES.

Les préparations martiales solubles sont, en général, incomparablement plus actives que les préparations insolubles; toutes celles qui sont immédiatement ou médiatement précipitables par les alcalis, peuvent être avantageusement employées dans le traitement de la chlorose et autres affections qui réclament l'usage du fer, mais il s'en faut de beaucoup qu'elles soient toutes également efficaces. Bon nombre de ces préparations empruntent aux acides qu'elles renferment des propriétés astringentes et même styptiques, ce qui fait qu'à moins de les étendre dans une énorme proportion d'eau, elles sont difficilement supportées par nos organes, et, partant, difficilement absorbables.

Toutefois, il existe un certain nombre de composés de fer solubles, ayant très peu de sapidité, qu'aucun estomac ne repousse, et dont l'absorption est complète : or, c'est précisément sur des préparations de cette nature que je désire attirer aujourd'hui l'attention des thérapeutistes, car c'est avec elles seules que l'on peut espérer d'arriver promptement à reconstituer un sang appauvri.

(*A*) Préparations de fer solubles à base de protoxide.

1° *Citrate de protoxide de fer.*

Bien que le protocitrate de fer ne soit que très peu usité en médecine, il constitue, sans aucun doute, une bonne préparation martiale, pouvant remplacer avantageusement les médicaments ferrugineux insolubles les mieux accrédités, et rivaliser d'action médicale avec les composés solubles dont l'efficacité est le plus incontestablement établie.

2° *Tartrate de protoxide de fer.*

Le prototartrate de fer n'a jamais été prescrit seul en médecine, mais il fait partie des médicaments connus sous les noms de tartre chalybé, de tartre martial soluble, de boules de Nancy, etc. On vient dernièrement d'en proposer l'emploi à l'Académie royale de médecine, et nous pouvons annoncer d'avance que les rapporteurs constateront son efficacité dans le traitement des maladies où les ferru–

gineux sont nécessaires ; mais lui donneront-ils la préférence sur les protosels de fer analogues, actuellement employés en médecine ?...

3° *Lactate de protoxide de fer.*

Le lactate de fer, ai-je dit ailleurs, jouit des mêmes propriétés que le tartrate et le citrate de la même base, et ne mérite nullement de leur être préféré, malgré les éloges pompeux que tout récemment on s'est plu à lui prodiguer.

Je n'ajouterai rien au jugement que j'ai porté, il y a trois ans, sur la valeur thérapeutique de ce nouveau sel de fer, si ce n'est que les considérations à l'aide desquelles il a été mis en évidence, savoir , que toutes les préparations ferrugineuses usitées en médecine n'éprouvent le phénomène de l'absorption qu'après avoir été transformées en lactate par l'acide lactique contenu dans le suc gastrique, étaient des considérations reposant sur une hypothèse purement gratuite.

4° *Sulfate de protoxide de fer.*

Le sulfate de fer, suivant les préceptes de M. Bouchardat, ne saurait être avantageusement employé comme agent reconstituant, n'étant point assimilable ; il ne saurait être utile que comme astringent.

Cependant une expérience clinique plus que séculaire est là pour témoigner en faveur de ses vertus régénératrices : qui ne sait que les praticiens de l'Italie surtout l'emploient journellement, et avec le plus grand succès, dans le traitement de la chlorose et autres affections analogues ? Qui ne sait aussi qu'un grand nombre d'eaux minérales justement célèbres, celles de Passy, par exemple, lui doivent leurs propriétés reconstituantes ?

Que l'on ne pense pas toutefois que je veuille établir que le sulfate de protoxide de fer mérite la préférence sur toutes les autres préparations de fer solubles ; car, à mon avis, la plupart des sels de fer à acide organique doivent lui être préférés : parce qu'étant moins astringents que lui, ils sont plus aisément et plus complétement absorbés ; et parce que les acides organiques étant décomposables par l'oxigène contenu dans le sang, l'oxide de fer qui leur est uni est plus promptement mis en liberté que lorsqu'il est combiné aux acides inorganiques, lesquels n'abandonnent ce composé qu'au fur et à mesure qu'ils rencontrent dans le sang une base plus puissante que lui.

Mais, fort de mes expériences et des théories qui en découlent, je ne crains pas de soutenir, avec un grand nombre de praticiens, que *le protosulfate de fer convenablement étendu d'eau peut, au besoin, tenir lieu de toutes les préparations ferrugineuses.*

16.

5° *Proto-iodure de fer.*

L'iodure ferreux est, sans contredit, la préparation ferrugineuse dont on a annoncé le plus de merveilles. On a préconisé ce composé comme souverain dans la scrofule, l'exostose, la phthisie pulmonaire même. Enfin, M. Bouchardat le considère comme étant la préparation de fer la plus efficace dans la chlorose et l'aménorrhée.

Quant à moi, je suis loin d'avoir pour cet agent médical une aussi haute estime; c'est un médicament actif, j'en conviens, mais un médicament dont les effets ne sont pas toujours identiques, à cause de son extrême altérabilité. Voici du reste ce que j'ai dit du proto-iodure de fer, dans le *Bulletin de thérapeutique*, à propos d'un moyen que j'ai fait connaître pour obtenir ce composé chimiquement pur à l'état solide.

« On sait que c'est M. Dupasquier, de Lyon, qui a surtout attiré l'attention des praticiens sur les inconvénients que présente l'iodure de fer solide des pharmacies, à cause de la proportion plus ou moins forte d'iode libre qu'il renferme, et sur les avantages qu'il y a à lui substituer un iodure neutre, entièrement exempt d'iode non combiné. Et d'abord est-il bien certain que les préparations de M. Dupasquier, ayant pour base l'iodure ferreux pur, puissent éprouver le phénomène de l'absorption

sans qu'aucune trace d'iode soit mise en liberté ?
C'est ce que je nie formellement, attendu qu'il est
d'observation pratique que ces préparations sont
accessibles à l'action décomposante de l'oxigène
atmosphérique, et que l'absorption se fait toujours
en présence d'une proportion plus ou moins grande
de ce fluide élastique. Et puis, est-il bien avéré que
l'iodure ferreux soit l'agent curatif de la phthisie
pulmonaire, ainsi que M. Dupasquier l'a si chaudement proclamé ? Il ne m'appartient pas d'examiner
ici la valeur de cette assertion ; je me contenterai
de faire observer que cette médication ne saurait être
également efficace à toutes les époques de la maladie tuberculeuse ; qu'il est même très probable qu'on
ne doit en obtenir de bons résultats qu'au début
de la maladie, époque à laquelle les préparations
ferrugineuses, associées à l'iodure de potassium,
auraient le même effet. Toujours est-il que l'iodure
ferreux n'agit pas longtemps comme tel dans l'é-
conomie, attendu qu'il ne tarde pas à être décomposé par le carbonate de soude que nos humeurs
renferment, et à être transformé en carbonate de
fer insoluble, lequel séjourne dans l'économie, et
en iodure de sodium soluble, lequel en sort par diverses voies, et notamment par la sécrétion rénale.
Puis donc que l'iodure de fer est si altérable, et que les
iodures de potassium et de sodium le sont si peu, pourquoi ne pas préférer ces derniers composés iodurés,
secondés par l'emploi des préparations martiales,

quand on désire obtenir à la fois l'action de l'iode et du fer ? C'est un point de vue que je soumets aux thérapeutistes qui ne partagent pas pour l'iodure de fer l'engouement de l'estimable praticien de Lyon.»

Depuis cette publication, j'ai mis en pratique l'association que je viens de faire connaître, et, ainsi que je le dirai un peu plus loin, je n'ai eu qu'à me louer d'avoir songé à le faire.

(*B*) Préparations de fer solubles à base de per-oxide.

Je crois devoir faire remarquer aux praticiens que puisque l'absorption des composés de fer solubles a lieu sans l'intervention des acides du suc gastrique, il s'ensuit que les préparations ferrugineuses solubles à base de peroxide, contrairement aux compositions insolubles correspondantes, peuvent avoir autant et même plus d'activité que les préparations martiales à base de protoxide; il suffit pour cela que le composé de fer peroxidé contienne autant de fer que le composé de fer protoxidé auquel on le compare : ainsi, par exemple, à poids égaux, le tartrate ferrico-potassique renferme plus de fer que le sulfate de protoxide; donc, à poids égaux, le tartrate ferrico-potassique doit être plus actif que le sulfate ferreux. Il ne saurait même en être autrement, l'action des ferrugineux étant due au fer oxidé seul, et non au principe électro-négatif, acide ou non, qui l'accompagne, ces derniers n'ayant d'autres fonctions que de lui servir de véhicule d'absorption.

1° *Citrate de peroxide de fer.*

Le citrate ferrique a été mis en vogue par M. Beral. Suivant M. Guibourt, ce composé est de tous les sels de fer celui qui offre la saveur la moins désagréable, et qui se prend le plus facilement à l'intérieur. Le citrate de peroxide de fer est, sans aucun doute, une bonne préparation, quoi qu'en ait dit M. Bouchardat; une préparation aisément supportée par nos organes, bien que ce composé martial offre une saveur incomparablement plus marquée que ne le dit M. Guibourt. Toutefois il suffit, comme je l'ai démontré, de l'unir à une faible proportion de soude ou d'ammoniaque pour lui faire perdre la majeure partie de sa sapidité, sans nuire en aucune manière à ses propriétés médicales.

En résumé, le citrate ferrique est une préparation ferrugineuse bien conçue, qu'il serait fâcheux de voir tomber dans l'oubli, par cela seul que le fer y existe à l'état de peroxide, quoique M. Bouchardat ait prétendu que les sels de peroxide de fer ne sont point assimilés, et qu'ils ne sont bons que comme astringents.

2° *Tannate de peroxide de fer.*

C'est encore M. Beral qui a proposé l'emploi médical du tannate ferrique, composé insoluble, mais qu'un excès d'acide rend très aisément soluble. M. Trousseau, de son côté, a aussi donné la formule d'un sirop ayant pour base le tannate ferroso-ferrique : préparation pharmaceutique que cet habile praticien administre toutes les fois que l'association des astringents et des ferrugineux lui paraît utile.

Le tannate de fer constitue-t-il une bonne préparation ferrugineuse? Il est démontré que les divers chocolats ferrugineux, usités en médecine, sont plus ou moins actifs, et qu'une partie de leur fer arrive dans l'économie à l'état de tannate, à l'état d'encre soluble; il en est de même quand on prescrit à la fois un composé de fer et du quinquina : car dans ces deux circonstances, il se produit un tannate de fer avec excès d'acide soluble, lequel pénètre dans l'économie (1), et un tannate de fer

(1) Le sang menstruel offre quelquefois pendant l'administration du fer une coloration noirâtre. Voici comment j'explique ce phénomène : Quand du tannate acide de fer pénètre dans le sang, il est d'abord transformé en tannate basique insoluble par la soude que ce liquide renferme, et plus tard il est entièrement décomposé en

basique insoluble, lequel est rejeté au dehors avec les fèces auxquelles il communique une teinte noire plus ou moins intense.

L'association du tannin avec les sels ferrugineux ne me semble pas heureuse, parce qu'il résulte de mes recherches qu'une solution de tannin, très astringente au goût, versée dans une dissolution ferrugineuse également très astringente, donne naissance à un composé beaucoup moins astringent que l'un ou l'autre des deux composants.

3° *Tartrate de peroxide de fer.*

L'emploi du tartrate ferrique, ainsi que le fait observer M. Soubeiran, n'est pas plus indiqué dans les pharmacopées que celui du tartrate ferreux, mais, comme lui, il fait partie de quelques préparations.

Ce composé jouit très certainement des mêmes propriétés médicales que le citrate correspondant, et peut lui être substitué, mais sans aucun avantage. Il n'en est pas de même de la combinaison remarquable qu'il forme avec le tartrate neutre de

tannate de soude et oxide de fer ; or la coloration noire que présente alors le sang des règles tient, sans aucun doute, à la présence d'une certaine proportion de tannate de fer basique encore indécomposé, c'est-à-dire que ce sang ainsi coloré contient de l'encre insoluble.

potasse et qui doit être désignée sous le nom de tartrate ferrico-potassique, ou tartrate de peroxide de
fer et de protoxide de potassium ; celle-ci mérite à
tous égards d'attirer l'attention des praticiens, ainsi
que je vais le démontrer.

4° *Tartrate de peroxide de fer et de protoxide de potassium*

(Tartrate ferrico-potassique).

Le tartrate de potasse neutre peut se combiner
avec le tartrate de peroxide de fer et former un sel
double basique, ayant la même composition que
l'émétique chauffé à 100° ; c'est l'émétique du fer,
dans lequel le protoxide d'antimoine est remplacé
par l'oxide de fer qui lui correspond par la composition atomique, c'est-à-dire par le peroxide ou sesqui-oxide.

Les propriétés du tartrate ferrico-potassique ont
été étudiées avec beaucoup de soin par MM. Soubeiran et Capitaine ; M. Soubeiran a fait en outre une
étude toute particulière des diverses préparations
pharmaceutiques dont il fait partie. Il a de plus
examiné cette importante préparation au point de
vue thérapeutique, et le jugement qu'il en a porté
est tellement en harmonie avec ma manière de voir
que je ne saurais mieux faire que de le rapporter
ici textuellement :

« Les formules relatives à l'emploi du tartrate de
» potasse et de fer appartiennent à une époque an-
» cienne, et elles ont été consacrées par l'usage,
» sans que l'on se soit jamais occupé de déterminer
» bien exactement leur composition, au moins pro-
» portionnelle. Celle-ci est très variable, et quoique
» l'action médicale de cette sorte de médicament ne
» laisse pas à craindre de résultats bien fâcheux
» d'une légère variation dans la dose, toutefois il est
» plus avantageux de se servir de formules qui pré-
» cisent avec exactitude la quantité de matière mé-
» dicamenteuse prise par le malade. Tout ce que les
» formulaires renferment de relatif à l'emploi du
» tartrate de potasse et de fer est loin de présenter
» cet avantage. Il est d'autant plus nécessaire d'é-
» clairer ce qui se rattache à cette question, que le
» tartrate de potasse et de fer peut présenter, dans
» l'emploi médical, des avantages que l'on ne re-
» trouverait peut-être pas dans les autres prépara-
» tions ferrugineuses. Il est très soluble, et cepen-
» dant il n'a qu'à un faible degré la saveur styptique
» désagréable des sels de fer ; en outre, ce métal y
» existe dans un état intime de combinaison que
» les alcalis les plus énergiques ne peuvent dé-
» truire, et qui peut avoir quelque influence sur ces
» propriétés médicales. »

Et plus loin, après avoir examiné en particulier
chacune des anciennes formules ayant pour base le
tartrate de potasse et de fer, cet habile pharmaco-

logiste continue, ainsi qu'il suit, son excellente dissertation :

« Ainsi, toutes les formules des pharmacopées ne
» peuvent donner que des préparations infidèles,
» que l'opérateur ne peut être assuré de reproduire
» toujours pareilles à elles-mêmes ; cependant le
» tartrate de potasse et de fer paraît être un bon
» médicament. L'extrême solubilité du fer, dans
» cette combinaison, l'espèce de fixité qu'il y ac-
» quiert, ne peuvent être des circonstances indiffé-
» rentes pour l'emploi médical, et il serait malheu-
» reux de voir les médecins y renoncer ; mais, pour
» régulariser son emploi, ils devraient s'abstenir de
» faire usage de ces vieilles formules, nées à une
» époque où la science ne permettait pas de mieux
» faire. Ils trouveront, dans la combinaison bien
» définie du tartrate de potasse avec le tartrate de
» peroxide de fer, un composé qui réunit tous les
» avantages des anciennes formules, sans en avoir
» les inconvénients. » (SOUBEIRAN, *Traité de Phar-*
macie, t. II, p. 444.)

A ces remarques, pleines de sens et de justesse,
je vais en joindre quelques autres qui ne sont pas
sans intérêt : bien que ce tartrate double offre une
saveur ferrugineuse à peine sensible, bien moindre
que ne l'est celle du tartrate simple, ce qui lui permet d'être supporté par les estomacs les plus réfractaires aux sels de fer, il contient néanmoins
plus de deux pour cent de plus d'oxide ferrique

que le tartrate simple. Mais ce qui doit surtout le rendre précieux aux thérapeutistes, c'est la propriété remarquable qu'il possède de résister à l'action décomposante des alcalis les plus énergiques ; propriété bien digne d'être signalée au point de vue qui nous occupe, puisqu'elle lui assure une absorption toujours complète, ce qui n'a pas lieu avec la plupart des sels de fer solubles, et voici pourquoi : quand on introduit dans l'estomac un sel de fer soluble, il ne tarde pas à éprouver le phénomène de l'absorption ; à moins que, par une acidité exagérée, il n'agisse chimiquement sur les membranes muqueuses gastriques, qu'il n'en obture les vaisseaux absorbants, ou bien encore qu'il ne vienne à franchir le pylore, auquel cas, son absorption est presque toujours incomplète, à cause de l'alcalinité du suc intestinal.

Enfin, il est encore un fait qui pourrait peut-être militer en faveur de l'efficacité du tartrate-ferricopotassique : c'est que l'oxide de fer, contenu dans ce composé, ne pouvant être mis en liberté, par les alcalis du sang, qu'au fur et à mesure que les éléments de l'acide tartrique sont transformés en d'autres produits, par l'oxigène du sang, il pourrait bien se faire que son union avec les éléments albumineux fût plus aisée à s'effectuer ?

En résumé, je pense, avec mon ancien maître et excellent ami, *que le tartrate de potasse et de peroxide de fer peut présenter, dans l'emploi médical, des avantages que l'on ne retrouverait peut-être pas dans les autres préparations ferrugineuses.*

Le tartrate ferrico-potassique n'étant pas généralement connu, je vais en rappeler la préparation et les principales propriétés d'après MM. Soubeiran et Capitaine.

Tartrate de potasse et de peroxide de fer

(Tartrate ferrico-potassique).

Pr. : Bitartrate de potasse pulvérisé,   1 partie.
    Eau distillée,   6
    Hydrate de peroxide de fer humide, q. s.

On fait digérer le tout dans une capsule de porcelaine ou dans un vase de verre, à une température de 50 à 60°, jusqu'à ce que la liqueur refuse de dissoudre une nouvelle quantité d'hydrate, on filtre et on évapore à siccité, à une douce chaleur ; ou mieux encore, quand la dissolution est concentrée, on la partage sur des assiettes, et l'on en achève l'évaporation à l'étuve.

Le tartrate de potasse et de peroxide de fer est composé de 1 proportion de potasse (18, 26), 2 proportions d'acide tartrique (51, 45) et de 2 proportions de peroxide de fer (30, 29).

4 grammes de tartrate ferrico-potassique contiennent :

1 gramme 20 centigrammes de peroxide de fer.
2 grammes 20 centigrammes de tartrate de peroxide de
fer.
0 gramme 60 centigrammes de tartrate de potasse.

« Ce sel se présente sous forme d'écailles d'un
» brun rougeâtre; il est incristallisable. Sa saveur
» est ferrugineuse, mais faible. Il est soluble dans
» l'eau en presque toutes proportions; il se dissout
» aussi très bien dans l'alcool. Une chaleur de 120°
» le décompose; il y a dégagement d'acide carbo-
» nique par la réduction du peroxide; voilà pour-
» quoi il est si important de faire dessécher ce sel à
» une douce chaleur. Une ébullition prolongée du
» sel dans l'eau, et surtout en présence d'un excès
» de crème de tartre, entraîne sa décomposition; il
» se précipite du tartrate de protoxide de fer. C'est
» pour cette raison que le sel doit être préparé par
» digestion et non à l'ébullition. »

Je n'ai rien à ajouter à cette description, sinon
que l'hydrate ferrique doit être entièrement exempt
d'oxide de cuivre, et, pour cela, il convient de se le
procurer au moyen du sulfate de peroxide de fer
pur et de la potasse ou la soude décarbonatée, ou à
défaut d'alcalis caustiques, par leurs carbonates.
Dans le cas où on serait forcé de recourir à un sel

17.

ferrique commercial, on devrait, suivant le précepte
de Bunsen, opérer la décomposition à l'aide de
l'ammoniaque employée en excès, afin de redissou-
dre l'oxide de cuivre qui pourrait accompagner
l'oxide ferrique.

Voici actuellement l'exposé des nouvelles formules que je propose pour l'emploi médical du tartrate ferrico-potassique.

Pilules ferrugineuses

au tartrate ferrico-potassique.

Pʀ. : Tartrate ferrico-potassique,   25 grammes.
      Sirop de gomme, q. s. (environ 5   )

Broyez exactement le sel ferrique dans un mortier de fer, ajoutez peu à peu le sirop de gomme ;
battez jusqu'à ce que vous ayez obtenu une masse
pilulaire très homogène et qui devra être d'une
consistance un peu dure, afin d'éviter que les pilules ne se déforment quelque temps après leur préparation. Cela fait, divisez la masse pilulaire en
100 pilules, lesquelles pèseront environ 30 centigrammes chacune et contiendront 25 centigrammes
de tartrate ferrico-potassique, c'est-à-dire plus du
double de principe actif que n'en renferment les
pilules de Blaud et celles de Vallet.

Sirop ferrugineux

au tartrate ferrico-potassique.

Pr. : Sirop de sucre blanc,   500 grammes.
Tartrate ferrico-potassique,
Eau de cannelle, de chaque   16

Faites dissoudre le tartrate de potasse et de peroxide de fer dans l'eau de cannelle, filtrez la solution , ajoutez-la au sirop simple et agitez convenablement le tout, afin d'obtenir un mélange parfait.

Bien que ce sirop soit très chargé de fer, puisqu'il contient 1 gramme de sel ferrique par 30 grammes de sirop, néanmoins son goût n'est pas désagréable ; les enfants mêmes le prennent avec la plus grande facilité.

Eau ferrée gazeuse

au tartrate ferrico-potassique.

Pr. : Eau (une bouteille),   650 grammes.
Bicarbonate de soude,   5
Tartrate ferrico-potassique,   1
Acide citrique transparent,   4

Faites dissoudre le bicarbonate de soude et le sel

ferrique dans l'eau et filtrez ; cela fait, introduisez la solution salino-ferrée dans une bouteille à eau gazeuse, ajoutez l'acide citrique entier ; bouchez et ficelez, puis agitez un instant la bouteille, pour rendre plus prompte la dissolution de l'acide citrique.

L'eau ferrée gazeuse est très limpide, d'une faible couleur jaune rougeâtre, au moment où on la prépare, mais qui ne tarde pas être remplacée par une faible teinte jaune verdâtre qu'elle conserve toujours.

Cette eau ferrugineuse est très certainement plus chargée de fer que ne le sont la plupart des eaux ferrées habituellement employées en médecine, et pourtant elle n'a qu'une saveur martiale à peine sensible ; aussi tous les malades la prennent-ils sans la moindre répugnance, soit seule, soit coupée avec du vin, dont elle ne trouble pas sensiblement la transparence.

Solution ferrugineuse pour eau ferrée

au tartrate ferrico-potassique.

Pr. : Eau,   500 grammes.
Tartrate ferrico-potassique,   30
Dissolvez et filtrez.

Cette solution est destinée à remplacer l'emploi de l'eau ferrée gazeuse, chez les personnes qui trou-

vent trop onéreux l'usage de cette dernière préparation. A cet effet, on en verse une cuillerée à bouche
dans une bouteille d'eau, et l'on obtient immédiatement une eau ferrée aussi active que celle qu'elle
est destinée à remplacer, mais d'un goût moins
agréable.

Emploi médical du tartrate ferrico-potassique.

Dans quelles affections organiques peut-on avoir
recours au tartrate ferrico-potassique? D'après mes
recherches, il est clair que ce composé martial doit
être avantageusement employé dans toutes les circonstances pathologiques où les ferrugineux sont
indiqués. L'expérience clinique a du reste prononcé
en quelque sorte depuis longtemps sur la valeur
thérapeutique de ce nouveau composé de fer, puisqu'il résulte des expériences chimiques de M. Soubeiran que les propriétés médicales d'un bon nombre
de préparations pharmaceutiques, tartre martial, vin
chalybé, boules de Nancy, etc., doivent lui être en
partie rapportées. Toutefois je crois devoir faire connaître ici, à l'appui de ma manière de voir, deux
observations médicales toutes récentes, que je dois
à l'obligeante amitié de deux de mes bons collègues,
les docteurs C... et M....

Première observation, par le docteur C.

Mademoiselle de ....., âgée de dix-sept ans, parfaitement bien conformée, d'une taille élevée, issue de parents sains, ayant eu, à l'âge de six ans environ, une méningite aiguë, seule maladie qu'ait éprouvée son enfance, a été menstruée à seize ans. Mademoiselle de ....., conduite au bal et dans les soirées plusieurs fois par semaine, son sommeil était interrompu, irrégulier. Les règles ont toujours laissé à désirer sous le rapport de la périodicité et de la quantité. Le sang contenait aussi moins de matière colorante qu'on ne le remarque communément.

Depuis un an, la menstruation se faisait mal, un dégoût pour tous les aliments réparateurs et de bonne nature accompagnait mademoiselle de ..... à tous ses repas; elle donnait la préférence aux crudités, à la salade, à tout ce qui excitait son appétence pour les acidités. La teinte de la peau de la face et de tout le corps avait pris une couleur pâle très prononcée; les sclérotiques étaient comme perlucides, les lèvres décolorées; suspension de la menstruation; prostration musculaire très prononcée; impossibilité absolue de marcher pendant plus de dix minutes sans être forcée de s'arrêter et de s'asseoir de temps à autre; hémorrhagies nasales peu abondantes; vomissements fréquents le matin à

jeun, trois, quatre fois par semaine; sommeil incomplet. Les carotides font entendre un bruit de
souffle très prononcé (dit bruit de diable); lipothy-
mies renouvelées tous les cinq à six jours.

Les principaux médicaments ferrugineux ont été
administrés sous toutes les formes usitées, pendant
près de trois mois environ ; mais il n'y a eu que
des tentatives de traitement.

La répugnance de la jeune malade était invin-
cible pour tous les ferrugineux dont j'ai pu conseiller l'emploi, et les vomissements se multipliaient
alors au point de rendre l'alimentation très difficile.

L'évidence de l'indication thérapeutique était
trop manifeste pour que je n'insistasse pas sur
l'emploi des ferrugineux; mais il fallait recourir à
un autre composé; j'en avais épuisé un très grand
nombre sous différentes formes séparées, ou mêlés
aux aliments, et c'est alors que j'eus recours au
sirop de tartrate ferrico-potassique, pris à la dose
de 60 grammes par jour, étendu dans le vin de Bordeaux; je doublai bientôt la dose. 500 grammes
n'étaient pas ingérés, que déjà tous les symptômes
chlorotiques avaient disparu. La menstruation s'était
régularisée, le coloris était revenu, et les forces
permettent de nouveau à la jeune malade de repa-
raître dans le monde brillant qu'elle fréquente.

Seconde observation, par le docteur M.

Mademoiselle ....., domestique, rue de la Jussienne, n° 1, âgée de dix-huit à vingt ans, était bien logée, bien nourrie, et malgré cela elle n'avait pas ses règles depuis dix-huit mois, lorsqu'elle me consulta, vers le mois de septembre 1843. Elle portait les signes les plus évidents de la chlorose compliquée de douleurs assez intenses, paraissant avoir pour siége le nerf trifacial du côté gauche. Point de fleurs blanches.

Je lui conseillai des pilules contenant, chacune, 10 centigrammes de sous-carbonate de fer et autant de poudre de gentiane; elle en prenait quatre à cinq par jour. Elle continua ainsi cinq ou six semaines sans aucune amélioration. L'aménorrhée persistait ainsi que les douleurs, et les lèvres étaient toujours excessivement pâles. Un vésicatoire volant, appliqué à la nuque, ne modifia pas sensiblement la névralgie. Les jambes enflèrent.

Le 30 octobre, je fus appelé en toute hâte pour une exaspération excessivement intense de la névralgie, qui cette fois s'accompagna d'un bourdonnement extrêmement désagréable dans l'oreille gauche, et d'une fièvre intense. Je crus devoir faire immédiatement une application de 12 sangsues derrière l'apophyse mastoïde du côté affecté, et en effet, les douleurs s'apaisèrent immédiatement, ainsi que la fièvre.

Restaient tous les symptômes de la chlorose. L'inutilité de la préparation ferrugineuse que j'avais employée m'engagea à faire usage d'une solution de tartrate ferrico-potassique, dont M. Mialhe m'avait parlé quelques jours auparavant. La malade en prenait une cuillerée à bouche, matin et soir, dans une tisane amère. Le résultat fut on ne peut plus satisfaisant : non seulement les douleurs ne reparurent plus, mais les jambes cessèrent d'être gonflées, et les règles se manifestèrent après quatre ou cinq semaines de l'usage du médicament.

Comme les lèvres conservaient toujours de la pâleur, je conseillai à la malade de continuer son traitement; mais, se croyant guérie, elle crut pouvoir en agir tout autrement.

Le 6 janvier 1844, retour du gonflement des jambes, des douleurs, des bourdonnements d'oreille et de la fièvre, en un mot, mêmes signes que les précédents.

Même traitement, même résultat. Les règles apparurent encore au bout de cinq ou six semaines, et la santé se trouvant parfaite, la malade crut pouvoir encore une fois suspendre l'administration de la solution de tartrate ferrico-potassique.

Le 24 avril, elle revint me voir; elle commençait à être reprise de tous les symptômes de la chlorose et de ses douleurs névralgiques; mais, comme elles n'étaient pas encore très intenses, et qu'il n'y avait pas de fièvre, je ne crus pas devoir recourir de nouveau aux sangsues. Je la remis immédiatement à l'usage de la solution de tartrate ferrico-potassique et des tisanes amères.

Cette nouvelle attaque n'a pas eu de suite ; j'ai vu mademoiselle ..... le 19 mai, et sauf encore un peu de pâleur, elle allait bien ; elle m'a promis d'avoir cette fois plus de persévérance.

Doses auxquelles il convient d'administrer le tartrate ferrico-potassique.

Les doses auxquelles il convient d'administrer le tartrate de potasse et de peroxide de fer varient suivant les indications thérapeutiques que ce composé est appelé à remplir : comme tonique général, il doit-être prescrit à la dose de 1/2 gramme à 1 1/2 gramme par jour ; mais lorsqu'il est usité comme agent reconstituant, la dose en doit être portée à 2, 3 et 4 grammes dans les vingt-quatre heures, et peut-être même, dans quelques cas de chlorose bien confirmée, conviendrait-il d'en porter encore plus loin la dose ; et cela en raison de la facilité avec laquelle ce composé est supporté par les malades. Toutefois, en agissant de la sorte, il ne faudrait pas perdre de vue ce fait :

qu'il ne suffit pas d'introduire du fer dans l'économie animale pour en régénérer immédiatement les éléments organiques; cette régénération ne pouvant s'effectuer que lentement, et, pour ainsi dire, molécule à molécule.

Je vais actuellement faire connaître deux nouvelles préparations ayant à la fois pour base le tartrate de potasse et de fer, et l'iodure de potassium.

Sirop iodo-ferré.

Pr. : Sirop de sucre blanc, 500 grammes.
    Tartrate de potasse et de peroxide de
        fer,
    Iodure de potassium,
    Eau de cannelle, de chaque 8

Faites dissoudre les deux composés salins dans l'eau distillée de cannelle, filtrez et opérez du reste comme pour le sirop ferrugineux précédemment décrit. Le sirop iodo-ferré contient : tartrate ferrico-potassique, iodure de potassium, de chaque 50 centigrammes, par 30 grammes de sirop.

Eau iodo-ferrée.

Pr. : Eau (1/2 bouteille), 325 grammes.
    Bicarbonate de soude, 5
    Tartrate ferrico-potassique,
    Iodure potassique, de chaque 50 centig.
    Acide citrique transparent, 4

Faites dissoudre le bicarbonate de soude, le tartrate et l'iodure dans l'eau, filtrez et opérez ensuite comme pour l'eau ferrée gazeuse simple. L'eau iodoferrée est bien plus gazeuse que l'eau ferrée, et il était nécessaire qu'il en fût ainsi, afin de masquer, autant que possible, la saveur saline âcre qui est propre à l'iodure de potassium.

Ces deux préparations se prescrivent : le sirop à la dose d'une ou deux cuillerées par jour, pour les adultes, et l'eau à la dose d'une à deux demi-bouteilles pour le même intervalle de temps.

C'est à ces deux nouvelles préparations que je faisais allusion à l'article iodure de fer. Ce sont elles que je propose avec une entière confiance, comme pouvant remplacer avec un avantage marqué toutes les formules qui empruntent leurs propriétés médicales à ce composé ioduré. C'est, sans aucun doute, à ces deux préparations qu'il convient de donner la préférence, toutes les fois que l'on a à traiter une affection organique qui réclame à la fois l'usage de l'iode et du fer, c'est-à-dire dans tous les cas où l'on voudra faire concourir vers un but commun l'action *fluidifiante* ou *désobstruante* des composés iodurés à l'action *plastifiante* ou reconstituante des médicaments ayant le fer pour base.

Conclusions.

Il résulte de mes recherches chimico-physiologiques et de leurs inductions :

1° Que toutes les préparations martiales (solubles ou pouvant le devenir sous l'influence des acides du suc gastrique) susceptibles d'être décomposées par les substances alcalines contenues dans le sang, *peuvent être avantageusement employées dans le traitement des affections organiques qui réclament l'usage du fer ;*

2° Que toutes les préparations martiales (solubles ou pouvant le devenir sous l'influence des acides du suc gastrique) non susceptibles d'être décomposées par les substances alcalines contenues dans le sang, *ne peuvent avoir aucune action avantageuse dans le traitement des affections organiques qui réclament l'usage du fer ;*

3° Que les composés de fer à base de peroxide, tout comme ceux à base de protoxide, peuvent être employés avec succès à la régénération des globules sanguins, contrairement à l'opinion professée par M. Bouchardat ;

4° Que les oxides de fer qui constituent l'action physiologique des ferrugineux n'ont pas besoin d'être unis à l'acide carbonique ou à un acide organique, pour devenir assimilables, contrairement aussi à l'opinion émise par M. Bouchardat;

5° Que les préparations de fer à base de peroxide ou à base de protoxide, ont la même efficacité finale; seulement à la condition que, si l'on fait usage d'un composé de peroxide *insoluble*, on en prolongera plus longtemps l'administration, et cela pour des raisons chimiques irrévocables, consignées dans mon Mémoire;

6° Que les préparations martiales insolubles constituent des médicaments d'une action thérapeutique réelle, mais lente à apparaître, ces préparations n'ayant d'activité qu'à la faveur des acides de l'estomac; le degré d'acidité du suc gastrique toujours borné et variable chez la plupart des malades, fait que l'action médicale de ces composés est également bornée et variable, et leur effet thérapeutique est pour ainsi dire individuel;

7° Que les préparations de fer insolubles n'acquièrent en un temps donné leur maximum d'effet thérapeutique qu'administrées à doses réfractées;

8° Que, parmi les composés de fer insoluble usités en médecine, le fer simplement divisé et le carbonate de protoxide tiennent le premier rang pour l'activité, puis viennent l'éthiops martial, préparé par voie humide, le safran de mars, obtenu à l'aide des carbonates, le peroxide de fer hydraté;

9° Que les préparations martiales solubles sont,

en général, incomparablement plus actives que les préparations martiales insolubles ;

10° Que, cependant, toutes les préparations ferrugineuses solubles ne sont pas également efficaces, plusieurs d'entre elles empruntant aux acides qu'elles renferment des propriétés astringentes et même styptiques, ce qui fait qu'à moins de les étendre dans une énorme proportion d'eau, leur absorption est toujours incomplète, circonstance fâcheuse qui a fait croire à tort à quelques auteurs, et notamment à M. Bouchardat, que de telles préparations étaient inhabiles à récupérer le cruor.

11° Que les sels de fer solubles, étant absorbés sans l'intervention des acides des premières voies, les préparations ferrugineuses à base de peroxide peuvent, contrairement aux composés de fer insolubles correspondants, avoir, à poids égaux, autant et même plus d'activité que les préparations martiales également neutres et appartenant à la classe des ferrugineux susceptibles d'être décomposés par les alcalis du sang. Il suffit de jeter un coup d'œil sur leur composition en centièmes pour savoir immédiatement celle qui est la plus active : c'est celle qui, sur cent parties, contient plus de fer ; l'action des ferrugineux étant due au fer oxidé seul, et non au principe électro-négatif, acide ou non, qui l'accompagne, et ce dernier n'ayant d'autre fonction physiologique à remplir que de lui servir de véhicule d'absorption ;

12° Que, parmi les préparations martiales solubles, celles qui sont à la fois les moins sapides, les plus riches en fer, les plus complétement absorbables, doivent être toujours préférées ; et à ces titres, aucune préparation de fer ne peut être mise en ligne avec le tartrate de potasse et de peroxide de fer ; c'est pourquoi je pense, avec M. Soubeiran, que *ce composé peut présenter, dans l'emploi médical, des avantages que l'on ne retrouverait peut-être pas dans les autres préparations ferrugineuses ;*

13° Enfin, que le tartrate ferrico-potassique, associé à l'iodure de potassium, constitue une médication iodo-ferrée plus rationnelle que celle qui a pour base l'iodure de fer, et pouvant lui être substituée avec le plus grand avantage dans le traitement des maladies qui réclament à la fois l'usage de l'iode et du fer.

FIN.

TABLE

DES MATIÈRES.

RECHERCHES CHIMIQUES,

THÉRAPEUTIQUES, PHYSIOLOGIQUES ET TOXICOLOGIQUES

SUR LES MERCURIAUX.

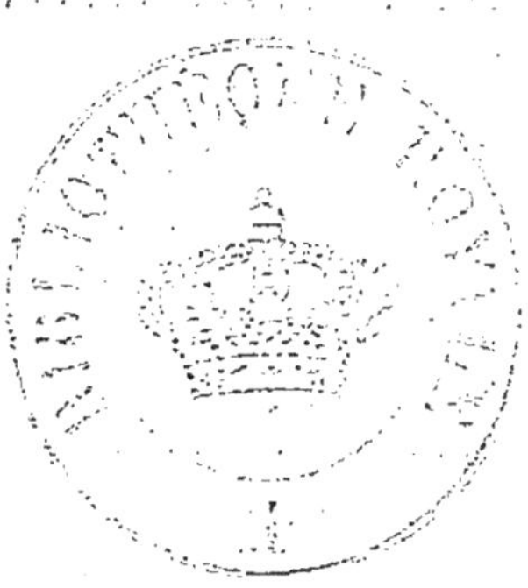

FIN DE LA TABLE DES MATIÈRES.